Birgit Rusche-Hecker

Seelenhunde - Therpeuten mit dickem Fell?

BIRGIT RUSCHE-HECKER

SEELENHUNDE
THERAPEUTEN MIT DICKEM FELL?

SILBERSCHNUR VERLAG

Hinweis

Die Angaben in diesem Buch sind nach bestem Wissen und Gewissen zusammengestellt. Sie sind weder ein Ersatz für Medikamente noch für irgendwelche ärztlichen oder psychotherapeutischen Behandlungen. Hinsichtlich des Inhaltes dieses Werkes und der darin dargestellten Resultate sowie Literaturempfehlungen und Webseiten Dritter geben der Verlag und die Autorin weder indirekt noch direkte Gewährleistung. Demzufolge können und sollen die Inhalte dieses Buches keinen Arztbesuch ersetzen und stellen keine Anleitung zur Selbstdiagnose dar. Empfehlungen hinsichtlich Diagnoseverfahren, Therapieformen oder Ähnlichem werden nicht gegeben. Autorin und Verlag übernehmen somit keinerlei Haftung.

MIX
Papier aus verantwortungsvollen Quellen
FSC® C014138
www.fsc.org

ISBN: 978-3-96933-062-3

1. Auflage 2023

Umschlagfoto: Verena Scholze, www.Verena-Scholze.de
Umschlaggestaltung & Satz: XPresentation, Güllesheim
Druck: Finidr, s.r.o. Cesky Tesin

Verlag »Die Silberschnur« GmbH · Steinstraße 1 · D-56593 Güllesheim
www.silberschnur.de · E-Mail: info@silberschnur.de

Tiere besitzen eine Kraft,
die es ihnen ermöglicht, auf ganz besondere Weise
unsere Seele zu berühren.

Birgit Rusche-Hecker

Inhaltsverzeichnis

Dieses Buch widme ich allen Tieren, die daran mitwirken, uns Menschen wieder an unsere wahre Natur zu erinnern.

Ich danke meinen Klienten und ihren Tieren, die mir ihr Vertrauen schenken. Ihr bringt den Mut und die Kraft auf, euch euren tiefsten Ängsten zu stellen, damit es euch, aber vor allem euren Tieren wieder besser gehen kann. Auch euch mutigen Seelen sei dieses Buch gewidmet, denn ihr habt mich zum Schreiben inspiriert und mir immer wieder gesagt, wie wichtig es sei, dass viele Menschen diesen Weg finden können, den ihr bereits eingeschlagen habt.

Mit diesem Buch danke ich euch von ganzem Herzen!

VORWORT
WER BIST DU WIRKLICH?

Als Baby warst du noch mit der Quelle verbunden, aber die Welt um dich herum hat dich abgelenkt, deine wilden Triebe gestutzt und dich und diese Verbindung vergessen lassen. In stillen Momenten, wenn du eine tiefe Sehnsucht fühlst, möchte deine Seele dich erinnern und spricht leise zu dir. Aber du traust ihr nicht mehr. Du traust dir nichts mehr zu.

Als Kind hast du noch alles für möglich gehalten, aber es wurde dir ausgeredet oder belächelt. Deine Seele erinnert dich täglich, aber du kannst sie nicht mehr hören. Irgendwann hat sie sich immer wieder neue Strategien einfallen lassen und lauter rufen müssen, damit du sie wahrnimmst: Du wurdest aus unerklärlichen Gründen krank, hattest einen Unfall, wurdest verlassen, hast ein geliebtes Wesen verloren oder wurdest zutiefst gedemütigt. Aber du konntest deine Seele immer noch nicht fühlen, sie nicht hören, und du dachtest, du seist mutterseelenallein auf dieser Welt.

Was für eine schlimme Erfahrung das für dich gewesen sein muss!

Nach und nach hast du dein Herz verschlossen und das Fühlen eingestellt, weil es einfach zu schmerzhaft war. Das vielleicht einzige Wesen, dem du heute noch vertrauen kannst, ist dein Hund, den du über alles liebst, bei dem du dich verstanden und mit dem du dich verbunden fühlst. Bei ihm kannst du sein, wie du wirklich bist - verletzlich, zart, offen, schwach und unglaublich müde vom Durchhalten. Durch deinen Hund fühlst du dich nicht mehr ganz allein in dieser Welt. Wie gut, dass er als treuer und loyaler Begleiter an deiner Seite ist!

Ich verstehe deine Verzweiflung, deinen Schmerz, und ich weiß, wie hilfreich es sein kann, einen Hund an seiner Seite zu haben. Dein Hund erinnert dich täglich daran, dir und dem Leben zu vertrauen und das, was alles in dir steckt und unbedingt in die Welt möchte, endlich rauszulassen und wirklich zu leben! Er zeigt dir all die Hürden und Hindernisse in dir auf, die dich davon abhalten, deiner Seele zuzuhören und dich von ihr leiten zu lassen.

Deine Ängste sind die dunklen Wolken der Vergangenheit, die die klare Sicht nach vorn behindern. Deine Sehnsüchte sind wie die Lichter deiner Seele, mit der sie dir den Weg zeigen möchte. Irgendwo dazwischen befindest du dich gerade und suchst vielleicht nach Orientierung und nach deinem Weg. Erinnere dich. Vertraue dir! Glaube dir!

> Genau so, wie du geboren wurdest,
> bist du gedacht – und nicht anders!

Werde wieder der Mensch, als der du in diese Welt gekommen bist.

Stell dir nur einmal vor, was alles in deinem Leben möglich wäre und wie befreit du dich fühlen und wie sehr du es genießen würdest, wenn du wahrhaftig DU selbst sein könntest!

Und bist du einmal unsicher, dann schau in die Augen deines Hundes. Dort begegnest du diesem zauberhaften Wesen deines Gefährten und lernst mehr und mehr, dich selbst zu erkennen.

Dein Hund ist ein Spiegel und ein Begleiter deiner Seele - er ist dein Seelenhund!

EINLEITUNG

> Wenn im Frühjahr das welke Grau der Wiesen dem Grün Platz macht, so geschieht dies dadurch, dass Millionen von Trieben aus den Wurzeln neu sprossen. Also auch kann die Gedankenerneuerung, die für unsere Zeit kommen muss, auf keine andere Weise zustande kommen, als dass die vielen ihre Gesinnungen und Ideale aus dem Nachdenken über den Sinn des Lebens und den Sinn der Welt neugestalten.
>
> Albert Schweitzer,
> ev. Theologe, Philosoph und Arzt (1875-1965)

Dieses Buch entsteht im Sommer 2022. Eine globale Pandemie scheint allmählich zu enden, während in der Ukraine ein Krieg tobt und weltweit große Unruhe herrscht. Nach wie vor sind viele Menschen zutiefst verunsichert und bangen um ihre Gesundheit sowie um ihre Existenz. Inwieweit all diese Belastungen sich möglicherweise traumatisch auswirken werden, können wir heute nur erahnen. Dabei wurden mögliche Traumatisierungen vorangegangener Kriege, die der Kindheit oder anderer Ereignisse bis heute noch nicht vollends aufgearbeitet – und nicht wenige Menschen fühlen sich angesichts der aktuellen Bedrohungen an sie erinnert und nicht selten wie gelähmt.

So dramatisch es für uns alle ist, aber könnte das aktuelle Zeitgeschehen, auch wenn dies sicher ein wenig ungewöhnlich klingen mag, vielleicht auch ein vom Himmel geschickter Tsunami für die Transformation unserer Erde sein, der mit seiner tiefen Erschütterung eine gigantische Flutwelle aus Bewusstsein in die verschlossenen Herzen vieler Menschen spült?

Viele trifft dies überraschend und mit voller Wucht, andere hatten schon vorher schwere Krisen erlebt, in denen sie den wahren Sinn des Lebens hinterfragen konnten.

So kam vor Jahren bei einem Spaziergang mit meinen Hunden die Frage

'Wer oder was bist du, wenn alles andere wegbricht?'

zu mir und rüttelte mein scheinbar sicher eingerichtetes Leben bis tief hinunter in die Basis ordentlich durch. Ich bin dem wirklich ungemütlichen Drängen dieser Frage nach innen gefolgt, habe mich meinen Ängsten gestellt und darüber erkannt, dass ich mein Leben vollkommen umkrempeln möchte. Dafür hatte ich viele Jahre Zeit. Die meisten hatten diese Zeit jedoch nicht oder ahnen bis heute nicht einmal, dass auch ihr Leben einen tieferen Sinn für sie bereithält.

> Altes muss zusammenbrechen,
> damit das Wahrhaftige
> zum Vorschein kommen kann und
> der Phönix aus der Asche aufsteigen kann.

Kollektiv werden wir spätestens seit dem Beginn der Pandemie getriggert, wodurch in jedem von uns verdrängte Themen an die Oberfläche gespült werden. Dies fühlt sich für viele an wie ein

Sturm im Inneren, welcher mit jeder neuen Nachricht die Flammen eines nicht mehr kontrollierbaren Flächenbrandes anfacht, der teilweise dramatische Züge anzunehmen droht und dadurch weitere Ängste aktiviert.

Ich sehe all dies, auch wenn es wirklich turbulent zugeht, als die größte Chance der Menschheit!

Mittlerweile glaube ich, jemand hat gerade noch rechtzeitig beschützend ins Spielfeld *Erde* eingegriffen, um den totalen Kollaps zu verhindern, auch wenn es sich für die meisten von uns überhaupt nicht danach anfühlen mag.

Als ich vor wenigen Jahren das Buch *Fühlende Wesen* geschrieben habe, erwähnte ich bereits meine Sorge, dass sich die Menschheit den Ast unter dem eigenen Hintern absägen und in 50 Jahren nicht mehr viel von uns und unserem Lebensraum übrig bleiben würde, wenn wir so weitermachten wie bisher.

Umweltverschmutzung, Waldrodung, Menschenhandel, Tierquälerei, riesige Plastikteppiche in den Meeren und vieles mehr sind die Ergebnisse von der Gier nach Macht, Kontrolle und Geld sowie eines ausgeprägten Narzissmus, der gesellschaftsfähig und zu einem anerkannten Maßstab für Erfolg und Ruhm geworden ist. Jeder gegen jeden wurde zur Normalität. Ist es nicht wirklich Zeit, dass sich hier grundlegend etwas ändert?

> Solange es Schlachthäuser gibt,
> wird es Kriege geben.
>
> Leo Tolstoi

Als in 2020 der erste weltweite Lockdown ausgerufen wurde, sahen Kinder in China zum ersten Mal blauen Himmel. Delfine kamen wieder in Lagunen zurück, in denen man sie lange nicht gesehen hatte. Wildtiere trauten sich tagsüber aus ihren Verstecken, und wir Menschen konnten all dem staunend aus unseren Wohnungen zusehen. Uns wurde gezeigt, was passiert, wenn wir uns zurückziehen bzw. wir diejenigen sind, die eingesperrt werden. Wir durften eine Ahnung davon bekommen, wie sich Milliarden Tiere ihr gesamtes Leben lang fühlen müssen. Ich hoffte damals so sehr, dass dieser Umstand nachhaltig einen Denkprozess und in der Folge entsprechende Veränderungen auslösen würde. Aber dafür reichte es scheinbar noch nicht. Die Menschen hätten vermutlich weitergemacht, und es hätte sich nichts geändert. Kontinuierlich wurden weitere Maßnahmen eingeführt, Lockerungen angekündigt, Versprechungen gemacht und durch die ständigen Änderungen und Ungereimtheiten jede Menge Verwirrung gestiftet. Die Trennung von unseren Liebsten (z. B. durch Lockdowns) hat in vielen von uns den Verlust von Verbundenheit zu allem, was uns Sicherheit gibt, zur Folge gehabt.

Für Menschen, die sich bislang nicht um ihre psychische Gesundheit gekümmert hatten, müssen sich die vielen Monate der Ungewissheit wie Folter angefühlt haben. Einige von ihnen erlebten die ständig wechselnden Umstände wie eine Kugel im Flipperautomat. Tiere wurden adoptiert, um im Lockdown oder Homeoffice nicht allein sein zu müssen. Als wieder gelockert wurde, platzten die Tierheime aus allen Nähten, weil in der Not nur an das eigene Leid gedacht wurde.

> Wehe dem Menschen, wenn auch nur
> ein einziges Tier beim Jüngsten Gericht sitzt!
>
> Christian Morgenstern

Ich sehe heute viele Menschen, die aufgeschreckt und verunsichert sind. Sie werden durch tägliche Reize in den Medien und durch Mitmenschen weiterhin in einer nicht enden wollenden

Angstspirale gehalten und suchen nach Orientierung im Außen - in der Hoffnung, endlich irgendwo sicheren Halt zu finden. Die scheinbare Sicherheit, die sie bisher als Halt empfunden haben, löst sich aber gerade auch immer mehr auf. Die Säulen von Politik, Gesundheitswesen, Kirche und Finanzwesen bröckeln. Überall brodelt es, selbst unter der Erdoberfläche - mehr als jemals zuvor.

Alte Konstrukte im Innen und Außen brechen zusammen.

Umso schwerer fällt es, sich überhaupt vorstellen zu können, dass wir Sicherheit letztlich nur in uns selbst finden. Aber genau das ist gleichzeitig auch die gute Nachricht in all dem, denn es ist möglich!

Damals schon, als ich das Buch *Fühlende Wesen* schrieb, trieb mich die Frage um, was passieren müsste, um das Bewusstsein aller Menschen zu wecken. Schließlich sitzen wir alle in einem Boot, und das sah ich am Horizont schon kentern. Ich fragte mich daher, was wir tun könnten, um das Ruder noch einmal herumzureißen und in eine Zukunft zu segeln, die für alle fühlenden Wesen erstrebenswert ist. Der einzige Weg, der mir sinnvoll erschien, war die innere Heilung eines jeden Menschen. Bewusste Menschen würden niemals ihren eigenen Lebensraum und andere fühlende Wesen in Gefahr bringen oder gar schädigen.

Also habe ich damals schon meine Leser eingeladen, sich ihrer Heilung zuzuwenden. Mehr denn je sehe dies als den einzig sinnvollen Weg an, für jeden Einzelnen und für das Kollektiv, weshalb dieses Buch noch einen Schritt weiter bzw. tiefer geht, um dich dabei zu unterstützen und deinen Hund zu entlasten.

Alle Menschen können durch ihre eigene Heilung daran mitwirken, die Weichen für unsere Zukunft neu zu stellen, indem sie ihre Ängste transformieren. Frei von Angst kann sich unser Herz wieder öffnen und unsere Liebe frei fließen.

In einer Studie will man die Hirn- und Herzwellen von Probanden gemessen und dabei festgestellt haben, dass, wenn sie sich im selben Raum aufhalten, ihre Gehirnwellen die Herzschläge des anderen erkennen und diese sich aufeinander einschwingen.

Kannst du dir vorstellen, was dies bedeutet?

Jeder einzelne Mensch wird durch die eigene Transformation seiner Traumata und die damit verbundene Herzöffnung die Verbindung zu allen anderen wieder fühlen können. Dadurch wird er zu einer Art Lichtsäule oder Akupunkturnadel für Mutter Erde.

Je mehr sich auf diesen Weg begeben, umso schneller kann die Menschheit kollektiv als Phönix aus der Asche steigen, so wir die Dringlichkeit erkennen und die Chance selbst nutzen. Es war noch nie so wichtig, ein Teil der Lösung zu werden und nicht ein Teil des Problems zu bleiben.

Bewusstwerdung, Heilung oder Erwachen bedeutet nicht zu verändern, wer du in Wahrheit bist, sondern all das wieder abzulegen, was du nicht bist, nämlich deine erworbene Identität. Du bist vollkommen geboren worden und brauchst nichts zu lernen oder zu tun, um hier sein zu dürfen.

Es ist schon längst alles da!

Nur wurde es "verschüttet" und dann häufig ganz vergessen. Diesen Schatz in dir, deinen Wesenskern und dein Potenzial, das gilt es, zu finden und zu bergen.

Manche Menschen aber verzweifeln an ihrem Leid, denn ihre Angst vor diesem ihnen noch unbekannten Weg hält sie zurück, und auch ihr Verstand lässt immer neue Schreckensszenarien entstehen, die wiederum weitere Ängste auslösen.

Dazu eine kleine Metapher, die vielleicht etwas Hoffnung säen kann: Macht sich die Raupe während ihrer Verpuppung Gedanken über ihre sich auflösenden Zellen? Hegt sie mögliche

Zweifel, dass sie als kriechendes Tier irgendwann einmal wunderschöne Flügelchen entknittern und davonfliegen wird? Sie kann nicht darüber nachdenken, weil ihr der dafür notwendige Verstand fehlt. Sie gibt sich ihrer naturgemäßen Transformation hin, die im Inneren des Kokons abläuft. Sie bleibt einfach nur dabei und beginnt, sich aus der Puppe herauszuschälen, wenn die Zeit reif dafür ist.

Was glaubst du, wie viele Menschen schon längst hätten schlüpfen können? Sie tun es aber nicht, weil es sich im Kokon scheinbar sicherer anfühlt.

Ich kann das absolut nachvollziehen. Nur wie wäre es, dir und deinem Hund einen klitzekleinen Vertrauensvorschuss zu geben, deine Wünsche und Vorstellungen davon, wie ihr und wie euer Miteinander sein sollte, infrage zu stellen und eurem Transformationsprozess mit Neugierde und viel Liebe entgegenzusehen?

Wir gehen in diesem Prozess 1000 kleine Schritte. Nach zwei Schritten, die wir gemacht haben, gehen wir wieder einen Schritt zurück. Dies mag sich für viele Menschen wie ein Rückfall anfühlen und sie geben frühzeitig auf. Sie können nicht erkennen, dass sie durch die Wiederholung jedes einzelnen Schrittes das Neue festigen und dadurch immer sicherer werden.

Dabei ist es so wichtig, genau dort, wo es eine Grenze zu geben scheint, mutig weiterzugehen. Aber das ist allein nicht immer zu schaffen, weil die Gefühle im Inneren manchmal einfach zu bedrohlich und die Grenzen unüberwindbar erscheinen. Dabei sind diese Grenzen häufig in der Kindheit entstanden und wir haben heute ganz andere Möglichkeiten, ihnen zu begegnen.

Erleben wir in unserer Kindheit etwas Schlimmes, das uns ängstigt und überwältigt, so frieren wir mit diesem Gefühl im jeweiligen Alter ein. Bist du z. B. mit 3 Jahren abends noch einmal wach geworden und musstest feststellen, dass deine Eltern dich schon wieder allein gelassen haben, um mit Freunden essen zu gehen, wirst du sehr wahrscheinlich große Angst zu Hause gehabt haben. Du wurdest dadurch in deinem Gefühl von Sicherheit immer wieder schwer erschüttert. Daraus kann sich eine Angst vor dem Verlassenwerden entwickeln, die dich im späteren Leben noch schwer belastet. Es ist wichtig, sich liebevoll um diesen Teil zu kümmern, der heute immer noch Angst hat - und auf den dich dein Hund möglicherweise schon aufmerksam macht.

In jedem Trauma liegt ein Teil unseres Schatzes verborgen, nämlich deine eingefrorene Lebensenergie und mit ihr zusammen ein wichtiger Anteil von dir, den dein Hund befreien möchte. Ich habe dazu ein Bild von vielen kleinen Eiswürfeln, in denen diese Anteile vor langer Zeit eingefroren sind.

Kümmern wir uns nicht um sie, bleiben diese Anteile in der Vergangenheit stecken. Werden die darin eingefrorenen Gefühle durch unsere Hunde und auch andere Weisen getriggert, reagieren wir mit den Möglichkeiten, die uns im jeweiligen Alter der Traumatisierung zur Verfügung gestanden haben. Daher können unsere Reaktionen und unser Verhalten auf andere dann irritierend wirken, denn es handelt sich um die Reaktionen, mit denen wir als Kind reagiert haben oder hätten, aber vielleicht nicht durften.

Eiswürfel tauen bei Zimmertemperatur langsam auf, wenn wir sie aus dem Eisfach, in unserem Fall aus der Verdrängung holen. In einer Therapie tun wir dies mit viel Zeit und Achtsamkeit, um die darin gebundenen Gefühle, die uns seinerzeit überwältigt haben, diesmal in einem sicheren Umfeld fühlen zu können. Der damals eingefrorene Anteil wird anschließend "nachreifen" können, sich wieder integrieren sowie dich vervollständigen - und dein Hund hat sein Werk vollendet und kann sich entspannen.

Ich möchte dich daher ermuntern, deinen Fokus von dem Problem, das dich beschäftigt, auf diesen kostbaren Schatz in dir umzulenken. Bereits durch diese kleine Korrektur der inneren Haltung kann sich einiges verändern. Eine vollkommen neue, andere Energie durchströmt unseren Körper, wenn wir uns mit Schätzen befassen, oder? Wir fühlen uns nicht mehr wie Opfer, sondern entwickeln Neugierde für die Signale unseres Hundes und die Vorgänge in unserem Inneren. Vorfreude auf unsere Heilung sowie eine innige Beziehung zu unserem Begleiter kommt auf, und wir werden zunehmend handlungsfähig.

Herausforderungen gehören zum Leben dazu und werden uns immer wieder begegnen, damit wir an ihnen wachsen können. Um ein erfülltes Leben genießen zu können und nicht jederzeit neue Überforderungen zu befürchten, sollten wir uns um die Ursachen unserer Ängste kümmern. Dann können wir die Herausforderungen, die das Leben uns bietet, für uns nutzen, um unser Potenzial zu entfalten, das nur darauf wartet und auf das unser Hund uns aufmerksam macht.

Mit diesem Buch möchte ich allen Menschen, insbesondere jenen, die als einzigen Trost ihren Hund an ihrer Seite haben, aufzeigen,

- woher ihr Leid stammen könnte,
- wieso sie sich fühlen, wie sie sich fühlen,
- wie ihr Hund sie spiegelt,
- wie sie ihre innere Not auflösen können,
- wie sie ihren Hund entlasten können und
- wie sie die Liebe zu ihrem Hund frei fließen lassen können.

Meine Seele hat sich für dieses Leben entschieden, um zur Heilung von Menschen, Tieren und der Natur beizutragen. Mein Wirken möchte all die Tiere entlasten, die ihre Menschen spiegeln, indem ich ihre Botschaften übersetze und ihren Haltern helfe, alles aus dem Weg zu räumen, was sie daran hindert, sie selbst zu sein.

Um dies besser zu veranschaulichen, habe ich für dieses Buch einige Fallbeispiele aus meiner Praxis zusammengetragen und erzähle auch hier und da kleine Episoden meiner eigenen Heilreise, denn ich weiß, dass viele Menschen unter den Folgen traumatischer Erfahrungen leiden und sich nicht vorstellen können, dass es auch für sie und ihren Hund einen Weg geben kann, der zu einem erfüllten Leben für beide führt. Ich durfte miterleben, zu was Menschen fähig sind, was sie aushalten und dass sie heilen können - und vor allem, wie sehr Tiere dabei helfen können.

Ja, es ist meist ein Weg, für den man viel Geduld und Zeit braucht, aber bitte gib dich oder deinen Hund niemals auf! Halte durch und bleib dran, denn du hast mit deinem einzigartigen Potenzial einen immensen Einfluss darauf, in welche Richtung sich die Entwicklungen in deinem eigenen Leben, in dem deines Hundes und auch in unserer Welt bewegen werden, selbst wenn es dir jetzt noch nicht bewusst sein sollte.

Stell dir einmal vor, die Menschheit wäre ein Puzzle, das aus 8 Milliarden Teilchen besteht. Jedes Teilchen gibt es nur ein einziges Mal und es passt auch nur an eine einzige Stelle. Gingen alle Teile an ihren Platz, den nur sie ausfüllen können, würden 8 Milliarden Menschen ein großes Ganzes ergeben, in dem alle Teile harmonisch ineinandergreifen. Würde auch nur ein Teil fehlen, wäre das Ganze nicht mehr komplett. Merkst du, wie essenziell der Einsatz deines Hundes ist, der dich daran erinnern will, ganz DU zu werden? Wir alle warten auf dich!

Unsere Hunde helfen uns auf ihre zauberhafte Art dabei, ganz wir zu werden, und mit dem Lesen dieses Buches wirst du vielleicht feststellen können, dass du niemals alleine warst und auch niemals sein wirst!

> Wenn du wüsstest, wer auf deinem Weg,
> den du gewählt hast, ständig neben dir geht,
> hättest du nie mehr Angst oder Zweifel.
>
> Ein Kurs in Wundern

Viel Freude beim Lesen!

Alles Liebe
Birgit

GEBRAUCHSANLEITUNG

Bitte unbedingt lesen!

Bitte betrachte dieses Buch nicht als weiteres Konsumgut oder Lehrbuch, sondern vielmehr

- als Achtsamkeits- und Bewusstseinsübung,
- als Einladung zu deiner eigenen Heldenreise,
- als liebevollen Kuss auf dein Herz und die Stirn deines Hundes und
- als Seelenbalsam für dich und dein Leben sowie
- als große Chance, einen Weg für dich zu finden und deinen Hund zu entlasten.

Dieses Buch behandelt die Ursachen und Auswirkungen von tiefen Verletzungen der menschlichen Psyche und stellt den Zusammenhang zu den daraus resultierenden Schwierigkeiten im Zusammenleben von Menschen und ihren Hunden her. Indem Hunde auf verschiedene Weisen die Traumata ihrer Menschen spiegeln, machen sie ihn auf sie aufmerksam, damit sie bewusst werden und geheilt werden können. Dies ist für Hunde meist sehr, sehr kräftezehrend und geht nicht nur ihnen unter die Haut. Einige tragen aus Liebe eine große Last für ihre Menschen, unter der die Hundeseelen aber auch selbst zerbrechen können.

Du wirst zunächst einen kleinen Einblick auf den Einfluss von Gehirn und Nervensystem erhalten, damit du dich, deinen Hund sowie eure möglichen Probleme besser verstehen und zuordnen kannst. Im Anschluss an den fachlichen Teil erfährst du, was wir von Hunden lernen und wie wir Rudeldynamiken erkennen sowie ausgleichen können. Ich stelle dir Fälle aus meiner Praxis vor, anhand derer ich dir aufzeige, wie komplex die Spiegelungen unserer Schatten durch die Tiere ausfallen können. Außerdem gebe ich dir mein 6-Schritte-Programm an die Hand, mit dem du eure Beziehung hinterfragen bzw. verbessern kannst, damit ihr gemeinsam zu einem Dreamteam werden könnt.

Im weiteren Verlauf erhältst du viele Hinweise und einen Vorschlag für eine mögliche Route durch dein inneres Tränenmeer. Die dafür vorgestellten sieben Stationen sind angelehnt an die Heldenreise von Paul Rebillot und zeigen einen Weg auf, wie du dein Leben aktiv in die Hand nehmen und verändern kannst.

Die Ausarbeitungen zum Thema "Trauma" habe ich nur kurz zusammengefasst und für dich aufgearbeitet, damit du eine Grundlage erhältst, auf deren Basis du die Herausforderungen, die dir in deinem Leben und mit deinem Hund begegnen, besser verstehen kannst. Meine Zusammenfassung erhebt keinen Anspruch auf wissenschaftliche Genauigkeit, denn aufgrund der Komplexität dieses Themas könnten viele der angeführten Themen ein eigenes Buch füllen, und es gibt auch bereits reichlich gute Literatur zum jeweiligen Thema. Am Ende des Buches findest du dazu entsprechende Empfehlungen von mir.

Was mir ganz wichtig ist:

Wenn wir uns intensiv mit unserem Inneren beschäftigen, kann es zu "Seelenmuskelkater" kommen. Bitte achte daher beim Lesen unbedingt auf

Pausen. Wenn du merkst, dass dich etwas berührt, dann nimm dir Zeit, dies wirklich wahrzunehmen und es nicht einfach zu übergehen, bevor du weiterliest.
Auch kann es sein, dass frühe Erinnerungen auftauchen. Vielleicht magst du sie dir notieren. Sollten sie dich noch belasten, dann kannst du sie mit in eine Therapiesitzung nehmen, um sie mithilfe des Therapeuten zu bearbeiten.
Die vorgestellten Übungen dienen lediglich als Inspiration für einen möglichen Weg und als Begleitung zu einer Therapie. Bitte setze sie nur um, wenn du psychisch stabil bist und jemanden an deiner Seite hast (Therapeut), der dich dabei begleiten kann und mit dem du besprechen sowie aufarbeiten kannst, was in dir berührt wird.
Sprich dies aber unbedingt vorher mit deinem Therapeuten ab.
Die Inhalte des Buches, Gesundheitshinweise sowie die Übungen habe ich sorgfältig erarbeitet, jedoch kann ich weder eine Garantie geben noch die Haftung für Schäden in irgendeiner Art übernehmen. Du trägst die Verantwortung für dich selbst und machst die Übungen bitte nur, wenn du keine psychischen oder physischen Erkrankungen hast, die dadurch negativ beeinflusst werden könnten.

Ich wünsche mir von Herzen, dass durch dieses Buch etwas in dir mehr entspannen und im besten Fall sogar deiner Heilung die Tür geöffnet werden kann, so dass es dir und deinem Hund zukünftig besser geht. Mir ist es wichtig, dir Hinweise zu geben, mit denen du aus dem Schmerz und der Ohnmacht herausfinden und dir selbst helfen bzw. wirkliche Hilfe finden kannst. Je bewusster du den Inhalten folgen kannst, umso mehr wird dieses Buch dein Leben bereichern können.

Ich kann mir vorstellen, dass du dich jetzt vielleicht so fühlst, als würde ich dich zu einer Gipfelbesteigung einladen. Wenn das so sein sollte, dann denke weniger an die vielen 1000 Schritte, die vor dir liegen, sondern beginne nur mit dem ersten, indem du deinen Fokus immer wieder auf deinen geheilten Zustand und die entspannte Beziehung zu deinem Hund umlenkst. Dabei wird dir wahrscheinlich auffallen, wie eingefahren das bisherige Muster mittlerweile ist und wie schnell du wieder zurückfällst, weil du es so gewohnt bist. Das ist völlig normal und gar nicht schlimm. Lenke nur wieder deinen Fokus auf das, was du erleben möchtest, und die Energie wird deiner Aufmerksamkeit folgen.

Als Nächstes könnte es dann interessant sein, die eigenen Überzeugungen zu überprüfen, um erst einmal weitere solcher Muster ausfindig zu machen, aus denen sich deine Identität zusammensetzt. Später tauchen wir dann schrittweise ein in tiefere Regionen.

> Wir sehen die Dinge nicht so, wie sie sind.
> Wir sehen sie so, wie wir sind.
>
> Anais Nin

Wenn wir die Dinge so sehen, wie wir sind, könnte dies bedeuten, dass unsere Prägungen und unsere eigenen Erfahrungen Einfluss darauf nehmen. Daher liegt es nahe, einmal genauer unter die Lupe zu nehmen, wie wir auf uns, unseren Hund und in die Welt schauen.

Anfangen könnten wir mit Kindern in unserer zivilisierten Welt, denn sie werden schon früh entsprechend geprägt, damit sie sich möglichst reibungslos in sie einfügen. Schon in dieser Zeit lernen sie, ob sie als eigenständige Wesen geliebt werden oder ob sie gut funktionieren sollen, und entwickeln daraus entsprechende Strategien, um weiter dazugehören zu können. Vielleicht kommen hier schon Erinnerungen in dir auf, weil du ähnliche Erlebnisse hattest, die dich geformt haben.

Zu all dem ist unser Schulsystem so aufgebaut, dass alle Kinder denselben Stoff eingetrichtert bekommen, anstatt dass auf ihre individuellen Anlagen und Bedürfnisse eingegangen wird. Wer angepasst gut auswendig lernen kann, bekommt gute Noten. Wer "zu lebendig" ist, kritische Fragen stellt oder Widerworte gibt und - zu Tode gelangweilt - den Unterricht stört, fällt durch das Raster.

Dabei sind Kinder offen, wissbegierig und wollen lernen, nur haben sie eben bestimmte Vorlieben und Fähigkeiten und die möchten gefördert werden, ansonsten kann ein Kind schnell frustriert sein, weil es sich nicht entfalten kann.

Folgender Satz kam vor Jahren in einer Meditation zu mir:

Du musst nichts tun, um hier sein zu dürfen!

Ich verstehe den Satz so, dass alle Lebewesen herzlich willkommen sind und bedingungslos geliebt werden, ohne sich dafür anstrengen zu müssen. Die Realität sieht jedoch meist anders aus, denn immer häufiger gehen fühlende Wesen in unserer zivilisierten Welt vollkommen unter, wenn ihr Wert in erster Linie von ihrer Leistung und ihrem Erfolg abhängig gemacht wird.

Dabei sind wir doch von Natur aus längst mit allem ausgestattet, was für das Leben auf diesem Planeten und unsere Entwicklung wichtig ist. Jedes frei lebende Tier lernt in seinem direkten Lebensumfeld alles von seinen Familienmitgliedern.

Wie würden sich wohl unsere Kinder entwickeln, wenn wir sämtliche Normen, Erwartungen und Vorstellungen fallen lassen würden? Wie würde die nächste Generation aussehen, wenn wir stattdessen eine Atmosphäre schaffen könnten, in der Kinder nicht entgegen ihres eigenen Schlafrhythmus geweckt werden, um in den Kindergarten oder in die Schule zu gehen, sondern in der man sie die Welt selbst erforschen und begreifen lassen würde?

Wir alle kommen mit besonderen Fähigkeiten auf diese Welt. Jeder Mensch ist einzigartig. Wäre es daher nicht viel sinnvoller, wenn diese Fähigkeiten sich voll entfalten und Menschen dort wirksam sein dürften, wo es sie hinzieht und wo sie gebraucht werden? Stattdessen werden uns frühzeitig die wilden Triebe gestutzt – wir werden "gebonsait". Aus Angst vor dem Schmerz der Schere bleiben wir lieber klein und in der Form, die die Großen für uns vorgesehen haben. Das Ergebnis sind viele kleine Menschenpuzzleteile, die alle gleich funktionieren, gleich aussehen und sich mit der Masse bewegen. Tanzt eines aus der Reihe, werden die anderen schon dafür sorgen, dass es sich wieder einreiht. Irgendwann wird es das schon sein lassen.

Wie soll sich daraus ein buntes, lebendiges und harmonisches großes Ganzes ergeben?

Und wie muss sich ein solches Kind fühlen?

Es fühlt sich falsch, allein, abgelehnt, unverstanden und ungeliebt. Die Mutigen unter ihnen drücken ihren angemessenen Frust aus. Andere Kinder hingegen fressen ihn resigniert in sich hinein und werden krank, vielleicht weil auch noch andere Bereiche in ihrem Leben schwer zu ertragen sind. Leider wird hier nur selten nach der Ursache des kindlichen Verhaltens geforscht. Stattdessen wird überlegt, wie das "auffällige" Kind wieder "funktionieren" kann. Im Erwachsenenalter erwartet es dies dann in der Folge vielleicht auch von seinem Hund und anderen Mitmenschen, weil es davon ausgeht, dass diese Haltung normal ist, denn es hat es so gelernt.

Welchen Eindruck erhält ein solches Kind vom Leben, und welche Überzeugungen bilden sich in ihm, wenn schon früh auf sein natürliches So-Sein reagiert wird?

Kinder können sehr leicht in ihrem Selbstwert erschüttert werden und denken, sie wären nicht gut genug. Daraus entwickeln sich dann Überzeugungen, wie:

Niemand hat mich lieb.

Ich bin zu laut.

Ich bin zu lebendig.

Ich kann nichts.

Ich bin nicht gut genug.

Kleine Kinder glauben, was ihnen vermittelt wird, und hinterfragen nicht die Reaktionen der Erwachsenen auf ihr Verhalten. Solche Überzeugungen bleiben nicht selten bis ins Erwachsenenalter bestehen und beeinflussen die Betroffenen und ihr Leben nachhaltig.

Eine Freundin von mir sagte kürzlich scherzhaft: "Lass deine Gedanken niemals unbeaufsichtigt!" Damit ist gemeint, dass unsere Gedanken unvermittelt Gefühle in uns auslösen, die dann wiederum unser Handeln beeinflussen und umgekehrt. Aber hast du all deine Gedanken jemals auf ihren Ursprung und ihren Wahrheitsgehalt hin überprüft oder die Ursache deiner Gefühle entschlüsselt? Wusstest du, dass 80 % aller Signale aus deinem Körper kommen und deine Gedanken beeinflussen? Dies lässt dich jetzt vielleicht schon erkennen, dass wir uns viel mehr den

Als der Mensch, der diesen Hund adoptiert hat, trägst du die Verantwortung für dein und sein Wohlergehen. Er ist abhängig von dir, und nur du kannst ihm helfen. Löst du deine inneren Konflikte und kümmerst dich um dich, so entlastest du dein Tier und ihr beide könnt zukünftig eine wundervolle Zeit miteinander genießen.

Und noch etwas:

Sollte dir beim Lesen auffallen, dass du deinen Hund falsch verstanden, unabsichtlich belastet oder nicht ausreichend beschützt hast, so fühle dich bitte nicht schuldig. Du wusstest es nicht besser und hast sogar möglicherweise dieselben Erfahrungen machen müssen. Nicht selten erkennen wir durch unsere Tiere und unseren Umgang mit ihnen unsere eigenen verdrängten Gefühle.

In diesem Buch erfährst du, wie du deine Verletzungen heilen und deinen Begleiter entlasten kannst. Verständnis und Mitgefühl für deinen Hund und für dich selbst werden sich mit der Zeit einstellen und dich befähigen, zukünftig gut auf euch zu achten.

1. KAPITEL

WAS IST UND WIE ENTSTEHT EIN TRAUMA?

Und manchmal, während wir so schmerzhaft reifen,
dass wir beinahe daran sterben,
erhebt sich aus allem, was wir nicht begreifen,
ein Gesicht und sieht uns strahlend an.

Rainer Maria Rilke

Ein kleiner Einblick in die inneren Prozesse

Du wirst nun einen kleinen Einblick auf den Einfluss von Gehirn und Nervensystem auf dich, aber auch auf deinen Hund erhalten, denn der "tickt" ganz ähnlich.

Zunächst einmal möchte ich vorausschicken, dass traumatische Erfahrungen gemacht zu haben nicht bedeutet, dass Menschen oder Tiere für immer in diesem Zustand verbleiben müssen. Wie auch ein gebrochenes Bein von selbst heilen würde, so sind wir zunächst einmal mit allem ausgestattet, um auch Traumafolgen heilen zu können. So, wie eine körperliche Verletzung ärztliche Versorgung benötigt, braucht mitunter auch ein Nervensystem eine Nachsorge und die Unterstützung eines Therapeuten. Fokussieren wir uns daher auf die Gesundheit, was glaubst du, in welche Richtung sich die Situation entwickeln wird?

Zudem muss nicht jede Verletzung auf physischer und psychischer Ebene auch gleichzeitig ein Trauma zur Folge haben. Ist ein mitfühlender Mensch oder ein Tier vor Ort und kann ein Gefühl von Sicherheit bzw. Schutz vermitteln, so kann sich das Nervensystem oft auch wieder regulieren. Die Natur hat ihre fühlenden Wesen also bestens ausgestattet, damit sie auch schwierige Zeiten unversehrt durchstehen können.

Dennoch kann es auch andere Verläufe geben, die nachhaltig belastend sein können. Deshalb schauen wir uns einmal genauer an, was ein Trauma eigentlich ist, und tauchen zunächst ein wenig in die Theorie ein, in der ich mich vorrangig auf Trauma beim Menschen konzentriert habe. Dennoch wirst du die Inhalte auch nutzen können, um deinen Hund noch besser verstehen zu können.

Die Definition von Trauma

Ein Trauma ist eine Wunde, die durch eine existenzielle psychische und/oder physische Erschütterung entsteht. Findet durch ein einzelnes, extrem belastendes Ereignis oder über längere Zeit eine Form von z. B. Vernachlässigung, Ablehnung oder Gewalt statt, kann dies zu einer Überforderung der psychischen Schutzmechanismen führen und ein Trauma hervorrufen. Dies wiederum verhindert, dass die ausgelösten Emotionen angemessen verarbeitet werden, weshalb Betroffene das Erlebte nicht wie gewohnt in ihren Erfahrungsschatz integrieren und es somit abschließen können. Dies hat zur Folge, dass die traumatischen Erfahrungen immer wieder von Neuem durchgespielt und reinszeniert werden. Trauma meint also nicht das Erlebte, sondern dessen psychische, geistige und körperliche Folgen.

> Wer sein Trauma nicht erkennt, ist gezwungen, es zu wiederholen oder zu reinszenieren.
>
> Pierre Janet
>
> *(franz. Philosoph, Psychologe und Psychiater)*

Viele Menschen haben bereits in ihrer frühen Zeit traumatische Erfahrungen gemacht, die sie heute noch beeinträchtigen – meist, ohne es zu wissen. Während der Not, die die Betroffenen zum Zeitpunkt der Erschütterung bzw. der Überforderung empfunden haben, wurde ***jede Einzelheit*** **unzusammenhängend** abgespeichert. Ihr Gehirn hat zur Sicherheit sozusagen eine Momentaufnahme gemacht und auf ihrer Festplatte gesichert, um sie zukünftig vor einer ähnlichen Gefahr frühzeitig warnen zu können. Bei längeren Phasen, in denen Betroffene sich nicht sicher fühlen konnten, wie z. B. in der Kindheit, kann sich dabei einiges ansammeln. Zu diesen gespeicherten Eindrücken gehören u. a. Gerüche, Geräusche, Mimik, Farben, Muster, Stimmen, Worte, Materialien, Untergründe, Bewegungen, Gedanken, die Stimmung anderer und auch die Befürchtungen von dem, was ihnen weiter hätte passieren können.

weil sie, um es bildlich auszudrücken, in einen Nebel von Gefühlen eingehüllt sind und für die Hunde nur schwer lesbare Signale aussenden.

Welche Folgen dies haben kann und was du tun kannst, um deinen Hund zu entlasten, erfährst du im weiteren Verlauf des Buches.

Wie schon erwähnt, können gewisse Reize das autonome Nervensystem Betroffener immer wieder Alarm schlagen lassen, selbst dann, wenn in der Gegenwart gar keine wirkliche Bedrohung existiert. Ein solcher Reiz kann sie augenblicklich in ihre Vergangenheit zu der Zeit zurückkatapultieren, in der sie sich hilflos und ohnmächtig gefühlt haben. Die Not, in die sie dann geraten, fühlt sich für sie genauso überwältigend an, wie sie sie seinerzeit empfunden haben. Häufig fühlen sie sich dadurch noch ohnmächtiger, weil sie nicht verstehen, was in ihnen abläuft, warum sie überreizt reagieren, und weil auch andere sie nicht verstehen. Sie wissen nicht, dass ihr Trauma berührt wurde und können die Zusammenhänge nicht erkennen.

Typische Notsituationen im Zusammenleben mit Hunden sind jene, in denen der Hund auffällig wird und sein Halter versucht, dies mit allen Mitteln abzustellen, weil er den augenscheinlich durch seinen Hund verursachten Stress nicht aushalten kann. Ihm ist nicht bewusst, dass dabei seine verdrängten Gefühle an die Oberfläche gespült werden und er an eine Situation erinnert wird, in der er sich früher schon einmal überfordert oder gar überwältigt gefühlt hat. Führen die dann eingesetzten, meist das Symptom unterdrückenden Maßnahmen am Hund nicht zum gewünschten Erfolg, kann dies dazu führen, dass eine noch härtere Gangart eingeführt wird. Greift auch diese nicht, wird schlussendlich vielleicht sogar überlegt, den Hund abzugeben oder gar einzuschläfern, weil der Halter sich vollkommen überein einzelnes, extrem belastendes Ereignis oder über längere Zeit eine Form von z. B. Vernachlässigung, Ablehnung oder Gewalt statt, kann dies zu einer Überforderung der psychischen Schutzmechanismen führen und ein Trauma hervorrufen. Dies wiederum verhindert, dass die ausgelösten Emotionen angemessen verarbeitet werden, weshalb Betroffene das Erlebte nicht wie gewohnt in ihren Erfahrungsschatz integrieren und es somit abschließen können. Dies hat zur Folge, dass die traumatischen Erfahrungen immer wieder von Neuem durchgespielt und reinszeniert werden. Trauma meint also nicht das Erlebte, sondern dessen psychische, geistige und körperliche Folgen.

> Wer sein Trauma nicht erkennt, ist gezwungen,
> es zu wiederholen oder zu reinszenieren.
>
> Pierre Janet
> *(franz. Philosoph, Psychologe und Psychiater)*

Viele Menschen haben bereits in ihrer frühen Zeit traumatische Erfahrungen gemacht, die sie heute noch beeinträchtigen - meist, ohne es zu wissen. Während der Not, die die Betroffenen zum Zeitpunkt der Erschütterung bzw. der Überforderung empfunden haben, wurde ***jede Einzelheit*** **unzusammenhängend** abgespeichert. Ihr Gehirn hat zur Sicherheit sozusagen eine Momentaufnahme gemacht und auf ihrer Festplatte gesichert, um sie zukünftig vor einer ähnlichen Gefahr frühzeitig warnen zu können. Bei längeren Phasen, in denen Betroffene sich nicht sicher fühlen konnten, wie z. B. in der Kindheit, kann sich dabei einiges ansammeln. Zu diesen gespeicherten Eindrücken gehören u. a. Gerüche, Geräusche, Mimik, Farben, Muster, Stimmen, Worte, Materialien, Untergründe, Bewegungen, Gedanken, die Stimmung anderer und auch die Befürchtungen von dem, was ihnen weiter hätte passieren können.

Die Tatsache, dass diese Eindrücke nicht als zusammenhängend gespeichert werden, führt in der Folge dazu, dass heute bereits nur ein einziger dieser Eindrücke/Reize ausreichen kann, um das Nervensystem Traumatisierter sofort wieder in einen Alarmzustand zu versetzen. Dies hat zur Folge, dass viele sich nur selten wirklich entspannen können, weil sie sich nach wie vor in einer Übererregung befinden und ständig mit einer neuen Überforderung rechnen. Und weil wir hier über die Beziehung zwischen Menschen und ihren Hunden sprechen: Für eben solche Reize können auch unsere Hunde sorgen!

Du wirst deinen Hund intuitiv aufgenommen haben oder er kam "rein zufällig" in dein Leben. Und wie heißt es doch so schön? "Jeder bekommt den Hund, den er braucht bzw. verdient." Das ist kein "mieses Karma", sondern ein liebevoller Eingriff des Schöpfers und bedeutet, dass etwas in dir dich zu deinem Hund geführt oder er dir "geschickt" wurde, damit du dich entwickeln und heilen kannst. Dein Hund wiederum bringt dafür alle Anlagen mit, um dich zu berühren, herauszufordern und auch zu triggern. Auf magische Weise weiß er, wie er das tun muss, und macht zielgenau die Stellen aus, an denen der verdrängte Schmerz in dir wohnt. Damit kommt dieser an die Oberfläche, was sich zunächst natürlich alles andere als angenehm anfühlt. Wenn du dann aber erkennst, dass nicht dein Hund "das Problem" ist, sondern er dich lediglich auf deinen Schmerz aufmerksam macht, ist dies der erste Schritt in Richtung Heilung. Der Fokus wird vom Hund umgelenkt auf die Wunde in dir, die noch versorgt werden möchte.

Welche Arten von Traumata gibt es?

Traumatische Erfahrungen werden unterteilt in

- Schocktrauma (einzelnes Ereignis wie Unfall, Gewalt, sexuelle Gewalt, schwere Erkrankung, Operation, Geburt),
- Entwicklungstrauma (Störung der frühen Bindung durch z. B. psychische und körperliche Vernachlässigung, wiederholte Gewalt),
- Sekundärtraumata (betroffen sein können Helfer und Zeugen von traumatischen Ereignissen),
- soziales, kollektives Trauma (Flugzeugabstürze, Kriege, Pandemien, Naturkatastrophen), und
- Generationentrauma (vererbtes Trauma/Kriegskinder und -enkel).

Nach Erfahrungen wie diesen kann für die Betroffenen ihre Welt zusammenbrechen. Die Tatsache, dass die aufgewendete Energie, mit der sie sich oder andere schützen oder in Sicherheit bringen wollten, nicht zum Erfolg geführt hat oder sie keinen Schutz erhalten haben, selbst wenn er möglich gewesen wäre, hinterlässt ein tiefes Gefühl von Unsicherheit und Entsetzen.

Obwohl die angstauslösende Situation längst vorüber ist, begleitet sie dennoch weiterhin einerseits ein Gefühl von Ohnmacht, durch die sich die Betroffenen hilflos und wie gelähmt fühlen, während andererseits in ihrem Inneren das Erlebte immer noch für große Unruhe und Unsicherheit sorgt.

All dies spürt ein Hund, und es nimmt Einfluss auf ihn, dem er sich nicht entziehen kann, wenn er mit einem Menschen zusammenlebt. Dies ist für die meisten Hunde sehr belastend, ohne dass ihre Menschen dies wollen oder wissen. Hinzu kommt, dass die Hunde ihre Menschen nicht wirklich wahrnehmen können, weil sie, um es bildlich auszudrücken, in einen Nebel von Gefühlen eingehüllt sind und für die Hunde nur schwer lesbare Signale aussenden.

Welche Folgen dies haben kann und was du tun kannst, um deinen Hund zu entlasten, erfährst du im weiteren Verlauf des Buches.

Wie schon erwähnt, können gewisse Reize das autonome Nervensystem Betroffener immer wieder Alarm schlagen lassen, selbst dann, wenn in der Gegenwart gar keine wirkliche Bedrohung existiert. Ein solcher Reiz kann sie augenblicklich in ihre Vergangenheit zu der Zeit zurückkatapultieren, in der sie sich hilflos und ohnmächtig gefühlt haben. Die Not, in die sie dann geraten, fühlt sich für sie genauso überwältigend an, wie sie sie seinerzeit empfunden haben. Häufig fühlen sie sich dadurch noch ohnmächtiger, weil sie nicht verstehen, was in ihnen abläuft, warum sie überreizt reagieren, und weil auch andere sie nicht verstehen. Sie wissen nicht, dass ihr Trauma berührt wurde und können die Zusammenhänge nicht erkennen.

Typische Notsituationen im Zusammenleben mit Hunden sind jene, in denen der Hund auffällig wird und sein Halter versucht, dies mit allen Mitteln abzustellen, weil er den augenscheinlich durch seinen Hund verursachten Stress nicht aushalten kann. Ihm ist nicht bewusst, dass dabei seine verdrängten Gefühle an die Oberfläche gespült werden und er an eine Situation erinnert wird, in der er sich früher schon einmal überfordert oder gar überwältigt gefühlt hat. Führen die dann eingesetzten, meist das Symptom unterdrückenden Maßnahmen am Hund nicht zum gewünschten Erfolg, kann dies dazu führen, dass eine noch härtere Gangart eingeführt wird. Greift auch diese nicht, wird schlussendlich vielleicht sogar überlegt, den Hund abzugeben oder gar einzuschläfern, weil der Halter sich vollkommen überfordert fühlt. Der Hund erfährt dabei nicht selten dieselbe Traumatisierung, die seinen Menschen in diese Situation gebracht hat. Der Halter kann schlichtweg nicht erkennen, dass sein Hund ihn lediglich triggert und ihm im Grunde, wenn auch unbewusst, helfen will. Der Mensch aber reagiert entsprechend seiner traumatischen Erfahrungen völlig hilflos auf die Ereignisse der Gegenwart und tut ungewollt seinem Hund vielleicht dasselbe an, was er selbst erleben musste.

Erleben wir etwas Unaushaltbares, bleibt ein Teil von uns in der Vergangenheit regelrecht stecken und friert dort im jeweiligen Alter der Traumatisierung ein. Betroffene reagieren dann mit den Möglichkeiten der Problembewältigung, die ihnen seinerzeit zur Verfügung gestanden haben. Dabei handelt es sich meist um die eingeschränkten Möglichkeiten eines kleinen Kindes. Dass sich dieses innere Kind heute mit der Spiegelung durch einen aggressiven oder nicht zu kontrollierenden Hund überfordert fühlt, ist nachvollziehbar. Um die Dramatik der Halter-Hund-Dynamik auflösen zu können, müssen wir also nicht am Symptom "Hund" herumdoktern, sondern uns bewusst machen, dass in seinem Menschen ein hilfloses Kind in Panik geraten ist und dringend liebevolle Unterstützung braucht. Es sucht heute noch nach dem Schutz, den es damals nicht erhalten hat, und muss erst einmal beruhigt werden. Was es dann noch braucht, erfährst du ausführlich beschrieben in den nächsten Kapiteln.

Nur noch so viel: Steckt ein Anteil von Hundehaltern noch in der Vergangenheit fest, so erklärt dies, warum diese Menschen nicht vollständig in der Gegenwart sein *können*. Dies hat nicht nur Auswirkungen auf ihr eigenes Leben, sondern auch auf das ihrer Hunde, denn diese fühlen sich möglicherweise nicht gesehen, nicht verstanden oder gar alleingelassen, was für ein soziales Wesen nur schwer auszuhalten ist und zu weiteren Auffälligkeiten führen kann.

Erhalten diese Menschen keine adäquate Unterstützung für sich und ihren Hund, sehen sie oft nur einen Ausweg, um mit dieser Überforderung umzugehen: Sie müssen sich entweder von ihrem Hund trennen oder die aufkommenden Gefühle weiter verdrängen, was je nach Spiegelung kaum möglich sein wird. Mit dem eigenen Körper und mit Gefühlen wie Angst, Trauer, Freude und Wut in Kontakt zu kommen, kann traumatisierten Menschen äußerst schwerfallen und wiederum neue Ängste auslösen. Werden Betroffene immer wieder, z. B. ausgelöst durch ihren Hund, von ihren Gefühlen überwältigt, kann dies eine noch größere Abtrennung der Verbindung zu sich selbst (zu ihrem Körper/ihren Gefühlen) und auch zu ihrem Hund zur Folge haben.

Geraten sie in eine solche Situation, dann haben viele Betroffene z. B. das Gefühl, dass sie körperlich bewegungsunfähig sind, neben sich stehen und dem Gegenüber nicht mehr folgen können, weil ihre Aufmerksamkeit von ihren überwältigenden Gefühlen im Inneren abgezogen wird. Ihre Gedanken kreisen dann nur noch um dieses Thema und sie sind maximal gestresst. An ihren Hunden ist eine solche Phase häufig daran erkennbar, dass diese sich verhalten, als wäre die Verbindung zu ihren Menschen abgerissen. Darauf können sie mit Unruhe reagieren und versuchen, Kontakt aufzunehmen, um zu prüfen, was los ist, oder sie machen einfach "ihr Ding" und reagieren nicht mehr auf ihre Halter.

Daher ist es so wichtig, aufmerksam zu sein und sich selbst sowie seinen Hund im Blick zu behalten und immer wieder für Ausgeglichenheit und Verbindung zu sorgen.

Achte einmal darauf, wie du eure Verbindung wahrnimmst, wenn du weitestgehend entspannt in deiner Mitte bist, und ob du möglicherweise diese Mitte verlassen haben könntest, wenn dein Hund Unsicherheiten entwickelt oder "auf Durchzug" stellt.

Stehen Menschen (und Tiere) unter permanentem Stress, können sich dadurch verschiedenste psychische und physische Symptome entwickeln. Körperliche Ursachen können jedoch meist nicht diagnostiziert werden und die Betroffenen fühlen sich zunehmend hilflos. Ein stilles Leiden beginnt. Wir haben dies mit Blümchen, unserer kleinen Hündin, erlebt. Mit erst fünf Wochen wurde sie bereits von ihrer Mutter getrennt und kam mit sechzehn Wochen zutiefst verunsichert zu uns. Die Trennung, der Tierheimaufenthalt und die lange Anreise aus dem Ausland waren zu viel für ihr zartes Wesen. In den ersten Tagen wunderten wir uns, dass sie sich permanent kratzte und Hautausschläge am Bauch hatte. Tierärzte und Bioresonanz schlossen eine Allergie und einen Parasitenbefall aus. Mit dem Nachnähren der fehlenden sicheren Bindung durch ihre Mutter, konnten wir ihr zwar zunehmend Sicherheit vermitteln, wodurch sich ihr psychischer Zustand auch immens besserte, aber die Ausschläge kamen in Schüben dennoch immer wieder. Niemand konnte uns helfen, was uns schier verzweifeln ließ, denn Blümchen kratzte und knibbelte permanent an sich herum und es war kaum auszuhalten, sie leiden zu sehen, was wiederum in uns etwas angerührt hat. Letzten Endes haben unsere Fürsorge und schließlich eine individuelle Anpassung ihrer Ernährung, eine Sanierung ihres Darms sowie eine Entgiftung nach Impfungen, Wurmkuren und Flohmitteln, die sie im Tierheim erhalten hatte, ihr Leiden beenden können. Es ist wichtig, in solchen Situationen nicht die Symptome zu unterdrücken, um "Ruhe" zu haben, sondern weiter nach den Ursachen zu suchen und dort anzusetzen.

Damit ein Schocktrauma heilen kann, müssen die Betroffenen die Möglichkeit bekommen, dass sie die Reaktionen, mit denen sie sich seinerzeit schützen bzw. verteidigen wollten, heute noch nachholen und vollenden können (Flucht bzw. Kampf). Bei einem Entwicklungstrauma wäre eine noch intensivere Nachsorge nötig, damit sich das Empfinden von Sicherheit wiedereinstellen kann. Nur leider kennen sich immer noch zu wenige Therapeuten und Mediziner mit dieser Thematik aus, um ihren Patienten wirklich helfen zu können. Doch damit würde ihnen einiges erspart bleiben.

Mir sagte seinerzeit ein Internist, den ich mit Mitte zwanzig wegen meiner chronischen Kopfschmerzen konsultiert hatte: "Sie sind gesund. Sie müssen lernen, damit zu leben." Ich fuhr nach dem Gespräch auf einen Parkplatz und brach aus lauter Verzweiflung in Tränen aus. So wollte und konnte ich nicht leben, denn es fühlte sich wie die reinste Folter an. Aber wie sollte es weitergehen? Wer konnte mir helfen?

Vielleicht hast du ähnliche Erfahrungen gemacht und bereits verschiedene Fachleute konsultiert. Viele Menschen haben eine Odyssee mit ihrem eigenen Leid oder dem ihrer Hunde hinter sich und landen dennoch immer wieder am selben Ausgangspunkt, nämlich bei ihren Symptomen und die sollen schnell abgestellt werden, weil sie mitunter unerträglich sein können.

Dies aber funktioniert nicht. Oder hast du schon einmal versucht, Schimmel mit Farbe zu überstreichen, in der Hoffnung, er wäre dann weg, weil man ihn nicht mehr sieht? Wenn man die Wand nicht trockenlegt, wird die Feuchtigkeit sich einen Weg suchen und der Schimmel immer wieder aufblühen müssen. Hätten wir Blümchens Hautausschlag mit symptomunterdrückenden Salben versucht zu kurieren, wäre dieser an der Oberfläche zwar verschwunden, aber die Ursache in ihrem Inneren hätte sich eine andere Form des Ausdrucks suchen müssen, und zwar so lange, bis sie geheilt worden wäre.

Diese und ähnliche Vorgehensweisen haben die meisten Menschen einerseits gelernt und andererseits am eigenen Leib erfahren, wenn sie z. B. bei Bauchweh nicht zuerst gefragt wurden, welche

Nöte sie plagten, sondern direkt irgendein Medikament verabreicht bekamen. Heute verfahren sie auf diese Weise mit sich selbst und auch mit ihren Hunden. Um funktionieren zu können, haben sie diese Form der Problemlösung fortgesetzt und haben heute kein Gespür mehr dafür, dass Körper, Geist, Psyche und Seele im Einklang schwingen müssen und jedem Symptom eine Ursache vorausgegangen ist. Daher ist ihnen nicht bewusst, dass sie bei all den verzweifelten Versuchen, auch die Folgen von einem Trauma irgendwie 'in den Griff zu bekommen', im Grunde nach ihrer Verbundenheit zu sich selbst und zu anderen suchen, die sie durch die Traumatisierung verloren haben.

Auch wenn diese Suche unfassbar schmerzvoll und kräftezehrend ist, so wird sie dennoch immer von einer unerschütterlichen Hoffnung genährt, dass wir eines Tages auch wieder Freude und Leichtigkeit empfinden können. Daher es ist richtig und wichtig weiterzusuchen!

Ich muss dabei ehrlich zugeben, dass es Momente gab, in denen meine Hoffnung schwand und ich kurz davor war aufzugeben. Das ist zutiefst verständlich, denn manchmal sind wir einfach so erschöpft, dass wir uns nicht einmal vorstellen können, jemals wieder Freude empfinden zu können. Ich hoffe sehr, dass dir, sollte es dir gerade so gehen, dieses Buch ein Licht am Ende des Tunnels sein kann.

Um den inneren Schmerz zu lindern bzw. ihn nicht fühlen zu müssen und sich wenigstens ab und an ein wenig entspannen zu können, setzen viele Menschen Substanzen wie Medikamente, Alkohol und Drogen oder Ablenkungen wie exzessiven Sport, Dauerfernsehen und Sex ein.

Ein Klient sagte in unserer ersten Sitzung einmal zu mir: "Ich bin zu allem bereit, aber bitte erwarte nicht von mir, dass ich eine Diät mache." Essen beruhigte ihn. Es gab ihm Trost und Halt. Beides fehlte ihm seit seiner Kindheit so sehr. Es wäre fatal, einem solchen Menschen dies zu nehmen und ihn auf eine Crash-Diät zu setzen, ihn mit "tschakka, tschakka" anzutreiben oder zu hoffen, dass positive Affirmationen helfen, denn wir würden dadurch lediglich das sichtbare Symptom an der Oberfläche verschieben. An der Ursache aber würde sich meist rein gar nichts ändern.

Daher müssen wir bei Traumatisierungen herausfinden, was Betroffene destabilisiert hat, und sie dabei unterstützen, sich wieder zu stabilisieren sowie den Kontakt zu sich selbst wieder wahrzunehmen. Außerdem brauchen sie liebevolle Begleitung, um die häufig über Jahre angestaute Trauer zu verarbeiten. Dann können sie den bislang fehlenden Halt in sich selbst finden und werden irgendwann auch weniger essen, trinken usw., weil sie keine Beruhigung mehr brauchen.

Gerade orale Formen der Beruhigung, wie z. B. durch Essen, können uns in der Anamnese in die frühe orale Phase führen, in der ein Kind über die Brust der Mutter genährt und beruhigt wird. Ein solch früh entstandenes Trauma lässt sich nicht über den Verstand und mit Disziplin lösen, denn beides steht einem Baby noch nicht zur Verfügung. Wir würden das traumatisierte Baby, das heute noch im Klienten aktiv ist, erneut überfordern und das Trauma möglicherweise vertiefen.

So leicht sie auch anzuwenden sind und so schnell sie auch, zumindest kurzfristig, helfen mögen, den psychischen Schmerz zu unterdrücken - Substanzen und Ablenkungen werden weder die Leere im Inneren füllen können noch einen Ersatz für die innere und äußere Verbundenheit bieten. Stattdessen führt ihr Einsatz eher zu einer noch größeren Trennung, denn das unangenehme Gefühl in uns wird immer weiter betäubt.

Lässt die Wirkung irgendwann nach, muss die Dosis gesteigert werden, woraus sich dann schlussendlich eine Sucht entwickeln kann. Sucht ist quasi die dauerhafte Betäubung unserer inneren Verzweiflung, die aufkommt, wenn wir die innere Leere nicht aushalten und unsere Lebendigkeit nicht wiederfinden und spüren können.

Schau dich einmal um. Was glaubst du, wie viele Menschen ihre psychischen Verletzungen verdrängen möchten? Das ist zutiefst verständlich, wenn man keine andere Lösung finden kann, aber irgendwie durchhalten muss. Ich hoffe sehr, dass dieses Buch vielleicht neue Wege aufzeigen kann, denn das Prinzip von Ursache und Wirkung gehört nicht nur für das menschliche Wohl, sondern auch für die Beziehung zu Hunden zum Grundlagenverständnis.

Wenn Menschen in der Beziehung zu ihrem Hund wirklich etwas verändern möchten, dann ist es wichtig, dass sie ihren Hund lediglich als Spiegel und nicht als Verursacher oder Symptomträger betrachten. Man würde ja auch nicht seinem Spiegelbild die Haare kämmen, wenn sie auf dem eigenen Kopf zu Berge ständen. Vielmehr müssen die Zusammenhänge zwischen den Signalen der Hunde und der eigenen Schatten entschlüsselt werden, und es muss der Spur zur wahren Ursache gefolgt werden, um die sich dann gekümmert wird. Geschieht dies nicht, sondern möchten die betroffenen Menschen lieber weiterhin alles verdrängen, verlängern sie ihr eigenes Leid und das ihrer Hunde, denn eine Problematik mit hoher Intensität löst sich nur selten von selbst in Luft auf.

Dein Hund gibt sich größte Mühe, dir zu helfen. In dem Moment, in dem du erkennst, dass nicht *er* das Problem ist, und du die volle Verantwortung für deine Heilung von seinen Schultern herunter in deine Hände nimmst, kannst du bereits mit einer Veränderung in deinem Energiefeld rechnen – und das wird dein Hund spüren können.

Unser Nervensystem

Auf dem Weg zur Heilung sind Mut, Durchhaltevermögen und Vertrauen in die eigenen Ressourcen wertvolle Begleiter, um sich den abgespaltenen Gefühlen nähern und sie wieder integrieren zu können. Dadurch kommen wir wieder in Kontakt mit unseren selbstregulierenden Fähigkeiten und können deutlich entspannter mit unserer Umwelt interagieren.

Aber erst einmal ist es wichtig zu verstehen, was die Ursachen z. B. vieler Ängste, Depressionen und körperlicher Symptome sein können und wie Heilung möglich werden kann.

Das nun folgende Thema möchte ich dir wirklich ans Herz legen, denn es ist nicht nur hochinteressant, sondern bietet dazu eine schlüssige und wissenschaftliche Erklärung.

Ein wichtiger Schlüssel dazu ist:

Unser Nervensystem

Um Traumata zu verstehen, empfiehlt es sich, die Funktionsweise des autonomen Nervensystems genauer anzuschauen, wie sie heute durch die Polyvagaltheorie von Steven W. Porges vermittelt wird.

Dazu wird es jetzt ein wenig theoretisch. Ja, ich weiß, Theorie kann sehr trocken sein, aber ich habe versucht, dir die Grundlagen des Nervensystems so kurz, einfach und lebendig wie möglich aufzubereiten. Dieser kleine Exkurs ist wichtig, damit du die Entstehung und die Auswirkungen von Traumata verstehen und etwas für dich und deinen Hund ableiten kannst.

Wenn wir erst einmal verstehen, was, wie und warum in unserem Körper abläuft, dann sind wir den jeweiligen Reaktionen nicht mehr hilflos ausgeliefert, sondern können endlich aktiv Einfluss nehmen. Allein dies bringt schon Erleichterung mit sich.

Darf ich dir ANS vorstellen?

Wer bitte ist ANS? ANS ist dein autonomes Nervensystem und eines von vielen Wundern, dem wir uns nun widmen wollen.

Im Grunde seid ihr, du und dein gesamter Körper, ein wahres Wunderwerk! Nicht nur, dass du trotz möglicher Schwierigkeiten bis hierher durchgehalten und niemals aufgegeben hast, er erneuert sich ständig, "repariert" sich selbst und ermöglicht dir so vieles, wie z. B. deinen Hund sehen, hören und berühren zu können. Er verdaut auch ohne Aufforderung deine Nahrung, kompensiert selbst grobe Fehler, pumpt literweise Blut durch deine Adern und atmet für dich. Wer sich dies einmal wirklich bewusst macht, kommt aus dem Staunen nicht mehr heraus! Tauchen wir dann in einzelne Bereiche wie die Zelle, die Blutgefäße oder auch das Gehirn ein, können wir erkennen, mit welch einer Grandiosität der Schöpfer uns erschaffen hat.

Aber keine Sorge, dies wird kein Biologiebuch!

Wir fokussieren uns hier nun auf die Abläufe, die mit Traumata zu tun haben und schauen uns dazu einmal unser Nervensystem ein wenig genauer an. Dieses besteht aus verschiedenen Bereichen und steuert elementare Körperfunktionen, die für unser Überleben wichtig sind. Mit unserem zentralen Nervensystem sind wir mit einer Art Schaltzentrale ausgestattet, die zuverlässig dafür sorgt, dass sämtliche Reize verarbeitet werden und die Systeme in unserem Körper reguliert und ausgeglichen sind.

Weil man sich aufgrund der Komplexität unseres Gehirns leicht in unseren Hirnwindungen verlaufen kann, zoomen wir jetzt noch ein wenig näher heran, und zwar an das autonome Nervensystem (ANS). Dieses ist für unser Thema der eigentlich spannende Bereich, und du kennst es vielleicht auch als vegetatives Nervensystem aus der Meditation, von Entspannungsmethoden oder dem Yoga.

ANS durchwebt unseren gesamten Körper und steuert automatisch Atmung, Herzschlag und Verdauung. Wir können daher nicht willentlich entscheiden, dass z. B. unser Blutdruck sinkt oder wir unsere Nahrung schneller verdauen. Nein, das ANS macht sein "eigenes Ding", agiert autonom und will nur eines: nämlich um jeden Preis unser Überleben sichern.

Im Umkehrschluss bedeutet dies, dass es sich am wohlsten fühlt und entspannt ist, wenn wir uns in Sicherheit befinden. Dazu sind verschiedene Faktoren wichtig, wie z. B. ein satter Bauch, ein Dach über dem Kopf, eine sichere Umgebung und vieles mehr. Um uns sicher fühlen zu können, müssen also unsere grundlegenden Bedürfnisse erfüllt sein, die wir der Bedürfnispyramide des Psychologen Abraham Maslow entnehmen können.

Du kannst im Schaubild erkennen, dass zuerst die elementaren Grundbedürfnisse erfüllt sein müssen, bevor wir uns den anderen Bedürfnissen zuwenden können. Für unser physisches Überleben ist es notwendig, dass wir trinken, essen und schlafen. In der nächsten Ebene benötigen wir die Sicherheit, dass uns nichts geschehen kann und uns alle wichtigen Dinge zum Überleben zur Verfügung stehen.

Auf der darüber liegenden Ebene benötigen wir eine Resonanz auf unsere Bindungssuche (Weinen, Schreien bei Babys), also den

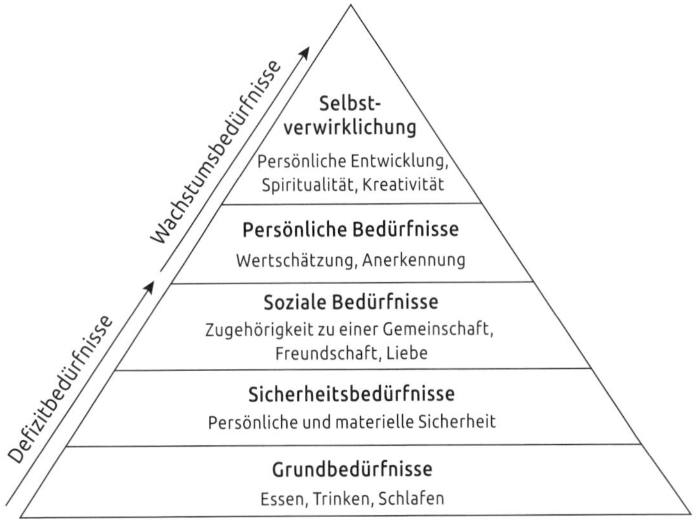
Wachstumsbedürfnisse
Defizitbedürfnisse
Selbst-
verwirklichung
Persönliche Entwicklung,
Spiritualität, Kreativität
Persönliche Bedürfnisse
Wertschätzung, Anerkennung
Soziale Bedürfnisse
Zugehörigkeit zu einer Gemeinschaft,
Freundschaft, Liebe
Sicherheitsbedürfnisse
Persönliche und materielle Sicherheit
Grundbedürfnisse
Essen, Trinken, Schlafen

BEDÜRFNISPYRAMIDE NACH ABRAHAM MASLOW

nährenden Kontakt zu anderen Menschen. Wie auch unsere Hunde, fühlen wir uns als soziale Wesen wohl und sicher, wenn wir echte und dauerhafte Bindungen eingehen und uns der Unterstützung und dem Schutz unserer Gemeinschaft gewiss sein können. Das Bedürfnis nach Kontakt und die Größe der Gemeinschaft kann dabei von Mensch zu Mensch ganz unterschiedlich sein. Während introvertierte Menschen gerne mehr Zeit mit sich allein verbringen, suchen extrovertierte Menschen öfter den Kontakt zu anderen. Auch bei unseren Hunden können wir diese Unterschiede beobachten.

Dir fällt in dem Schaubild vielleicht auf, dass Selbstverwirklichung erst dann möglich wird, wenn die Grundbedürfnisse gesichert sind. Dies erklärt, warum ein Mensch sein Potenzial nicht voll entfalten kann, solange er noch tiefe Traumatisierungen mit sich herumträgt oder ihm keine Nahrung bzw. kein Dach über dem Kopf zur Verfügung stehen. Jedes Defizit würde ihn in seinem Sicherheitsempfinden einschränken. Kommen weitere hinzu, steigt das Gefühl der Bedrohung und er empfindet Stress.

Was bei Stress in deinem Körper passiert

Wurden Menschen oder Hunde in ihrer frühen Kindheit z. B. vernachlässigt, abgelehnt, misshandelt oder missbraucht und das Erlebte wurde nicht aufgearbeitet, befindet sich ihr Nervensystem anhaltend auf einem schwindelerregend hohen Stresslevel und kann sich nicht wieder regulieren. Du erinnerst dich vielleicht noch an Blümchens Zustand nach der frühen Trennung von ihrer Mutter. Mir ist wichtig, dass du die Zusammenhänge erkennst und verstehst, warum du heute vielleicht gereizt oder ängstlich bist oder körperliche Symptome hast, die niemand zuordnen kann. Dann muss dein Hund dich nämlich schon nicht mehr darauf aufmerksam machen.

Daher möchte ich dir nun erklären, was bei Stress in deinem Körper vor sich geht: Stell dir vor, das ANS wohnt zusammen mit deiner Seele, deinem Geist und deiner Psyche in deinem Körper. Mit diesem Körper reist deine Seele durch dein jetziges Leben. Gerne spreche ich beim Körper von dem Lebensbus, denn gerade in der therapeutischen Arbeit ist es immer interessant zu schauen, wer eigentlich noch alles in diesem Bus sitzt - und vor allem, wer den Bus steuert.

Stell dir nun vor, dass alle deine Anteile in diesem Bus sitzen. Dein Bus hat serienmäßig einen Autopiloten mit dem Namen ANS (autonomes Nervensystem), der für dich das Steuer übernimmt, wenn Gefahr drohen sollte. Dieser Autopilot hat auch direkten Zugriff auf das Automatikgetriebe deines Busses und somit auf zwei Pedale, nämlich ein Gaspedal und ein Bremspedal. Diese Pedale heißen Sympathikus und Parasympathikus.

Werden sie nur leicht betätigt, reist du entspannt in deinem Bus durch dein Leben.

Kommt Gefahr auf, tritt das ANS aufs Gaspedal, aktiviert damit den Sympathikus und mobilisiert dadurch sämtliche Energien, damit du fliehen oder dich verteidigen kannst. Der Motor heult auf und bei deinem Drehzahlmesser gerät der Zeiger in die rote Zone.

Ist die Gefahr vorüber, bremst das ANS ab, aktiviert dadurch den Parasympathikus und du kannst dich wieder entspannen. Muss das ANS eine Vollbremsung hinlegen, quietschen die Reifen und es kann sein, dass der Motor ausgeht. Dein Zeiger vom Drehzahlmesser sinkt an die Nullgrenze.

Kurz und knackig zusammengefasst:

Der Sympathikus ist zuständig für Wachheit, und er ermöglicht uns bei leichter Aktivierung, dass wir z. B. mit unserem Hund etwas unternehmen oder unsere Wohnung aufräumen können. Wird er durch eine drohende Gefahr maximal aktiviert, sorgt er dafür, dass wir fliehen oder uns verteidigen können

Bremst der Parasympathikus nur leicht, dann können wir entspannen. Muss er jedoch bei Gefahr eine Vollbremsung hinlegen, führt dies zur Erstarrung, denn hier war Angst der Grund für das Bremsen.

Darauf gehen wir noch genauer ein.

Im gewöhnlichen Alltag ohne größere Vorkommnisse schwingen Sympathikus und Parasympathikus im ausgeglichenen Zustand zwischen einer oberen und einer unteren Grenze. Innerhalb dieser Grenzen liegt der Raum, in dem wir uns entspannt und sicher fühlen – unsere Wohlfühlzone. In der Metapher mit den Pedalen würden wir mit leicht betätigtem Gaspedal entspannt eine Landstraße entlang cruisen und in einer Kurve leicht abbremsen, um danach wieder Gas zu geben. Befinden wir uns in diesem ausgeglichenen Bereich, der übrigens bei jedem Menschen unterschiedlich groß ist, dann schwingen wir innerhalb der beiden Grenzen ein wenig auf und ab, sind entspannt in unserer Mitte und fühlen uns mit uns selbst und mit anderen verbunden.

Übertragen wir dies auf deinen Hund, dann sind das die Momente, in denen er entspannt mit dir spazieren geht, sich offen für seine Umgebung interessiert und anderen Hunden begegnet. Dabei wird er leicht aktiviert, flitzt mit dem anderen Hund vielleicht ein paar Runden und läuft dann wieder entspannt mit dir weiter.

■ Das "Window of Tolerance"

In der Arbeit mit Traumata nennen wir diesen Zwischenraum innerhalb der beiden Grenzen *Window of Tolerance* (Toleranzfenster bzw. Wohlfühlzone).

Anbei findest du ein Schaubild, in dem ich dir die Schwingungen eines regulierten (schwarze Linie) und eines nicht regulierten Nervensystems (gestrichelte Linie) skizziert habe. Die Farben Grün, Gelb und Rot werden dir auch auf den nächsten Seiten anhand von Beispielen und Erläuterungen begegnen und dienen zum leichteren Verständnis dieses durchaus komplexen Themas.

Wir können gut erkennen, wie die Ausschläge des nicht regulierten Nervensystems über die obere und untere Linie hinausschießen und eine Regulierung nicht mehr möglich ist. Kommt dir das eventuell bekannt vor?

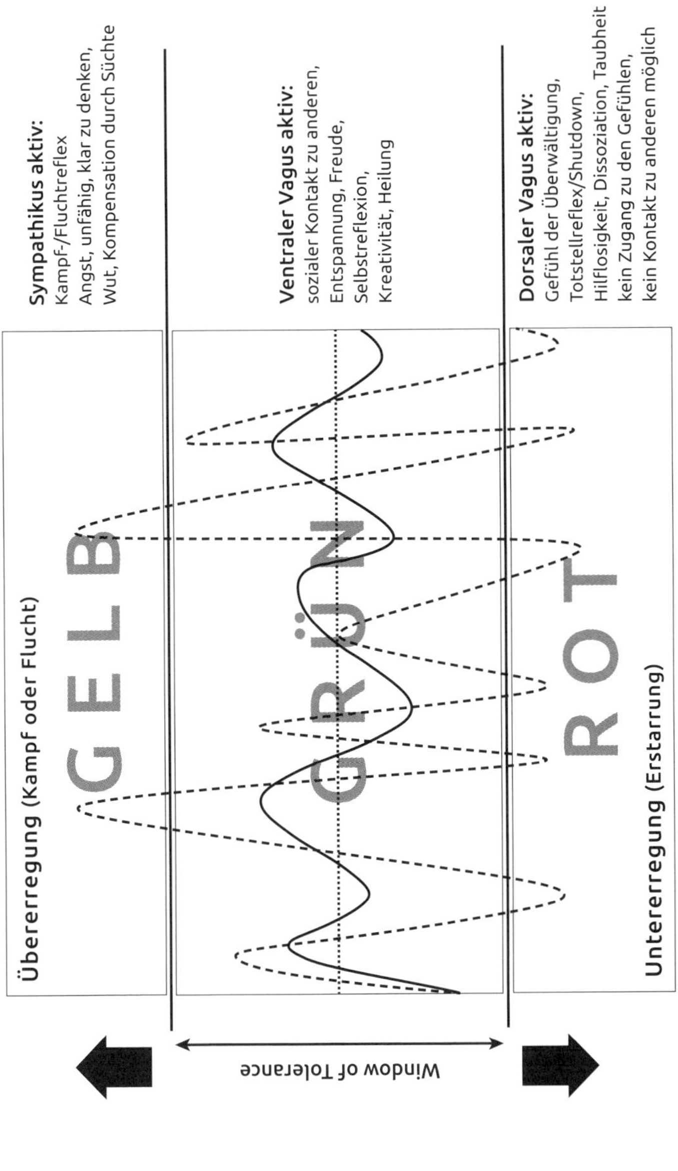
Übererregung (Kampf oder Flucht)
GELB
Sympathikus aktiv:
Kampf-/Fluchtreflex
Angst, unfähig, klar zu denken,
Wut, Kompensation durch Süchte
GRÜN
Ventraler Vagus aktiv:
sozialer Kontakt zu anderen,
Entspannung, Freude,
Selbstreflexion,
Kreativität, Heilung
Window of Tolerance
Untererregung (Erstarrung)
ROT
Dorsaler Vagus aktiv:
Gefühl der Überwältigung,
Totstellreflex/Shutdown,
Hilflosigkeit, Dissoziation, Taubheit
kein Zugang zu den Gefühlen,
kein Kontakt zu anderen möglich

Um dies besser zu veranschaulichen, kommen wir noch einmal zu unserer Fahrt auf der Landstraße zurück. Eben bist du noch entspannt mit leicht betätigtem Gaspedal die Straße entlanggefahren, als plötzlich ein Stein gegen die Windschutzscheibe knallt oder du im Rückspiegel siehst, wie jemand von hinten auf dich zurast. Je nach Aktivierung hast du keine willentliche Entscheidung darüber, wie du reagieren wirst, weil das ANS übernimmt. Es wird in dieser Notsituation entweder abbremsen, das Lenkrad herumreißen oder das Tempo erhöhen, um für deine Sicherheit zu sorgen.

In eurem Alltag wird jede Situation vom ANS automatisch erfasst, ausgewertet und für sicher oder unsicher befunden. Und je nach Auswertung wird das Gaspedal nur leicht betätigt oder voll durchgetreten.

Dein Hund würde z. B. bei einer Hundebegegnung, in der der andere Hund ihn im Spiel plötzlich bedrängt, ebenfalls entweder weglaufen, bei dir Schutz suchen oder anderweitig versuchen, der Situation zu entgehen, um sich wieder sicher fühlen zu können. Übrigens sind dies Momente, in denen du ihm helfen solltest, denn er möchte sich auf dich verlassen können.

Daher checke ich vor jeder Hundebegegnung Halter und Hund und lasse einen Kontakt nur zu, wenn ich den anderen Hund als freundlich eingeschätzt habe. Dies erkennen wir einerseits an der Verbindung zwischen Mensch und Hund, an ihrer Körperhaltung und an unserem Bauchgefühl. Allerdings müssen wir dafür jederzeit voll präsent sein, was vielen Hundehaltern, die traumatisiert wurden, durchaus schwerfällt.

Hier ein anderes Beispiel, in dem ein während der frühen Traumatisierung abgespeicherter Reiz Jahrzehnte später das Gaspedal aktiviert:

Stell dir vor, zwei Kolleginnen stehen in der Kaffeepause in der Firmenküche und plaudern entspannt. Plötzlich gerät eine von ihnen in Panik, als ein Kollege mit einem bestimmten Aftershave an ihr vorübergeht. Sie kann dem Gespräch mit ihrer Kollegin nicht mehr folgen, denn der Geruch hat sie unvermittelt in ihre Kindheit zurückversetzt und an ihren Vater erinnert, der unter Alkoholeinfluss regelmäßig sie und ihre Mutter auf das Übelste beschimpft hat. Das ANS übernimmt in diesem Moment die Führung, um sie vor einer erneuten Bedrohung in Sicherheit zu bringen. Vermutlich wird es nur wenige Minuten dauern, bis sie erkennt, dass dies nur eine Erinnerung war und dass sie in Sicherheit ist.

In diesem Beispiel konnte die Frau den Zusammenhang zwischen Reiz und Reaktion schnell erkennen und ihr ist bewusst geworden, dass ihre Erfahrungen aus der Kindheit heute immer noch greifen.

Im Alltag können uns auf diese Weise diverse Trigger begegnen, die wir aber nicht als solche erkennen. Daher können wir immer wieder, scheinbar aus heiterem Himmel, irritiert und durch die Trigger aktiviert werden.

Kurz und knackig noch einmal zusammengefasst:

Das autonome Nervensystem (ANS) regelt unsere überlebenswichtigen Körpervorgänge, wie z. B. den Stoffwechsel, Blutdruck und den Wärmehaushalt. Es sorgt dafür, dass wir uns in einer natürlichen Schwingung von Ruhe und Aktivität befinden. Während der Sympathikus für Aktivität im Körper zuständig ist, sorgt der Parasympathikus für Ruhe, Regulation und Heilung. Diese Schwingung bewegt sich in einem gesunden Nervensystem innerhalb des *Window of Tolerance* (schwarze Linie/entspanntes Cruisen).

Ist der Inhalt für dich bis hierher nachvollziehbar? Dann wird es jetzt richtig interessant, denn auch die folgenden Informationen können nicht nur für dich selbst, sondern auch für das Verständnis deines Hundes sehr, sehr hilfreich sein.

Die Polyvagaltheorie

Die Polyvagaltheorie von Steven W. Porges behandelt die Reaktionen unseres Körpers auf verschiedene Auslöser. Porges ist der Meinung, dass sich das autonome Nervensystem (ANS) im Laufe der Evolution weiterentwickelt hat. Dadurch hat es verschiedene, hierarchische Kreisläufe gebildet, die über die bisherigen Überlebensreaktionen (Kampf, Flucht, Erstarrung) hinausgehen. Das klingt vielleicht erst einmal kompliziert, aber keine Sorge, es löst sich gleich auf.

Wovon Porges heute ausgeht, ist, dass chronische Erkrankungen im Grunde Erkrankungen des autonomen Nervensystems sind. Durch inneren und äußeren Dauerstress sowie fehlende echte Sozialkontakte fällt es vielen von uns schwer, in einen entspannten Zustand innerhalb des Toleranzfensters zu finden. Das hat natürlich Folgen. Einer Forsa-Umfrage zufolge geht man davon aus, dass bis zu 66 % der angegebenen Krankheiten durch Stress verursacht werden.[1] Es ist daher nicht verwunderlich, dass so viele Medikamente für Krankheiten verschrieben werden, die in einem unmittelbaren Zusammenhang mit Stress stehen. So werden Patienten Antidepressiva, Schmerzmittel, Anxiolytika[2], Beruhigungs-

---

[1] https://de.statista.com/statistik/daten/studie/646364/umfrage/haeufigkeit-ausgewaehlter-krankheitsbilder-nach-persoenlichen-stresslevel/

[2] Angstlösende Medikamente

und Schlafmittel, Säureblocker für Magenbeschwerden und Blutdrucksenker verordnet. Die Ursache bleibt jedoch bei einer reinen Symptombehandlung weiterhin bestehen.

Was aber können wir tun, wenn dieser Zweig des Nervensystems doch autonom agiert, wie wir mittlerweile gelernt haben? Die gute Nachricht ist, dass wir über Umwege auf das autonome Nervensystem einwirken und dadurch unsere psychische und physische Gesundheit verbessern können, wie z. B. über Singen, eine tiefe Bauchatmung und auch Lachen. Dabei wird nämlich der Vagusnerv aktiviert, den ich dir nun vorstellen möchte. Dieser hat sich als zehnter Hirnnerv im Laufe der Evolution ausgebildet und wird auch Wandernerv genannt, denn er "durchwandert" unseren gesamten Körper und reicht vom Kopf über den Hals bis hinunter in den Bauchraum und innerviert u. a. Rachen, Zungenboden, Gehör, Speiseröhre, Herz, Lungen, Nieren, Magen und Darm. Auch dein Hund ist mit dem Nervus vagus ausgestattet.

Sehr interessant finde ich auch die Tatsache, dass die Fasern des Vagus zu ca. 80 % Informationen aus dem Körper zum Gehirn senden. Jedoch nur zu 20 % nimmt das Gehirn Einfluss auf den Körper. Dies lässt den Schluss zu, dass unser Wohlbefinden nicht allein von unseren Gedanken bestimmt wird, sondern in erster Linie von den Signalen der inneren Organe. Daher wird es wenig helfen, allein unsere Gedankengänge zu überprüfen. Was ist daraus die logische Schlussfolgerung? Wenn wir heilen möchten, sollten wir unbedingt unseren Körper mit einbeziehen.

Aber schauen wir uns die Vorgänge weiter an!

Damit wir uns sicher fühlen können, prüft das ANS in jeder Situation, die uns begegnet, ob von ihr eine Gefahr ausgehen könnte. Du kennst das von den Spaziergängen mit deinem Hund, bei denen du einen entgegenkommenden Hund genau überprüfst und entscheidest, ob du einen Kontakt zulässt oder für ausreichend Abstand sorgst. Somit sind wir und auch unsere Hunde durch das ANS mit einem natürlichen Radar ausgestattet, das jederzeit zuverlässig für unsere Sicherheit sorgt. Steven W. Porges nennt diesen Vorgang *Neurozeption*.

In seinem Buch *Die Polyvagaltheorie* erklärt er, dass Sicherheit ganz individuell mit jeweils anderen Umgebungsmerkmalen assoziiert wird. Dies ist immer abhängig davon, ob sie durch körperliche Reaktionen oder kognitive Auswertung definiert wird. Sicherheit wird also sehr subjektiv wahrgenommen, je nachdem, was der jeweilige Mensch oder Hund an Erfahrungen abgespeichert hat.

Du erinnerst dich an das Aftershave? Während die eine Kollegin in Panik geraten ist, hat die andere möglicherweise überlegt, ob sie ihrem Liebsten denselben Duft zum Geburtstag schenken sollte, weil er ihr so gut gefiel.

Kommen wir nun noch einmal zum Vagusnerv zurück: Wir wissen jetzt, dass wir mit unserem Sympathikus ein Gaspedal zur Verfügung haben und mit unserem Parasympathikus ein Bremspedal, richtig? Nun ist es laut Porges so, dass das Bremspedal aus zwei Teilen besteht. Den einen Teil bezeichnet man als dorsalen Vagus. Diesen gibt es schon recht lange, und wir finden ihn bei allen Wirbeltieren. Es kam dann aber über die Jahrtausende noch eine hochwertige Zusatzausstattung hinzu, und zwar der ventrale Zweig des Vagusnervs. Diesen finden wir nur bei Säugetieren, zu denen auch wir Menschen gehören.

Kurz und knackig zusammengefasst:
Wir haben *ein* Gaspedal - den Sympathikus.

Wir haben *ein* Bremspedal - den Parasympathikus, und dieser ist noch einmal unterteilt in zwei Stränge, nämlich den ventralen und den dorsalen Vagus.

Wofür wir auch diese beiden benötigen, erfährst du jetzt.

Drei neuronale Kreisläufe der Anpassung

Die Polyvagaltheorie beschreibt drei neuronale Kreisläufe der Anpassung (Adaptation), die zwar autonom ablaufen, jedoch hierarchisch organisiert sind und drei entsprechende Verhaltensstrategien bewirken.

Das bedeutet, dass unsere Nervensysteme je nach Bedrohung in einer bestimmten Abfolge aktiviert werden. Unser Autopilot entscheidet sozusagen im jeweiligen Moment, welches der Pedale mehr oder weniger betätigt werden muss.

Die verschiedenen Möglichkeiten stelle ich dir nun vor:

Den Anfang macht der ventrale Vagus mit seiner Fähigkeit zu sozialem Kontakt (Kollegen unterhalten sich entspannt). Ist er überfordert (getriggert durch Aftershave), wird die Mobilisierung durch die Aktivierung des Sympathikus (Gaspedal) ausgelöst, und erst wenn auch diese erfolglos bleibt, bleibt uns nur noch die Strategie der Immobilisation (Erstarren/Einfrieren), wozu der dorsale Vagus aktiviert wird (s. Schaubild auf Seite 57).

Wieder eine gute Nachricht ist: Je stärker der ventrale Vagusnerv ausgebildet ist bzw. wird, desto glücklicher, entspannter und gesünder sind wir.

Kurz und knackig zusammengefasst:
Je nach Bedrohungslage werden nacheinander

- der ventrale Vagus (Parasympathikus)
- der Sympathikus
- der dorsale Vagus (Parasympathikus)

aktiviert.

Die einzelnen Stufen kennst du aus dem Schaubild vom Toleranzfenster, und sie sind vergleichbar mit einer Ampelschaltung. Damit es für dich noch verständlicher wird, erkläre ich dir dies anhand eines Beispiels:

Stufe 1 – Grün: Stell dir vor, ein Mann, nennen wir ihn Hugo, sitzt in der Karibik an eine Palme gelehnt, genießt die Sonne und lässt seinen Blick über das Meer schweifen. Er ist tiefenentspannt, trinkt einen Cocktail und unterhält sich mit anderen Urlaubern über das wunderbare Wetter.

Einer der Anwesenden beschwert sich darüber, dass Hugo am Morgen etwas zu laut und zu fröhlich gesungen hat und er davon wach geworden sei. Hugo entschuldigt sich und fragt, ab welcher Uhrzeit der andere Gast sich nicht von seinem Gesang gestört fühlen würde.

Stufe 2 – Gelb: Am nächsten Tag, Hugo sitzt wieder entspannt unter der Palme, kommt der Gast wutschnaubend auf ihn zu und schreit ihn an, weil Hugo wieder zu früh gesungen hat. Hugo wollte eigentlich gerne Rücksicht nehmen, hatte es aber einfach vergessen. Von dem ruppigen Ton überrascht, zuckt Hugo entsetzt zusammen und bemerkt, wie sein Puls und seine Atemfrequenz steigen. Er empfindet den Gast als wirklich sehr unangenehm und sein Verhalten als überhaupt nicht angemessen. Dieser jedoch steigert sich weiter in seine Wut hinein und wirkt zunehmend bedrohlicher. Er reagiert nicht ansatzweise auf Hugos Klärungsversuche und kommt immer näher, so dass Hugo in seiner Not auf die Palme klettert und sich in Sicherheit bringt.

Als der wütende Gast wieder weggeht, klettert Hugo von der Palme herunter, schaut sich aber immer wieder unsicher um. Da er nicht sehen konnte, dass der Gast nur kurz ein Handtuch aus seinem Zimmer holen wollte, taucht dieser nach wenigen Minuten wieder auf und geht erneut auf Hugo los. Diesmal benutzt er Schimpfworte und droht ihm auf übelste Weise. Hugo klettert erneut auf die Palme und bleibt dort diesmal so lange, bis der Gast am Abend seine Sachen packt und auf sein Zimmer geht.

Von Entspannung ist keine Spur mehr in Hugos Körper zu finden, als er eine Stunde später wieder Sand unter seinen Füßen spürt. Am liebsten möchte er in der Nähe seiner Zufluchtspalme bleiben, um sich zur Not wieder in Sicherheit bringen zu können.

Hugo bemerkt nach einer Weile, in der nichts passiert, dass er wieder ein wenig ruhiger wird, und entscheidet sich, die Nacht lieber am Strand zu verbringen, als in sein Zimmer zurückzukehren.

Am nächsten Morgen singt er beim Wachwerden wie üblich voller Lebensfreude sein Lieblingslied, denn das Gebäude, in dem der andere Gast sein Zimmer hat, ist mehr als 50 Meter entfernt. Plötzlich hört er ein Geräusch. Seine Augen und seine Ohren suchen alarmiert nach der Quelle. Dann sieht er den genervten Gast schreiend und wild mit einem Stock fuchtelnd auf sich zustürmen. Erneut kann Hugo sich gerade noch auf der Palme in Sicherheit bringen. Als der Gast wieder fortgegangen ist, überlegt Hugo, ob er nicht lieber auf der Palme bleiben sollte, denn die Erfahrung der letzten Tage zeigt, dass der Mann nicht berechenbar ist und jederzeit erneut auftauchen könnte.

Hugo entscheidet schließlich, zwei Meter am Stamm der Palme herunterzuklettern, um das Meer besser sehen zu können. Er traut sich jedoch nicht, seinen sicheren Platz ganz zu verlassen, denn dies wäre aus seiner Sicht im Moment noch zu gefährlich. Außerdem ist der Weg ganz nach oben dann auch nicht ganz so weit, wenn der reizbare Gast wieder auftauchen sollte.

Stufe 3 – Rot: Zu dieser Stufe, in der es zu einer Extremsituation z. B. durch Handgreiflichkeiten kommen und Hugo bei einer möglichen Überwältigung innerlich kollabieren könnte, kommt es nicht. Hugo entscheidet, dem Gast aus dem Weg zu gehen und das Hotel zu wechseln, um entspannt seinen Urlaub fortsetzen zu können. Könnte er dieser Situation nicht ausweichen, würde unter Umständen sein dorsaler Vagus aktiviert werden, über den du gleich noch mehr erfahren wirst.

An diesem Beispiel können wir gut erkennen, wie der Sympathikus für Sicherheit sorgt. Wie bei Hugo wird jedoch der Raum, in dem wir uns nach traumatischen Erlebnissen noch sicher fühlen können, immer kleiner, insbesondere dann, wenn wir die Bedrohung nicht mehr einschätzen können.

Schauen wir uns nun die drei Stufen aus dem Beispiel einmal genauer an. Du wirst dabei erkennen, wie sie hierarchisch im Nervensystem aktiviert werden, so wie wir es bei Hugo beobachten konnten. Mir ist wichtig, dass du dies wirklich verstehst, denn damit wird dir nicht nur in deinem Leben einiges klarer, sondern du wirst auch deinen Hund besser einschätzen und verstehen können:

Stufe 1
Sozialer Kontakt/Sicherheit (Grün):

Der ventrale Vagus ist zuständig für die soziale Verbundenheit zu anderen. Ist er aktiv, so ist unsere Atmung ruhig und unser Herz schlägt entspannt in seinem eigenen Rhythmus. Der Körper empfängt das Signal, dass er sich in Sicherheit befindet, und ist entspannt. Unser präfrontaler Kortex, das jüngste Areal unseres Gehirns, ist aktiv und wir können klar und kreativ denken, mit freundlicher, melodischer Stimme sprechen und auch unsere Ohren sind entspannt auf unsere Umwelt ausgerichtet. Wir fühlen uns sicher, unsere Mimik ist gelöst, offen und anderen zugewandt.

Dadurch signalisieren wir Präsenz und können uns ganz auf unseren Hund oder andere Menschen einlassen, wodurch ein Gefühl der Verbundenheit im Miteinander entsteht. Hormone wie z. B. Oxytocin werden produziert, wodurch die Bindung zu unserem Hund intensiviert wird. Wir haben Zugang zu unseren Fähigkeiten und Ressourcen, sind interessiert und befinden uns in einer ausgeglichenen Stimmung.

Kommt im Miteinander, z. B. bei einem Spaziergang, eine Differenz mit einem anderen Hundehalter darüber auf, wie wir unseren Hund mit seinem Hund agieren lassen, sind wir entspannt genug, um unsere Haltung angstfrei zu formulieren und gemeinsam eine Lösung zu finden.

Stufe 2
Mobilisation/Stress/Gefahr (Gelb):

Bemerken wir, dass in diesem Gespräch unsere Lösungsversuche nicht zum gewünschten Erfolg führen, und fühlen wir uns zunehmend unsicher bzw. sehen uns oder unseren Hund ernsthaft bedroht, wird Stufe 2 gezündet und der Sympathikus aktiviert. Dadurch steigen unser Puls und unsere Atemfrequenz. Unsere Muskeln machen sich bereit, um fliehen oder kämpfen zu können. In dieser Phase ist der ventrale Vagus noch aktiv und kann die Aktivierung des Sympathikus etwas dämpfen. Das würde bedeuten, dass wir in dem Beispiel versuchen, unsere Emotionen noch zu kontrollieren, die beim Anblick der beiden Hunde in Wallung geraten. Wir wollen ja die Verbindung zu unserem Gegenüber halbwegs aufrechterhalten, um die Situation noch zu einem guten Ende bringen zu können. Eskaliert die Situation jedoch weiter, so übernimmt das autonome Nervensystem vollständig die Führung, und der Sympathikus schießt über die obere Grenze des Toleranzfensters hinaus. Der präfrontale Kortex wird zeitgleich heruntergefahren, was unsere Denkfähigkeit hemmt. Es wird reflexartig reagiert und sofort gehandelt. Damit dies möglich ist, steigen u. a. Blutdruck, Puls, Atemfrequenz weiter an und Adrenalin sowie Cortisol werden ausgeschüttet. Unsere Muskeln spannen sich noch mehr an, die Pupillen weiten sich und wir bekommen einen Tunnelblick, der sich auf die Bedrohung ausrichtet. Magen und Darm werden ab jetzt weniger durchblutet, denn im Kampf oder auf der Flucht verbraucht die Verdauung zu viel Energie. Unsere bislang noch relativ ruhige Stimmlage wechselt zu ernst, scharf, laut oder schrill, und unsere Ohren nehmen nur noch das wahr, was jetzt wirklich wichtig ist.

Während also unsere Sinne maximal scharf gestellt werden, macht sich unser Körper bereit für einen möglichen Kampf oder um zu fliehen (Fight or Flight). Dabei entwickeln wir Bärenkräfte, so dass ich einmal, auf einem Stein sitzend, mit meinen zarten Ärmchen zwei Dobermänner von meinem ersten Hund Mücke fernhalten konnte, die zwischen beiden stand und hysterisch ausflippte, was die beiden Hunde natürlich noch mehr anheizte. Wäre in dem Moment mein Sympathikus nicht aktiviert gewesen, wäre mir dies nicht einmal mit einem der beiden Hunde gelungen.

Die bereitgestellte Energie kann, je nach Ausprägung, Ärger, Wut oder sogar Rage auslösen - und dies häufig auch aus gutem Grund. Auf den anderen Hundehalter wirken wir dann alles andere als freundlich, sondern aggressiv. Dies kann dann wiederum ihn triggern und ebenfalls eine entsprechende Reaktion hervorrufen.

Spätestens dann stehen sich zwei schreiende "sympathische Aktivisten" (Spaß muss sein) gegenüber, so sie noch stehen und nicht schon aufeinander losgegangen sind. Weil der ventrale Vagus sowie der präfrontale Kortex mittlerweile heruntergefahren sind, kommt es in dieser Phase leicht zu verbalen oder sogar physischen Angriffen, die später nicht selten bereut werden. Faktoren wie die

Tiefe einer Beziehung, der Grad der Aktivierung, die Fähigkeit zur Selbstregulation sowie der Charakter eines Menschen entscheiden darüber, wie heftig eine solche Auseinandersetzung ausfallen und wie lange sie andauern wird.

In diesem Zusammenhang ist mir schon einmal die Hutschnur gerissen, nachdem eine Hundehalterin zum wiederholten Mal ihren stürmischen und schwergewichtigen Hund auf unsere alten Hunde Linus und Merlin losgelassen hatte. Es bestand die Gefahr, dass er ihnen alle Knochen brechen würde, denn er bedrängte sie nicht nur, sondern sprang auch auf ihren Rücken. Unsere Opis waren beide schon sehr wackelig auf den Beinen, und unser Retriever Linus hatte eine schwere Rückenoperation hinter sich, nach der wir ihn über Monate gesund gepflegt haben und wieder aufbauen konnten. Ich war also bemüht, unseren beiden noch einen schönen Lebensabend zu ermöglichen. In vorigen Begegnungen hatte ich der Hundehalterin mehrfach freundlich erklärt, dass diese beiden Opis nicht mehr spielen würden, und sie gebeten, ihren Hund uns zuliebe bitte zu sich holen oder anzuleinen. Da sie dies scheinbar aber nicht einsehen wollte, war an diesem Tag das Fass übergelaufen und ich habe sie nur noch angebrüllt und zusammengestaucht. Seither machte sie einen großen Bogen um uns und ihr Hund wurde angeleint, sobald sie uns in der Ferne sah.

Konnten wir eine drohende Gefahr abwenden, uns in Sicherheit bringen oder die empfundene subjektive Gefahr als harmlos erkennen, entlädt sich die mobilisierte Energie, das autonome Nervensystem entspannt sich wieder und wir finden in der Regel zurück zu Stufe 1, in der der ventrale Vagus aktiv ist.

Dies erklärt, warum z. B. die Unterbrechung eines hitzigen Gesprächs oder eine Auseinandersetzung mit unserem Hund, wenn wir getriggert wurden, durchaus hilfreich sein kann. Nachdem sich alle Beteiligten wieder beruhigt haben, können sie erneut zusammenfinden und gemeinsam eine Einigung finden bzw. mit dem Hund neu verhandeln.

Konnte sich die mobilisierte Energie jedoch nicht wieder über eine Regulierung entladen, wird bei jedem zukünftigen Trigger Stufe 1 übersprungen, sofort Stufe 2 gezündet und der Sympathikus aktiviert.

Bleibt das Gefühl der Bedrohung weiterhin in uns bestehen, können wir nicht zu Stufe 1 zurückfinden und uns entspannen. Unser Nervensystem "rastet" in dieser hohen Erregung ein, insbesondere dann, wenn die Bedrohung immer wieder erneut auftritt. Du erinnerst dich an Hugo, der irgendwann die Palme nicht mehr verlassen wollte.

In einem solchen Zustand fühlen wir uns wie taub, abgeschaltet, leer und gelähmt, obwohl wir innerlich unter Strom stehen. Wir bräuchten dringend einen ausgleichenden Kontakt zu einem anderen Menschen, können aber weder uns selbst noch den anderen fühlen oder noch nicht einmal um Hilfe bitten. Dies erklärt, warum sich viele Menschen nach traumatischen Erfahrungen nicht entspannen oder sich nicht auf andere einlassen können, obwohl sie es gerne würden.

Weil die Zündschnur ihres Radars entsprechend kurz ist, reichen im Alltag schon kleine Trigger aus, die sie unbewusst an das traumatische Ereignis erinnern und augenblicklich ihre Aktivierung über die Grenze des Toleranzfensters hinausschießen lassen. Dies sind die Momente, in denen z. B. Trainer angerufen oder den Hunden Medikamente verabreicht werden, weil die Menschen die Trigger durch ihren Hund nicht mehr ertragen können und fest davon überzeugt sind, dass ihre Überforderung durch ihn ausgelöst wurde. Dass dies auf sie so wirken muss, ist nur zu verständlich. Sie können nicht wissen, dass ihr Hund lediglich derjenige war, der auf ihren inneren Druck reagiert hat und durch sein Verhalten ihren inneren Dampfkessel hat explodieren lassen. Aus diesem schießen den Betroffenen nun all ihre unterdrückten Gefühle entgegen, von denen sie sich überwältigt fühlen. Das Einzige, was ihnen in einer solchen Situation als Lösung zur Verfügung zu stehen scheint, ist, den Deckel schnell wieder auf den Topf zu setzen und fest zuzuschrauben, sprich: den Hund daran zu hindern, "das" wieder zu tun, und zu hoffen, dass der Plan funktioniert. Die Herbeigerufenen sollen dabei mithelfen und werden, ohne es zu wissen, zu Ersatzeltern für das innere, verlassene Kind, das sich gerade in höchster Not befindet. Aber Vorsicht: Jeder, der sich daran beteiligt, den Deckel wieder auf den Topf zu schrauben, also das Symptom zu unterdrücken, hilft weder dem Menschen noch dem Hund, sondern sorgt dafür, dass ihr Zustand sich noch weiter verschlimmern muss.

Auch von Hunden, die Schlimmes erlebt haben, kennen wir solche Reaktionen. Entweder frieren sie komplett ein oder beißen wild um sich. Du kannst dir jetzt sicher vorstellen, wie wenig hilfreich in diesen Fällen "Erziehungsversuche" sein werden, von denen ich sowieso nichts halte, denn auch Hunde haben eine Würde und sollten nicht zu fernbedienbaren Geräten degradiert werden. Traumatisierte Hunde benötigen wie wir Sicherheit, achtsamen Beziehungsaufbau sowie viel Zeit und Ruhe, um sich zu erholen und um zu heilen. Ein Hundeplatz könnte sie daher überreizen sowie überfordern und die Erwartungen ihrer Halter können dafür sorgen, dass sich die armen Hunde noch mehr in sich zurückziehen müssen.

Bevor ich gleich zur nächsten der drei Stufen komme, möchte ich dir eine kleine Pause gönnen, in der ich dir den angenehmen Teil des dorsalen Vagus vorstellen möchte. Dieser kann nämlich auf zweierlei Weisen aktiviert werden - einmal für Entspannung und einmal für Erstarrung, Dissoziation und Totstellreflex.

Ist der dorsale Vagus ohne das Empfinden von Angst aktiv, sind wir so richtig tiefenentspannt, können uns erholen und regenerieren, denn wir fühlen uns rundherum sicher und können loslassen. Diesen Zustand kennen die meisten von uns von einem langen Urlaub, was zeigt, wie wichtig regelmäßige Erholungspausen sind, denn dadurch kann sich der Körper regenerieren und die rot glühenden Nervenenden können sich wieder abkühlen. Wir sammeln neue Kräfte, fühlen uns wohler und genießen wieder einen tiefen und erholsamen Schlaf. Sind wir so entspannt und gehen in diesem Zustand in Kontakt mit einem anderen Menschen, in dessen Gegenwart wir uns sicher fühlen, können wir uns fallenlassen, entspannen und hingeben (Meditation, Yoga, Nähe, Intimität).

Im normalen Alltag pendeln Menschen, die nicht traumatisiert wurden, zwischen

Stufe 1 (ventraler Vagus),

Stufe 2 (einer leichten Aktivierung des Sympathikus) sowie

Stufe 3 (dorsaler Vagus)

hin und her.

Kommen wir nun zu

Stufe 3 Dissoziation/Immobilität/ Lebensbedrohung (Rot):

Der dorsale Vagus, also der zweite Zweig des Parasympathikus, kann für die primitivste und älteste Überlebensstrategie seinen Einfluss auf Motorik und Vitalfunktionen nutzen, um eine Erstarrung auszulösen. Dies tut er erst dann, wenn Stufe 1 und Stufe 2 nicht zum Erfolg geführt haben und die Chance schwindet, einer echten oder gefühlten Bedrohung entkommen zu können.

Dabei wird der Herzschlag herabgesetzt und die Betroffenen atmen nur noch flach, weshalb weniger Sauerstoff in ihr Gehirn transportiert wird. Dies kann zur Ohnmacht und sogar zum Tod führen.

Eine noch relativ leichte Aktivierung des dorsalen Vagus können wir täglich in Tierarztpraxen beobachten, wenn unsere Hunde vor Angst erstarren. Ich wünsche mir für unsere Tiere, dass Ärzte dies erkennen und sich mehr Zeit nehmen. Dann kämen ihre Patienten freudig in die Praxis, und die Besuche würden für alle Beteiligten viel entspannter ablaufen.

Auch z. B. eine schwere Erkrankung oder gar der Verlust ihres Hundes kann in Menschen eine solche noch "leichte" Form der Immobilisation auslösen, dabei ist das oft schon das Schlimmste, was sie sich vorstellen können. Finden Betroffene nicht wieder aus ihrer Erstarrung heraus, können sie sich dauerhaft traurig, müde, kraftlos, antriebslos, hilflos, ohnmächtig und depressiv fühlen. Selbst kleine, alltägliche Dinge fallen ihnen dann unglaublich schwer, denn sie haben nur noch einen eingeschränkten Zugriff auf ihre eigenen Ressourcen, und manche finden auch keinen Sinn mehr in ihrem Leben, so dass selbst das morgendliche Aufstehen zu einem Kraftakt werden kann.

Ein zugewandter Kontakt zu anderen ist dann nicht mehr oder nur noch eingeschränkt möglich.

Zum besseren Verständnis beschreibe ich dir zwei weitere Beispiele, in denen der dorsale Vagus übernehmen könnte: Ist z. B. unser Hund schon einmal von einem Artgenossen angefallen und sogar gebissen worden und wir haben uns noch nicht wieder von dem Schock erholen können, sind wir und auch unsere Hunde bei neuen Hundebegegnungen wahrscheinlich nach wie vor angespannt und schnell alarmiert. Entwickelt sich die neue Begegnung wieder zu einer echten oder gefühlten Bedrohung, weil der andere Hund unseren Schützling mit gefletschten Zähnen anknurrt, rutscht uns buchstäblich das Herz in die Hose. Sagt der andere Hundehalter dann noch salopp, "Das regeln die schon unter sich", während er einfach weitergeht, kann uns diese Szene augenblicklich zurück in die Vergangenheit zu dem vorangegangen Beißvorfall katapultieren und auf der Stelle einfrieren lassen, wenn wir uns von den aufkommenden Gefühlen überwältigt fühlen.

In dem Beispiel aus der Kaffeeküche könnte dies bedeuten, dass, selbst wenn der Kollegin bewusst sein sollte, dass ihr Kollege mit dem Aftershave nicht ihr cholerischer Vater ist, ihr autonomes Nervensystem mit der Wahrnehmung des Geruchs sofort die Führung übernehmen würde. Das heißt, es würde sie entweder sofort aus dem Raum rennen lassen oder, so dies nicht möglich ist, sämtliche Systeme herunterfahren und sie erstarren lassen. Sie könnte nicht mehr klar denken, die anderen nicht mehr hören und befände sich in einer Art Nebel.

Die jeweiligen Übergänge sind fließend und können auch in einem schnellen Wechsel ablaufen, schließlich sind wir lebendige Wesen und nicht in Kategorien einzuteilen. Diese Ausführungen hier dienen daher lediglich als grober Leitfaden.

Zum Abschluss möchte ich dir jetzt noch die letzte Stufe der Überlebensmechanismen vorstellen:

Erfährt ein Mensch oder auch ein Hund eine akute Bedrohung, die ausweglos, lebensbedrohlich und überwältigend auf ihn wirkt, und er kann weder kämpfen, fliehen oder durch Unterwerfung der Bedrohung entgehen, dann wird der dorsale Vagus umgehend dafür sorgen, dass sein System komplett heruntergefahren wird. Stufe 1 und Stufe 2 fallen weg und es kommt sofort zum sogenannten Shutdown (Totstellreflex).

Auf den Shutdown hat der Betroffene keinen Einfluss. Seine Muskeln erschlaffen, die Atem- und Herzfrequenz werden herabgesetzt und Bewegung sowie Artikulation sind dann auch nicht mehr möglich. Der Betroffene kollabiert und fühlt nichts mehr, was im Falle eines tatsächlichen Angriffs sehr von Vorteil ist, weil er keinen Schmerz empfinden würde. Der Totstellreflex ist als letzte aller Möglichkeiten ein genialer Weg der Natur, um das Überleben zu sichern, denn ein Angreifer könnte das Interesse verlieren.

Obwohl der jeweilige Mensch leblos wirken kann, ist er alles andere als entspannt, denn er befindet sich möglicherweise gleichzeitig in einem sympathikotonen (aktivierten) Zustand und sitzt gefühlt in einem Dampfkochtopf, aus dem der Druck nicht entweichen kann. Die zur Verteidigung mobilisierte Energie konnte weder durch Weglaufen noch durch eine erfolgreiche Abwehr entladen werden. War die Flucht nicht möglich, flüchten sich die Betroffenen in ihr Inneres, wo sie jedoch der empfundenen Gefahr auch weiterhin ausgesetzt sind.

Je nach Intensität der Immobilisierung ist es, wie wir mittlerweile wissen, nicht möglich, allein wieder in einen regulierten Zustand zurückzufinden. Hinzu kommt, dass es zum Auftauen die Aktivierung durch den Sympathikus braucht, wodurch aber auch die damit aufkommenden überwältigenden Gefühle zu einem erneuten Shutdown führen könnten.

Auch an dieser Stelle möchte ich noch einmal erwähnen, dass kluge Ratschläge, Affirmationen und selbst ein gut gemeintes "Komm mal wieder auf die Beine!" diesen Menschen nicht helfen, sondern ihre Hilflosigkeit noch verstärken können. Sie wollen ja, aber sie können nicht, weil sie keine Kraft haben. Oder sie wollen nicht einmal mehr, weil sie durch die Traumatisierung maximal reduziert worden sind. In einer Traumatherapie wird ein Betroffener über die ausstehende Regulierung erst einmal wieder in die Lage kommen können, sich zunächst wieder ein wenig sicherer zu fühlen, sich etwas zu erholen und Kräfte zu sammeln, um sich seiner Heilung zuwenden zu können.

Dadurch kann schließlich auch der ventrale Vagus wieder aktiviert werden, und der Betroffene kann in einen entspannten Zustand zurückfinden, in dem er wieder in Kontakt mit anderen Menschen treten kann.

Die Inhalte der letzten Seiten rühren möglicherweise etwas in dir an und das könnte ich verstehen.

Damit du an dieser Stelle des Buches schon etwas für euch tun kannst, wenn du bemerken solltest, dass du nicht ganz in deiner Mitte bist, kommen hier schon einmal erste hilfreiche Tipps:

Erste hilfreiche Tipps

- Sprich mit einem Menschen, dem du vertraust. Dein Gegenüber wird dich durch Mimik, Gestik und Stimme beruhigen können. Auch eine liebevolle Umarmung kann so guttun!
- Weinen ist erlaubt und löst Spannungen, versuche daher, deine Tränen, so welche aufkommen, fließen zu lassen.
- Sorge dafür, dass du dich an einem Ort befindest, an dem du dich wirklich sicher fühlen kannst. Dies ist für Betroffene ein ganz wichtiger Aspekt und sollte sowieso für dich gewährleistet sein. Ich spreche hier gerne von dem *Schutzraum*.

Damit meine ich einen Raum, in dem du entscheidest, wer ihn wann betreten darf. Du hast die Hoheit über die Tür! Es ist dein Raum. Für manche ist es die Badewanne, für andere ein eigenes Zimmer oder eine eigene Wohnung. Mit der Zeit wird dies der Raum sein, der dich umgibt und dessen Grenzen du als sicher empfindest.

- Vielleicht möchtest du dir eine Massage gönnen. Die Körperberührung, so du sie als angenehm empfindest, wird dir bei der Regulierung helfen können.
- Lege deine Lieblingsmusik auf und singe laut mit oder vielleicht magst du sogar tanzen.
- Gönne dir dein Soulfood und kuschele dich zusammen mit deinem Hund aufs Sofa. Sei liebevoll mit dir, wie mit einem kleinen Kind.
- Renne oder tobe mit deinem Hund auf einer großen Wiese, denn das baut Stress ab.
- Wenn du bereits ein wenig entspannter bist, nimm Kontakt zu deinem Hund auf. Euer Augenkontakt, seine Reaktion auf dich und ein Körperkontakt, der sich vielleicht ergeben möchte, können dir helfen, dich noch mehr zu entspannen. Gleichzeitig entlastest du damit deinen Hund.
- Verabrede dich so oft wie möglich mit deinen Lieblingsmenschen, damit dein Nervensystem regelmäßig eine Entspannung erfahren kann.

Beobachte dich und finde heraus, was dir guttun könnte. In der zweiten Hälfte des Buches habe ich dazu weitere Hinweise für dich.

Anhand von zwei weiteren Beispielen möchte ich den oben beschriebenen Ablauf der drei Stufen noch ein letztes Mal für dich veranschaulichen, damit es noch besser verständlich wird und du die Abläufe in dir und in deinem Hund leichter erkennen und entsprechend gegensteuern kannst. Mir ist wirklich wichtig, dass du das ANS verinnerlichst, denn damit wirst du nicht mehr so oft "im Dunkeln" tappen, wenn du Stresssymptome bei dir oder deinem Hund bemerkst.

Beispiel:

Du kennst die auf den vorigen Seiten vorgestellten neuronalen Kreisläufe auch von deinem Hund. Ich erkläre sie meinen Kunden immer anhand der Ampelschaltung:

Grün: Der Hund ist entspannt und nimmt ein Leckerchen an (ventraler Vagus aktiv).

Gelb: Ein Gewitter zieht auf und es donnert. Der Hund wird unruhig, schnüffelt am Leckerchen und lehnt es ab. Vielleicht nimmt er es noch an, wird es aber wieder fallen lassen (Sympathikus aktiviert).

Rot: Der Hund ist in absoluter Not, zittert, hechelt und sucht nach einem sicheren Platz, reagiert nicht mehr auf dich und starrt ins Leere bzw. wirkt wie weggetreten. Das Leckerchen nimmt er nicht mehr an und setzt auch seine Nase nicht mehr ein (dorsaler Vagus aktiviert - möglicherweise Shutdown).

Gelb: Das Donnern lässt nach, der Hund orientiert sich im Raum, kommt aus seinem Versteck und setzt seine Nase wieder ein. Eventuell nimmt er das Leckerchen jetzt schon wieder an (Sympathikus aktiv + Reaktivierung des ventralen Vagus).

Grün: Der Hund schüttelt sich und gähnt. Dadurch baut er seinen Stress ab. Nun interessiert er sich wieder für das Leckerchen (ventraler Vagus wieder voll aktiv, Sympathikus heruntergefahren).

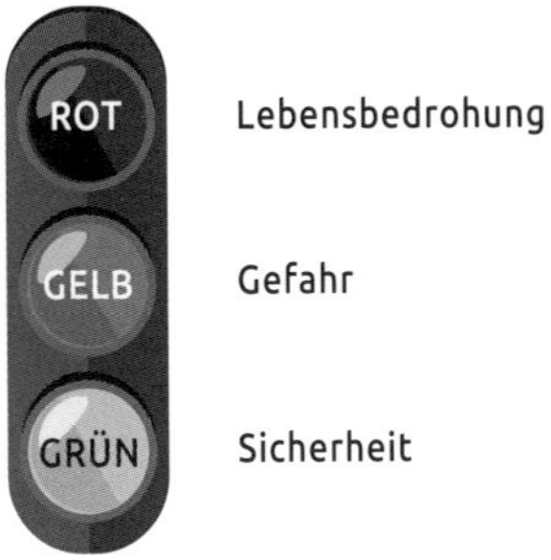

Anhand dieses Ampelsystems kannst du immer erkennen, in welchem Zustand dein Hund gerade ist und ob er deine Unterstützung braucht, um sich sicherer fühlen zu können.

Beispiel:

Nuria hatte eine Maus gefangen. Ich habe mich bei ihr zähneknirschend bedankt, sie dann angeleint und das Mäusegeschenk entgegengenommen. Die kleine Maus bewegte sich nicht mehr und stellte sich tot. Dies wird häufig als raffinierter Schachzug fehlinterpretiert, aber sie tat dies nicht willentlich. Aufgrund der Unfähigkeit, zu kämpfen oder zu fliehen, erlebte sie eine Überwältigung und der Totstellreflex setzte ein. Dadurch wird sie für den Angreifer uninteressant. Würde z. B. eine Katze dann das Interesse verlieren und weggehen, würde die Maus aus ihrer Starre wieder auftauen und sich schleunigst in Sicherheit bringen. In unserem Fall war es so, dass ich mich in einigen Metern Entfernung hingehockt habe und bei der Maus geblieben bin, weil ich sichergehen wollte, dass sie sich wieder erholt. Hätte sie aufgrund der Ohnmacht einen Herzinfarkt erlitten, hätte ich sie dort nicht einfach liegen lassen, sondern an einen anderen Ort gebracht, der würdevoller gewesen wäre. Aber dazu kam es glücklicherweise nicht. Nach einigen Minuten sprang sie auf und rannte zurück in ihren Bau.

Tiere reagieren instinktiv, wenn sie Stress erlebt haben, und werden ihn auf ihre Weise wieder los. Du hast sicher schon beobachtet, wie dein Hund nach einem unangenehmen Hundekontakt gähnt und sich schüttelt. Beides sind Zeichen für den Abbau von Stress. Wir schütteln uns auch, indem unsere Muskeln beginnen zu zittern (neurogenes Zittern) oder unwillkürliche Mikrobewegungen des Körpers einsetzen. Die bereitgestellte Überlebensenergie wird auf die Weise ganz natürlich wieder abgebaut.[3]

Ob wir fliehen, kämpfen oder erstarren, können wir nicht willentlich entscheiden - und jeder reagiert anders. Während die einen zuschlagen, wenn man sie erschreckt, erstarre ich. In anderen Fällen bin ich wiederum handlungsfähig, beispielsweise bei der Versorgung von akut in Not geratenen Tieren oder Menschen, während wiederum andere vor Schreck erstarren würden. Sollte dich die Frage plagen, warum du dich in einer bestimmten Situation nicht zur Wehr setzen oder fliehen konntest, dann wirst du jetzt vielleicht besser verstehen können, dass du darauf keinen Einfluss hattest, denn ein Autopilot hatte die Führung übernommen.

Es war nicht deine Schuld und auch nicht dein Versagen!

Ganz im Gegenteil! Wenn wir erkennen können, dass die Natur durch uns und in uns wirkt und alles veranlassen wird, um

---

[3] Ein Video über eine Gazelle, die nach einem Angriff aus dem 'Shutdown' wieder auftaut und fliehen kann, findest du bei Youtube unter 'Impala in and slowly out of collapsed immobility'.

uns zu schützen, dann kann sich im Inneren ein wenig mehr Frieden einstellen.

Leider ist es so, dass viele Menschen und auch Hunde nach schlimmen Erlebnissen in einem Wechselbad zwischen Bedrohung und Erschlaffung/Erstarrung gefangen sind und dadurch dauerhaft dysreguliert bleiben. Die ständigen Wechsel verunsichern sie, weshalb sie in einen Teufelskreis geraten können, aus dem sie allein nur schwer wieder herausfinden.

Dieser anhaltende Stress kann verschiedene Symptome zur Folge haben, wie z. B. Depressionen, Ängste, Schmerzen, Herz-Kreislauf-Erkrankungen und Asthma.

Was passieren kann, wenn wir oder unsere Hunde aus dem Stress nicht mehr herausfinden, möchte ich dir anhand eines Beispiels aus der Arbeit mit Tom und seinem Hund Ramses vorstellen:

Ramses wurde als Welpe von einer Frau adoptiert, die aufgrund einer schweren Erkrankung weder für sich noch für einen Hund Verantwortung übernehmen konnte. Der kleine Ramses lebte daher während seiner ersten prägenden Wochen in einem für ihn zutiefst verunsichernden Umfeld und wurde oft für lange Zeit alleine gelassen. Dies blieb nicht ohne Folgen, und er entwickelte diffuse Ängste. Seinen inneren Stress baute er ab, indem er an seinen Gliedmaßen knibbelte, bis sie bluteten.

Ramses hatte das große Glück, von Tom adoptiert zu werden und in ein Zuhause umzuziehen, in dem sich um ihn gekümmert wurde. Es war kein Zufall, dass die beiden sich gefunden hatten, denn als ich sie kennenlernte, wurde deutlich, dass sie dasselbe Schicksal teilten: Sie lebten in großer Angst. Auch Tom hatte in seiner Kindheit viel Unschönes erlebt. Für ihn war das Leben immer eine Herausforderung gewesen, aber nach dem Verlust seines vorigen Hundes Wotan war es so unerträglich geworden, dass er sein Leben beenden wollte, sobald auch Ramses seinen Körper verlässt. Die beiden stützten sich und hielten sich buchstäblich gegenseitig am Leben. Dementsprechend heftig reagierten sie, wenn einer von ihnen instabil wurde. Geriet Tom durch äußere Umstände aus seiner Mitte, weil sein Trauma getriggert wurde, verlor Ramses die Verbindung zu ihm und fing an zu knibbeln, bis Blut floss. Dies wiederum war für Tom unerträglich, weil er nicht wusste, wie er seinem Hund helfen konnte. Ramses' Verhalten machte ihn hilflos und ohnmächtig. So nah sie auch am Abgrund standen, so sehr brauchten sie sich zum Überleben und hatten Angst, der andere könnte ihnen verloren gehen.

Wir arbeiteten einige Wochen mit Toms Ohnmachtsgefühlen, denn die kannte er aus seiner Kindheit. Bis dahin hatten die beiden abwechselnd immer wieder den Teufelskreis angestoßen, in dem sie gefangen waren, und diesen galt es zu durchbrechen. Auf mich wirkte dies wie ein unausgesprochener Vertrag zwischen Tom und Ramses, der lauten könnte: "Wir sind eins. Ich fühle, was du fühlst, und ich gehe mit dir, egal, wohin."

Als ich Tom in einem weiteren Gespräch von meiner Vermutung, dass zwischen ihm und seinem Hund ein Vertrag bestehen könnte, erzählte, durchfuhr ihn ein Schaudern. Er erkannte mit Entsetzen, dass dieser Vertrag der Wahrheit entsprach, auch wenn er ihm nicht bewusst gewesen war. Als ich ihn dann fragte, ob er seinem Leben immer noch ein Ende setzen wolle, wenn Ramses sterben würde, verneinte er zu meiner Überraschung. Dies hatte sich in den letzten Wochen glücklicherweise verändert, nachdem Tom intensiv an seinen Traumata gearbeitet hatte.

Ramses knibbelte dennoch weiter. Aber warum? Hätte sich dieser Umstand nicht mittlerweile bessern müssen? Ich fragte Tom daher, ob es sein könne, dass Ramses sich in der vorangegangenen Nacht blutig gebissen hatte, weil Tom sich seinerseits durch seine Therapie aus dem Vertrag gelöst hatte, Ramses aber nun möglicherweise dadurch in große Not geraten wäre. Meine Vermutung fühlte sich für ihn erschreckend stimmig an.

Ich schlug Tom vor, eine Aufstellung zu machen, um diesen Vertrag beiderseitig zu lösen und einer gesünderen Form der Bindung Raum zu geben. Außerdem war mir wichtig, dass er in der Aufstellung auf den Platz seines Hundes gehen konnte, um selbst fühlen zu können, was in diesem vorging.

Dabei wurde schnell deutlich, dass wir auf der richtigen Spur waren. Ramses war vollkommen destabilisiert und innerlich in großer Not. Es brauchte eine sehr deutliche Präsenz von Tom, um seinen Hund aus diesem Zustand herauszuholen. Als Ramses hören und fühlen konnte, dass Tom ihn liebt und immer für ihn da sein würde, konnte sein Hund ihn endlich einmal anschauen. Das war ihm vorher nicht möglich gewesen, weil er in seiner Not komplett eingefroren war und bewegungslos nur auf den Boden oder in eine Ecke starren konnte. Ramses war es nun möglich wahrzunehmen, dass Tom wirklich da war. Zuvor hatte sein Herrchen immer wieder "ausgecheckt", wenn er selbst durch äußere Ereignisse getriggert worden war, vor allem immer dann, wenn Ramses geknibbelt hatte. Nun wird Tom in der Traumatherapie weiter daran arbeiten, so gut es geht in seinem Körper zu bleiben, um sein eigenes Leben zu genießen, aber auch um seinem Hund den nötigen Halt und eine sichere sowie stabile Bindung zu bieten. Der vorige Vertrag wurde im Rahmen der Aufstellung gelöst und durch einen neuen ersetzt, der wie folgt lauten könnte: "Ich bin für dich da! Wir beide gehen durch dick und dünn, lassen es uns gut gehen, genießen die gemeinsame Zeit und haben Spaß miteinander. Du, Ramses, darfst deinen Körper verlassen, wenn die Zeit gekommen ist, und brauchst keine Sorge zu haben, dass ich dann auch gehe. Ich bleibe noch ein Weilchen, während du in meinem Herzen immer einen Platz haben wirst."

Als wir uns eine Woche nach der Aufstellung erneut getroffen haben, erzählte Tom, dass Ramses nicht ein einziges Mal mehr geknibbelt habe. Selbst nicht, als er ihn beim Einkaufen im Auto gelassen hatte. Dies wäre vorher nicht denkbar gewesen. Für Ramses war es unerträglich, Tom nicht sehen zu können und möglicherweise zu verlieren. Wie Tom fühlte auch er sich ohnmächtig, wenn ihm der Halt fehlte.

Hier hatte sich offensichtlich etwas gelöst, und die Beziehung der beiden wird nun mit zunehmender Lebensfreude erfüllt, die dadurch in ihr Leben kommt, weil Tom seine unterdrückten Gefühle fühlen lernt und lebendiger wird.

Du siehst, dass manche Fälle so komplex sein können, dass sie über Gespräche kaum zu erfassen und nur schwer zu lösen sind. In dieser Aufstellung war es wichtig, dass die Verstrickung und Ramses' Not sichtbar werden konnten, Tom sowie Ramses ihre Gefühle wirklich "durchfühlen" und anschließend die Erleichterung wahrnehmen konnten. Dadurch kann der häufig über Jahre anhaltende Stress mehr und mehr nachlassen.

Stress lässt sich übrigens tatsächlich auch messen. Anhand der Herzratenvariabilität (HRV) kann ermittelt werden, ob der Abstand zwischen zwei Herzschlägen unterschiedlich oder eher gleichmäßig ist. Je unterschiedlicher die Abstände sind, umso höher ist die HRV und umso anpassungsfähiger sind wir in unterschiedlichen Situationen. Ist dies der Fall, ist der Parasympathikus der aktivere Part. Ist jedoch der Sympathikus eher aktiv, dann fällt die HRV niedriger aus. Bei einem solchen Ergebnis braucht es dann Maßnahmen, wie z. B. eine Traumatherapie, um den chronischen Stress aus dem Körper lösen zu können. Mehr dazu findest du im Kapitel "Deine Heldenreise" auf Seite 219 ff.

Fragst du dich jetzt vielleicht, was dir all die vielen Informationen bringen sollen, wenn doch deine traumatische Erfahrung schon Jahre zurückliegt? Die gute Nachricht ist, dass wir auch nach Jahren die innere Starre, in der wir uns immer noch befinden, durch eine Neubewertung der Situation auflösen und in einen regulierten Zustand zurückfinden können!

Dies ist mit einem Menschen möglich, dem wir vertrauen und der uns mit viel Einfühlungsvermögen bei der bisher fehlenden Regulation unseres Nervensystems unterstützt. Da wir häufig viele Jahre in diesem Zustand verbracht haben, brauchen wir entsprechend viel Sicherheit und Zeit, um uns wieder ganz entspannen zu können.

Kommen wir aber jetzt zu den Auswirkungen von Entwicklungstraumata, damit du mehr Verständnis und Mitgefühl für dich entwickeln kannst. Vielleicht wird in dir die Hoffnung auf Heilung aufkeimen, wenn du verstehst, warum du dich so fühlst, wie du dich fühlst.

Gehörst du eventuell zu den Menschen, die irgendwann entschieden haben, außer zu ihrem Hund keine Beziehung zu anderen Menschen mehr eingehen zu wollen? Dies könnte sich vielleicht doch noch einmal ändern, wenn du die Dynamiken verstehst, dich deiner Heilung zuwendest und zunehmend sicherer fühlst.

2. KAPITEL

AUSWIRKUNGEN VON ENTWICKLUNGSTRAUMATA

Entstehung von Entwicklungstraumata

In diesem Buch gehe ich insbesondere auf ein Entwicklungstrauma ein, welches tiefe Bindungsverletzungen nach sich ziehen kann. Diese Thematik hat in diesem Buch eine hohe Relevanz, denn meines Erachtens sind in unserer Zeit mindestens 90 % der Menschen betroffen und wissen es nicht einmal, denn der Begriff "Entwicklungstrauma" ist vielen kaum bekannt. Dass diese Tatsache auch eine Rolle in der Beziehung zu unseren Hunden spielt, ist daher nicht nur wahrscheinlich, sondern in meiner Praxis die Regel, von wenigen Ausnahmen abgesehen.

Ich bitte dich daher, dieses Kapitel aufmerksam zu lesen und dabei liebevoll auf dich selbst, aber auch auf deinen Hund zu schauen. Was hast du erlebt und was erlebt dein Hund im Zusammenleben mit dir?

Entwicklungstraumata entstehen nicht wie Schocktraumata durch ein einziges Ereignis, sondern durch wiederholte Verletzungen in der Kindheit über einen längeren Zeitraum hinweg, wie z. B. zu wenig Beachtung und das Nichterfüllen kindlicher Bedürfnisse. Vor allem Ablehnung, Vernachlässigung, Unterdrückung, Demütigung, Gewalt und sexueller Missbrauch hinterlassen tiefe Wunden in der Psyche eines Kindes. Gab es Komplikationen in der Schwangerschaft, während der Geburt oder sogar traumatische Erlebnisse aus vorigen Leben[4], so können auch sie einen Einfluss auf die Regulationsfähigkeit des Nervensystems nehmen.

Ein Neugeborenes kommt völlig hilflos zur Welt. Es braucht daher nicht nur eine lückenlose Rundumversorgung seiner körperlichen Bedürfnisse, sondern muss auch fühlen, dass es bei seiner Geburt herzlich willkommen geheißen und mit seinen Bedürfnissen gesehen wird, aber vor allem braucht es viel Liebe in Form von Zuwendungen wie sanftes Wiegen, Nähe und Ansprache. Auch wenn unser Körper glücklicherweise durch den Parasympathikus mit einer angeborenen Fähigkeit ausgestattet ist, sich selbst beruhigen und stabilisieren zu können, so ist das Nervensystem jedoch mit der Geburt noch unreif und nicht voll entwickelt. Dafür benötigen wir in den ersten Lebensjahren die liebevolle Zuwendung einer Bezugsperson, welche uns durch ihre eingestimmte Kommunikation und ihr Einfühlen reguliert, also beruhigt und auch stimuliert. Genau genommen reguliert ihr Nervensystem das unsere (Co-Regulation).

[4] s. a. Regressionstherapie bzw. Reinkarnationstherapie

Erhalten wir durch sie

- das Gefühl, herzlich willkommen und angenommen zu sein,
- genügend Aufmerksamkeit,
- Sicherheit und Geborgenheit durch Blickkontakt, Körperkontakt und sanftes Wiegen,
- Beruhigung durch Stimme, Mimik und Gestik,
- angemessene Reize, die uns nicht überfordern,
- genügend Ruhe zur Erholung und Verarbeitung der Reize,
- Vergnügen durch Lachen, Herumalbern und Spiel,

dann kann sich der ventrale Vagus voll ausbilden und unsere Persönlichkeit sowie unsere angelegten Fähigkeiten können sich entfalten.

Der Psychologe Laurence Heller[5] geht von fünf biologisch bedingten Kernbedürfnissen aus, die für unser körperliches und emotionales Wohlergehen entscheidend sind:

Das Bedürfnis nach

- Kontakt (Fähigkeit, in Berührung mit unserem Körper und unseren Emotionen zu sein/Kontakt zu anderen)
- Einstimmung (eigene Bedürfnisse erkennen und erfüllen),
- Vertrauen (Fähigkeit zu einem gesunden Vertrauen in andere),
- Autonomie (Fähigkeit, Grenzen zu setzen und seine Meinung zu sagen) und
- Liebe/Sexualität (ein offenes Herz für liebevolle Beziehungen und lebendige Sexualität).

[5] Buchquelle: Entwicklungstrauma heilen – Laurence Heller, Aline LaPierre

Werden diese Kernbedürfnisse durch einen eingestimmten Erwachsenen erfüllt, können wir lernen, sie wahrzunehmen und uns im Erwachsenenalter selbst um sie zu kümmern. Laurence Heller ist der Meinung, dass ein Mensch, der auf diese Kernbedürfnisse eingestimmt ist, mit seinen tiefsten Ressourcen und seiner Lebensessenz in Kontakt ist.

Leider hatten die wenigsten Menschen das Glück, so aufzuwachsen, weshalb die Fähigkeit, sichere Bindungen einzugehen, nachhaltig irritiert sein kann, obwohl sich diese Menschen so sehr danach sehnen.

Selbst dann, wenn Eltern ihre Kinder von ganzem Herzen lieben, können dennoch folgende Auslöser dazu geführt haben, dass ihr Kind sich nicht sicher fühlen konnte:

- Geburtskomplikationen
- frühe Trennung von der Mutter
- Krankenhausaufenthalt
- traumatisierte Eltern
- fehlende Zeit für das Kind
- mehrere Geschwister
- schreien lassen
- allein lassen
- sich lustig machen über die Ängste des Kindes
- hohe Erwartungen an das Kind, die es nicht erfüllen konnte,
- Gewalt (selbst erfahren oder gesehen)
- emotionaler Missbrauch
- sexueller Missbrauch
- u. v. m.

Von einem Kind wird jede einzelne der aufgeführten Verletzungen als angstauslösend bis lebensbedrohlich empfunden.

Solltest du betroffen sein und dich hier schon wiedererkennen, so atme einmal tief durch. Vielleicht kannst du sogar würdigen, wie stark du bist, dass du all das überstanden hast.

Und noch etwas:

Fällt dir bei der Auflistung vielleicht etwas auf? Könnte es sein, dass auch unsere Hunde im Zusammenleben mit uns ähnlichen Situationen ausgesetzt sind, deren Auswirkungen uns nicht einmal bewusst sind?

Wir Menschen kommen im Vergleich zu anderen Säugetieren viel zu früh und unreif auf die Welt und benötigen die Zuwendung durch unsere Eltern deutlich länger als andere Säugetiere. Als ich vor 30 Jahren einen Wurf mit fünf ausgesetzten Katzenbabys gepäppelt habe, war ich sehr überrascht, dass sie schon selbst das Katzenklo aufsuchten und feste Nahrung aufnehmen konnten. Sie waren erst vier Wochen alt! Ein Menschenkind ist mit vier Wochen noch längst nicht so weit, und auch unser Nervensystem ist dann noch nicht fertig ausgebildet. Wir sind daher über eine lange Zeit maximal hilfsbedürftig, können zu Anfang unser Köpfchen noch nicht selbst halten, nicht selbst essen, nicht selbst laufen und uns nicht selbst beruhigen.

Fühle dich einmal für einen Moment in ein zwei Wochen altes Baby ein. Bis vor kurzem war es noch im warmen Bauch der Mutter, wurde sanft geschaukelt, mit allem versorgt und hörte ihren Herzschlag und ihre Stimme. Nun liegt es allein in seinem Bettchen, hat Angst im Dunkeln und wimmert nach seiner Mama. Sie hört es nicht sofort, und das Baby beginnt zu schreien. Die

Mutter jedoch hat gelesen, dass man Babys nur alle vier Stunden hochnehmen und stillen darf. Ihre App hat auch noch kein Signal gesendet und sie entscheidet, nicht zu ihm zu gehen.

Kannst du dir die Not dieses kleinen Wesens vorstellen oder gar fühlen?

Lässt man ein Baby schreien, dann gibt es irgendwann innerlich auf und wird still. Diese Stille tritt jedoch nicht ein, weil das Kind "schlafen gelernt" hat, sondern weil es sich in seiner Not und Verzweiflung aufgegeben hat. Weil auf sein Rufen nicht geantwortet wurde, gerät es mit der Zeit in Todesangst und verfällt in einen schweren Schockzustand!

Erfüllt man nur die biologischen Grundbedürfnisse eines Kindes durch Nahrung und Schlaf, wird es nur schwer überleben können. Für ein Baby ist es überlebenswichtig, dass es auch emotional genährt wird.

Kleine Kinder wollen ihre Eltern nicht ärgern. Sie sind noch hilflos und daher bedürftig sowie abhängig von Erwachsenen, die ihnen Sicherheit und Zuwendung geben. Durch das Verhalten ihrer Bezugspersonen lernen Kinder, wie auf ihre Bedürfnisse reagiert wird, wenn sie Hilfe benötigen. Jede Zuwendung und die Liebe seiner Eltern sind für das Kind spürbar und prägend.

Erfährt es all dies nicht, entsteht im Kind eine tiefe Verunsicherung, mit der es noch nicht umgehen kann. Dadurch wird ein massiver Stress ausgelöst, denn das Kind fühlt sich hilflos sowie ohnmächtig und wird rebellieren oder dissoziieren müssen, weil es keine Verbindung mehr zu seiner Bezugsperson spürt und sich abgeschnitten fühlt.[6] Kommt dies häufiger vor, lernt es, dass es sich

[6] Um dies zu verdeutlichen, empfehle ich dir das Video vom 'Still-Face-Experiment' bei Youtube.

auf niemanden verlassen kann, und es fühlt sich mutterseelenallein auf dieser Welt. Um überleben zu können, wird es z. B. den hilflosen Versuch unternehmen, seine Bezugspersonen emotional zu balancieren, um die Wahrscheinlichkeit zu erhöhen, seine Bedürfnisse doch noch erfüllt zu bekommen. Dazu wird es sich unbewusst hintanstellen, anpassen, beschwichtigen, brav sein und alles tun, damit die Bezugsperson nicht ganz verloren geht. Daraus entwickelt es ein entsprechendes Selbstwert- und Beziehungskonzept, wie z. B. "Fawn Response", bei dem die Betroffenen es allen recht machen wollen und Schwierigkeiten haben, ein Nein auszusprechen.

Für eine Traumatisierung braucht es nicht zwingend ein einschneidendes Erlebnis. Kinder können schon dann tief verunsichert werden, wenn *über längere Zeit* ihre Eltern keine Zeit für sie haben, Spannungen innerhalb der Familie bestehen, das Kind überreizt wird oder die Erwartungen und den Druck seiner Eltern spürt.

Du hast bestimmt schon ein überreiztes Kind erlebt. Die Kleinen können sich Überforderungen noch nicht selbst entziehen. Obwohl sie hundemüde sind, schreien sie vor lauter Erschöpfung und sind nur schwer zu beruhigen.

Jedes Kind ist unterschiedlich, weshalb es so wichtig ist, individuell auf es einzugehen und genau auf seine Signale zu achten - wie bei deinem Hund und bei dir selbst auch.

Kinder, deren Eltern selbst gut reguliert sind, spüren, dass sie erwünscht und sicher aufgehoben sind. Durch die liebevolle Zuwendung ihrer Eltern können diese Kinder lernen, sich selbst gut zu regulieren, wenn sie einmal unsicher, traurig oder wütend sein sollten. Weil diese Kinder sich der Liebe ihrer Eltern sicher sein können und gut darauf vorbereitet werden, werden sie sich bei der Ankunft eines Geschwisterchens nicht zurückgesetzt fühlen, wenn ihre Bedürfnisse einmal nicht sofort erfüllt werden können.

Sind Eltern jedoch dauerhaft überfordert oder gar selbst traumatisiert, können sie ihren Kindern Liebe, Geborgenheit und Sicherheit nur eingeschränkt oder gar nicht bieten. Weil die betroffenen Eltern sich selbst nicht wahrnehmen können, werden ihre Kinder nur schwer eine Verbindung zu ihnen aufbauen können. Für die Kleinen ist dies besonders belastend, denn sie fühlen sich mehr oder weniger alleingelassen und dadurch völlig überfordert und verloren.

Kommen weitere Kinder in diese Familie, wird ihre sowieso schon instabile Verbindung zu den Eltern noch mehr gefährdet. "Du bist jetzt groß. Reiß dich zusammen", sind typische Sätze, die viele ältere Geschwister hören müssen. Die Eltern gehen fälschlicherweise davon aus, das ältere Kind sei quasi ein Selbstläufer, weil es im Vergleich zu einem Neugeborenen bereits selbstständiger erscheint. Natürlich ist es dies in gewisser Weise auch, aber die älteren Kinder erleben solche Worte leicht als Zurückweisung und können sich ungeliebt oder durch den Neuankömmling ersetzt fühlen. Dabei benötigen auch sie nach wie vor die Zuwendung ihrer Eltern. Das ältere Kind reagiert dann in seiner Not entweder eifersüchtig auf sein Geschwisterchen und kämpft um die Aufmerksamkeit seiner Eltern, z. B. durch Leistung, brav sein, Aggressivität, Mama stabilisieren und Papa gefallen, oder es zieht sich traurig zurück, wird still, nässt ein, kaut Fingernägel, wird krank oder will nicht mehr mit anderen Kindern spielen.

Wenn du in den letzten Absätzen "Kind" gegen "Hund" ersetzen würdest, was fällt dir möglicherweise in der Beziehung zu deinem Hund auf? Bist du ganz da? Nimmst du ihn wahr? Gehst du auf ihn ein? Würdest du sagen, dass dein Hund sich bei dir sicher aufgehoben fühlt und sich auf dich verlassen kann?

Wurden wir selbst traumatisiert und leiden unter den Folgen, so hat dies häufig auch Auswirkungen auf unsere Hunde, ohne dass es uns bewusst ist oder dass wir es beabsichtigen. Du wirst mit der Zeit aber deine eigenen Reaktionen und Verhaltensweisen mehr und mehr entschlüsseln und ändern können, so dass es euch beiden besser geht.

Die Folgen unsicherer Bindungserfahrungen

Haben Kinder durch eine fehlende oder instabile Bindung zu wenig Sicherheit erfahren, fällt es ihnen im Erwachsenenalter häufig schwer, sich auf Beziehungen zu anderen Menschen einzulassen. Dennoch lebt in ihnen immer noch der sehnliche Wunsch, endlich gewollt zu sein, endlich gesehen zu werden und endlich einen Menschen an ihrer Seite zu haben, der hoffentlich für immer bleibt und nie wieder weggeht. Die verletzten inneren Kinder hoffen und erwarten unbewusst, dass der andere ihren Schmerz lindert. Dafür sind sie bereit, alles zu tun, und sei es, sich selbst vollkommen aufzugeben, um die Bedürfnisse des anderen zu erfüllen, damit er bleibt. Sie agieren dabei mit denselben Mustern, die sie auch schon in ihrer Kindheit eingesetzt haben.

Dies können natürlich die wenigsten selbst erkennen, weshalb dieses Muster mit jedem Partner erneut aktiviert werden kann. Nicht selten enden dann ihre Liebesbeziehungen immer wieder aus demselben Grund, denn die kindlichen Erwartungen können und sollten von einem Partner nicht erfüllt werden.

In einer Liebesbeziehung begegnen sich im Idealfall zwei Erwachsene. In der Realität jedoch begegnen sich meist zwei Erwachsene und zwei verletzte Kinder, was häufig der Nährboden für scheinbar unüberbrückbare Schwierigkeiten ist. Ja, auch in Liebesbeziehungen berühren wir gegenseitig unsere Wunden. Die Frage ist nur, wie wir dann damit umgehen. Partnerschaft kann, so beide sich ihrer Verletzungen bewusst und dazu bereit sind, zu einem wunderschönen Feld der Heilung werden, in dem die Partner sich selbst und einander wirklich kennenlernen, ihre Muster entschlüsseln, aneinander reifen und sich wahrhaftig begegnen.

Nicht wenige Menschen entscheiden sich nach den negativen Beziehungserfahrungen aus ihrer Kindheit und aus ihren Partnerschaften dazu, den fehlenden Partner oder die fehlende Familie durch Tiere zu ersetzen. Sie kümmern sich liebevoll um sie und geben ihnen nicht selten das, was ihnen selbst als Kind gefehlt hat. Unbewusst wünschen sie sich im Gegenzug, dass ihr Seelenhund das unerträgliche Vakuum in ihrem Inneren füllt, und ich habe mich einmal gefragt, ob die Anzahl der beherbergten Tiere einen Zusammenhang mit der Schwere der Traumatisierung ihrer Menschen zu tun haben könnte. Durch ihren Hund erleben Betroffene häufig zum allerersten Mal, wie es sich anfühlt, bedingungslos geliebt zu werden, und das kann sehr heilsam sein.

Aber so sehr diese Entscheidung vielleicht nach einer Lösung aussehen mag, auch ihr Hund wird sie spiegeln. Unbewusst ziehen wir alle nämlich immer die Menschen und Tiere in unser Leben, die uns bei unserer Entwicklung weiterhelfen, denn alles Natürliche möchte in Richtung Heilung und Vollkommenheit streben.

Der Vorteil an einer Beziehung zu einem Hund ist nur, dass sie meist sicherer ist, denn er wird seinen Menschen nicht einfach verlassen (können) wie zuvor vielleicht die Eltern oder Beziehungspartner. Seine Spiegelungen können aber ebenso heftig ausfallen und äußerst schmerzhaft sein, denn schmerzvolle Erinnerungen werden auch durch den Hund aus der Verdrängung an die Oberfläche kommen und in der Folge fälschlicherweise reflexartig häufig erst einmal ihm ‘in die Schuhe geschoben’.

Möglicherweise wird dies dem betroffenen Menschen während der gemeinsamen Zeit mit seinem Hund bewusst und er erkennt darüber sein eigenes inneres Leid. Dann kann er sich um seine eigenen Wunden kümmern. Tut er dies nicht, weil er sie vielleicht nicht erkennen kann, wird die Spiegelung vermutlich noch deutlicher ausfallen. Kommt ohne Klärung dieser Verletzungen noch eine weitere Herausforderung, wie z. B. ein zweiter Hund hinzu, dann kann sich die Dynamik noch weiter erhöhen, wenn der erste Hund aggressiv auf den Neuzugang reagiert oder sich zurückzieht. Das verdrängte Geschwisterthema (oder ein völlig anderes) kommt dadurch an die Oberfläche. Der traumatisierte Mensch durchlebt, ausgelöst durch das Verhalten seines Hundes, dann möglicherweise noch einmal seine unangenehmen Gefühle aus der Kindheit.

▪ Beispiel: Ina mit Moon & Gina

Ina liebt ihre Hündin Moon von ganzem Herzen und das beruht auf Gegenseitigkeit. Die beiden sind unzertrennlich. Eines Tages hat Ina den Impuls, eine zweite Hündin aufzunehmen, und bittet mich, Moon über die Tierkommunikation zu befragen, was sie davon hält. Moon zeigt sich wenig begeistert.

Dennoch folgt Ina ihrem Bauchgefühl und adoptiert wenige Wochen später die kleine Gina. Wie zu erwarten war, reagiert Moon mit Abwehr und zieht sich von Ina zurück. Ina ist erschüttert und macht sich große Vorwürfe. Sie überlegt sogar, Gina wieder zu ihrer Mutter zurückzubringen, was ihr sehr schwerfallen würde. Dann aber erinnert sie sich daran, dass sie selbst die ersten Jahre ihres Lebens ein Einzelkind war. Weil ihre Eltern ganztags berufstätig waren, gaben sie Ina mit wenigen Wochen in die Betreuung. In der knappen Zeit, die sie am Nachmittag miteinander hatten, genoss die Kleine die volle Aufmerksamkeit ihrer Eltern.

Als Ina 10 Jahre alt war, wurde ihre Mutter erneut schwanger und brachte ihre Schwester zur Welt. Das Neugeborene forderte verständlicherweise die gesamte Aufmerksamkeit seiner Eltern. Für Ina blieb daher weniger Zuwendung übrig.

Ina erinnert sich in unserer Sitzung daran, wie sie sich damals gefühlt hat – nämlich abserviert, wie sie selbst sagt. An den Schmerz der damals empfundenen Zurückweisung wird sie durch Moons Rückzug nicht nur erinnert, sondern auch ihre verdrängten Gefühle aus ihrer Kindheit holen sie nun ein. Das ist alles andere als angenehm und dennoch heilsam, denn nun kann sie erkennen, wie einsam sie sich gefühlt hat und was sie gebraucht hätte. Dadurch entwickelt sie ein tiefes Verständnis für ihr inneres Kind und lernt nun in den nächsten Monaten, liebevoll für sich zu sorgen.

Weil sie verhindern möchte, dass Moon sich zurückgesetzt fühlt, gibt Ina nicht nur sich selbst, sondern auch ihrer Ersthündin heute das, was sie damals so dringend gebraucht hätte, und behandelt sie daher bevorzugt. Schließlich war sie zuerst da und hat die älteren Rechte. Die kleine Gina kennt das Leben als Einzelhund nicht, weil sie direkt von ihrer Mutter und ihren Geschwistern bei Ina eingezogen ist, und fügt sich daher auf dem Platz des Zweithundes ganz entspannt ein, während sie gleichermaßen geliebt wird. Moon kommt dadurch zunehmend wieder aus ihrem Rückzug hervor und kann sich der Bindung zu Ina wieder sicher sein.

Etwas mehr Sicherheit hätte auch die kleine Ina von ihren Eltern gebraucht. Heute kann sie durch die Herausforderungen mit Moon erkennen, dass ihre Eltern durch die Geburt der Schwester wirklich sehr eingenommen gewesen sein müssen und der Zeitmangel nichts mit der Liebe zu ihr zu tun gehabt hat. Als kleines Mädchen jedoch fühlte sie sich alleingelassen. Das Mitgefühl, das sie ab heute für sich selbst aufbringt, kann die alten Wunden heilen lassen.

Als Ina meine Zusammenfassung ihrer Geschichte auf sich wirken lässt, sagt sie: "Es bringt die Erlebnisse auf den Punkt. Sie waren immer da, aber scheinbar unterdrückt. Mit der Reaktion von Moon platzte die mühsam zusammengehaltene Naht komplett auf. Das aufzuarbeiten ist sehr anstrengend und immer wieder kommen neue Herausforderungen, die unter der gewonnenen Sichtweise erneut bearbeitet werden wollen."

Eltern können dauerhaft überfordert sein, weil sie selbst oder eines ihrer Kinder vielleicht krank sind, sie ganztags arbeiten oder ein Elternteil die Kinder allein großziehen muss. Ist außerdem ihr eigenes Nervensystem nicht gut reguliert, kann die Bezugsperson nicht adäquat auf ein Kind eingehen, selbst wenn sie es wollte. Ein Kind kann jedoch nicht erkennen, dass die Mutter, der Vater oder andere Menschen, die sich um es kümmern, nicht wegen ihm angespannt sind, und es bezieht jede Mimik, jede Geste, jedes Wort und jede Handlung auf sich. Dieses Kind wird dann zwar vielleicht das Bedürfnis nach Nähe verspüren oder möchte einen Wunsch äußern, hat aber gleichzeitig Angst davor, erneut abgelehnt zu werden, und es wird seine Bedürfnisse unterdrücken. All dies kann zu einer Störung der Verbindung zwischen Bezugspersonen und Kind führen. Erhält ein Kind nicht die nötige Zuwendung und werden seine Bedürfnisse nicht erfüllt, wird es verunsichert und dadurch nur schwer ein gesundes Selbstwertgefühl entwickeln können.

Du erkennst sicher immer mehr, wie zart und sensibel kleine Kinder sind. Es ist daher kaum vorstellbar, dass nicht jeder von uns in irgendeiner Form eine kleine oder große Irritation in seiner frühen Kindheit erlebt hat, die unsere Hunde uns nun spiegeln können.

Durch z. B. einen Krankenhausaufenthalt mit vier Jahren hatte ich die Befürchtung entwickelt, dass nicht immer jemand für mich da sein und es unangenehme Folgen haben könnte, wenn ich um Hilfe bitten würde. Ich war nach dem Sturz von einem Klettergerüst mit Verdacht auf Schädelbasisbruch umgehend in ein Krankenhaus eingeliefert worden. Dort musste ich eine Woche in einem Mehrbettzimmer mit anderen Kindern alleine zurückbleiben und war kaum zu beruhigen, denn ich war außer mir vor Angst und vor Schmerzen. Um gesund zu werden, durfte ich mich jedoch nicht bewegen und sollte flach liegen bleiben. Daran habe mich dann auch brav gehalten, weil ich mit ansehen musste, wie ein anderes Kind, das an der Wand gegenüber von mir lag und mehrfach täglich ausflippte, immer wieder von den Schwestern überwältigt und an seinem Bett festgeschnallt wurde. Wahrscheinlich gab es Gründe dafür, wie z. B. dass das Kind sich dadurch nicht selbst verletzen konnte. All das konnte ich mit vier Jahren jedoch nicht wissen, und ich hatte große Angst, dass mich so etwas auch erwarten könnte, wenn ich nicht liegen bleiben oder mich bemerkbar machen würde. Daher äußerte ich meine Bedürfnisse nicht mehr in vollem Umfang. Die Entscheidung, nicht mehr um Hilfe zu bitten und zu sagen, was ich brauchte oder wünschte, reichte bis ins Erwachsenenalter hinein. Zunächst war diese Option für mich nicht einmal mehr präsent. Als mir dies irgendwann bewusst wurde, war aber die Angst, erneut übersehen oder abgewiesen zu werden, so groß, dass ich es zunächst lieber noch unterließ, um etwas zu bitten. Es dauerte lange, bis ich vorsichtig neue Versuche in diese Richtung unternahm. Daran können wir sehen, welch nachhaltige Wirkung solche und ähnliche Ereignisse auf ein Kind haben können, während ein Erwachsener dieselbe Situation vielleicht als völlig harmlos einschätzen würde. Natürlich nahm sich einer unserer Hunde, unser Retriever Linus, dieses Themas an und spiegelte meine Angst. Er brachte mich immer wieder in wirklich peinliche Situationen, denn dieser Hund hielt es nicht für nötig, um etwas zu bitten oder zu fragen, sondern nahm sich einfach, was er wollte!

So überfiel er schon als Welpe eine Menschengruppe, die am Rhein ein Picknick genoss, und räumte ihren Grill ab. Nach diesem Erfolgserlebnis wurde das Aufspüren geselliger Runden zu seiner Passion und er hielt ständig Ausschau nach weiteren Opfern. Meist konnte ich ihn im letzten Moment noch von einem Raubzug abhalten. Weil er nicht nur raffiniert, sondern auch blitzschnell war, folgte dennoch ein weiterer Überfall, bei dem er die Holzspieße vom Grill schnappte, zerbiss und das noch heiße Fleisch verschlang. Der Tierarzt musste kontaktiert werden, gab aber Entwarnung und da Linus ganz offensichtlich einen Magen aus Titan zu haben schien, blieb er glücklicherweise unversehrt. Zu dieser Zeit hätte ich eigentlich immer genügend Geld für Schadensersatzzahlungen dabeihaben müssen, denn Linus brach auch völlig ungeniert in Nachbarhäuser ein und fraß die Näpfe der dort lebenden Katzen leer, die sich vor Scheck auf die Schränke retteten, oder klaute den Kuchen vom Tisch einer anderen Nachbarin. Glücklicherweise war ihm niemand böse, weil er gleichermaßen charmant wie dreist war. Seine Dreistigkeit war so unfassbar übertrieben dreist, dass wir alle, auch die Beraubten, in unserer Fassungslosigkeit in Gelächter ausbrechen mussten. Niemand von uns hätte sich so etwas getraut.

Sein Verhalten war so offensichtlich, dass ich die darin enthaltene Lektion nicht übersehen konnte. Allerdings gefiel Linus durchaus auch die Tatsache, dass er bei seinen Raubzügen mit Leckereien "belohnt" wurde, auch wenn diese nicht freiwillig herausgegeben worden waren. Seine Spiegelung machte ihm offensichtlich große Freude. Diesen Hund quälte zu meinem Erstaunen auch nicht ansatzweise die Angst, nicht geliebt, abgelehnt oder gar ausgestoßen zu werden, was ich äußerst bemerkenswert fand.

Auch empfand ich trotz der unfassbar peinlichen Situationen, in die er mich brachte, eine gewisse Bewunderung für sein nicht zu erschütterndes Selbstbewusstsein. Seine Überzeugung, dass er sich einfach alles nehmen konnte, was er haben wollte, ließ mich immer wieder schmunzeln und rückte dieses Thema für mich in ein vollkommen neues Licht, das ich nun mit mehr Leichtigkeit und Humor angehen konnte.

Das Leben ist ein gnadenlos ehrlicher Spiegel für uns, was wirklich nicht immer angenehm ist. Wenn wir nicht selbst in den Spiegel schauen möchten, dann konfrontieren uns unsere Mitmenschen, scheinbare Zufälle und unsere Hunde mithilfe der ihnen zur Verfügung stehenden Mittel mit unseren verdrängten Gefühlen.

Ist ein Hund aggressiv, so kann er z. B. die nicht gelebte Aggression oder die Angst seines Menschen spiegeln. Hat ein Hund eine Erkrankung, so ist es auch immer interessant zu klären, wie es um die Gesundheit seines Menschen steht oder was die Krankheit des Hundes bei seinem Menschen auslöst. So berichtete ich einmal einer Kundin von dem mentalen Gespräch mit ihrer Hündin und zählte die diversen körperlichen Symptome auf, die diese mir gezeigt hatte. Meine Kundin wurde ganz still am Telefon und sagte dann: "Das kann nicht sein! All das habe ich auch!"

Verdrängung ist im akuten Fall der Überforderung vielleicht eine gute Strategie, wenn wir uns später den damit verbundenen Gefühlen mit Achtsamkeit und viel Zeit nähern. Aber auf Dauer ist sie keine Lösung, denn sie erzeugt einen enormen Druck im Inneren, den wir dann über Jahre versuchen zu halten. Irgendwann aber wird der Druck in uns und auch in unseren Hunden so unerträglich, dass er sich in Form von psychischen oder physischen Symptomen ausdrücken muss. Dieser Druck kann erst nachlassen, wenn wir lernen, wie wir mit den verdrängten Gefühlen umgehen, sie fühlen und die mit ihnen abgespaltenen Anteile wieder integrieren.

Wir haben ja bereits über die Kindheit gesprochen. Vielleicht ist dir aufgefallen, dass ich dich in kleinen Schleifen immer näher an dieses Thema heranführe und zwischendurch kleine Pausen einlege, in denen ich dir anhand von Beispielen die Inhalte leichter verständlich machen möchte. Immer wieder nehme ich den Faden aus der letzten Schleife auf und knüpfe dort mit der Vertiefung an. Dies mag sich für dich jeweils wie eine Wiederholung anfühlen, aber du wirst mit der Zeit feststellen, dass du darüber das komplexe Thema besser verstehen und leichter an dich heranlassen kannst. Wenn wir uns mit dem Thema Trauma befassen, können wir nämlich sehr leicht getriggert werden. Dies möchte ich mit einer achtsamen Dosierung verhindern, weil mir wichtig ist, dass du entspannt weiterlesen und die Inhalte wirklich aufnehmen kannst.

Wir werden uns jetzt dem Thema "Bindung" nähern, damit du deine eigenen Themen und die deines Hundes noch ein wenig besser entschlüsseln kannst. Selbstregulation und Bindungsfähigkeit erlernen wir in den ersten Lebensjahren durch die liebevolle Zuwendung mindestens eines Erwachsenen. Erhalten wir diese nicht, werden wir uns wahrscheinlich niemals wirklich sicher fühlen und können auch kein Gefühl für unsere eigenen Bedürfnisse entwickeln. In der Folge müssen wir sie unterdrücken, weil nicht auf sie reagiert und eingegangen wurde. Kommen noch seelische und/oder körperliche Verletzungen hinzu, werden wir tief verunsichert und befinden uns dauerhaft im Überlebensmodus.

Bindungsstörungen

Folgende Bindungsstörungen können sich aus der tiefen Verunsicherung ergeben:

- unsicher vermeidend (unsicher im Kontakt mit anderen durch nicht zuverlässige Bindung)
- unsicher ambivalent (Nähe-Distanz-Konflikt),
- desorganisiert (traumatische Bindungserfahrungen),

Einem betroffenen Kind wird nichts anderes übrig bleiben, als die inneren Gefühle abzuspalten und sich in sein Schicksal zu fügen. Um emotional überleben zu können, wird es alles daransetzen, um wenigstens irgendeinen Kontakt zu den Eltern halten zu können, selbst wenn dieser nicht angenehm oder gar verletzend ist.

Mit dem Abspalten seiner Gefühle wird jedoch auch die Verbindung des Kindes zu sich selbst und zu seiner Lebensenergie abgetrennt. Aus seiner Hilflosigkeit heraus wird es wahrscheinlich sehr still, aggressiv, hyperaktiv oder krank, während unbeschwerte Kinder lebendig, kreativ und spontan sind, neugierig ihre Welt erkunden und offen auf andere zugehen können.

Vielleicht fallen dir in diesem Zusammenhang auch Hunde ein, die von ihren Menschen schlecht behandelt werden, aber dennoch freundlich bleiben und immer wieder deren Nähe suchen. Ihnen ist deutlich anzusehen, wie sehr sie leiden. Findet ein solcher Hund den Weg zu Tierschützern, werden die tiefen Verletzungen in vollem Umfang sichtbar, wenn sie sich in gewissen Situationen unterwürfig oder plötzlich aggressiv zeigen. Sie leiden genau wie wir und benötigen daher entsprechend viel liebevolle Nachsorge und den langsamen Aufbau einer sicheren Bindung zu anderen Hunden und ihrem Menschen.

Das Mitgefühl für einen Hund, der Schlimmes erleben musste, treibt aus Mitgefühl vielen Menschen die Tränen in die Augen. Oder wird vielleicht auch ihre eigene Wunde berührt? An die frühe Zeit in ihrem Leben, in der mögliche Verunsicherungen stattgefunden haben, können sich die meisten nicht mehr erinnern. Auf einer tieferen Ebene gehen sie aber dennoch mit dem Leid anderer in Resonanz. Viele Betroffene leiden bis heute und ahnen nicht, was alles in ihnen schlummert und vielleicht noch erlöst werden möchte. Verdrängung ist zunächst ein natürlicher Schutzmechanismus unseres Organismus, um nicht von unerträglichen Gefühlen überwältigt zu werden. Kommen sie durch z. B. Mitgefühl an die Oberfläche, kann es sehr hilfreich sein, ihren eigentlichen Ursprung auszumachen.

Studien belegen, dass Traumata nicht nur psychische, sondern auch physiologische Spuren hinterlassen und z. B. das Gehirn verändern. Unser Gehirn sammelt bereits während der Schwangerschaft und in den folgenden Jahren Informationen und bildet aus allen gesammelten Erfahrungen entsprechende Reaktionsmuster. Übrigens ist auch dies bei unseren Hunden nicht anders! Haben sich durch traumatische Erfahrungen entsprechende Muster schon sehr früh gebildet, können Betroffene häufig nicht einmal wahrnehmen, dass sie übererregt und unsicher sind, obwohl ihr Nervensystem gespannt ist wie eine Gitarrensaite. Weil sie einen entspannten Zustand niemals erlebt haben, ist ihnen jedoch die hohe Spannung nicht bewusst, mit der sie schon so viele Jahre leben. Je länger und tiefer sich ein solches Muster eingeprägt hat, umso unbewusster reagieren Betroffene in verschiedenen Situationen und können sich daher nicht vorstellen, dass ihnen auch andere Möglichkeiten zur Verfügung stehen.

Verständlicherweise können sich Traumatisierte nach all dem, was sie erlebt haben, häufig sehr allein, unverstanden und fremd in dieser Welt fühlen. Um das verändern zu können, müssten sie sich vertrauensvoll auf andere einlassen, aber genau davor haben sie Angst, weil sie nicht erneut verletzt werden möchten. Einige gehen daher lieber gar keine und andere wenigstens eine innige Beziehung zu einem Hund ein, denn die erscheint sicherer. Er gibt ihnen das Gefühl, liebenswert zu sein und gebraucht zu werden. Ihr Hund begrüßt sie jeden Morgen aufs Neue freudig mit einem Schwanzwedeln, als würde er sie zum ersten Mal sehen. Ihr Leben bekommt durch seine Anwesenheit einen Sinn, und das ist gut so.

Was zu beachten ist, damit es Hunden in der Beziehung zu ihren Menschen gut gehen kann, erfährst du im nächsten Kapitel. Mir ist wichtig, dass du zunächst erst einmal die Vorgänge in dir verstehen kannst.

Menschen mit traumatischen Erfahrungen finden sich in ständig wechselnden Phasen von Übererregung und Erschöpfung wieder, weshalb sie sich häufig wie die Kugel in einem Flipperautomaten fühlen, nämlich fremdgesteuert.

Wie du inzwischen weißt, sind wir mit unserem Radarsystem ausgestattet, das frühzeitig mögliche Bedrohungen erkennt und Alarm schlägt. Automatisch scannt dieser sechste Sinn, wie Steven Porges diese Funktion definiert, permanent unsere Umgebung, unser Gegenüber und unsere inneren Abläufe (Neurozeption).

Nach Traumatisierungen reagiert ein solches Radar hochempfindlich und kann daher im Alltag auch in Momenten Alarm schlagen, die eigentlich ungefährlich sind. Du erinnerst vielleicht noch die Situation mit dem Aftershave? Dies macht deutlich, dass Gefahr immer subjektiv wahrgenommen wird. Mit jedem ausgelösten Alarm sammelt sich im Laufe der Zeit die für Flucht oder Kampf bereitgestellte Energie im Körper und führt zu einer immer weiter ansteigenden Anspannung, wenn sie nie ausagiert wird. Unser Körper reagiert dann ähnlich wie ein Dampfkochtopf, in dem der Druck immer weiter zunimmt, weil die Herdplatte nicht abgestellt und das Ventil nicht geöffnet wird.

Betroffene reagieren dann leicht gereizt, regen sich schnell auf oder finden andere Wege, um ihren unerträglichen Druck ein wenig abzulassen. Führt der wiederholte (Fehl-)Alarm, der z. B. von ihrem Hund ausgelöst wird, immer wieder zu einem Gefühl der Überwältigung, explodieren sie jedes Mal aufs Neue und halten verständlicherweise ihr Gegenüber für denjenigen, der sie überfordert. Ihnen ist nicht bewusst, dass sie einer Projektion aufsitzen. Das Problem dabei ist, dass sich die Empfindungen in der jeweiligen Situation real anfühlen. Aber die Kopplung zwischen dem alten Gefühl und dem Auslöser heute ist falsch verknüpft. Ihr Gegenüber hat quasi nur den Knopf berührt, ihn aber nicht installiert.

So kann es im Zusammenleben mit unseren Hunden vorkommen, dass der Hund den inneren Druck seines Menschen spürt und vielleicht entweder ausflippt, weil er ihn nicht mehr aushält, oder die Ladung für ihn nach außen kanalisiert. In beiden Fällen wird der Grund für das Verhalten des Hundes jedoch selten beim Halter gesucht.

Beispiel einer Klientin mit ihrem gereizten Hund

“Ich habe gerade das Gefühl, alles wächst mir über den Kopf. Mein Hund reagiert nur noch gereizt auf andere Hunde und macht, was er will, aber nicht, was er soll. Mich stresst gerade alles und ich habe das Gefühl, abhauen zu wollen. Meine Nerven liegen blank und mein Körper entwickelt immer neue Symptome. Wann hört das endlich auf?”

Ihrem Text ist zu entnehmen, dass meine Klientin sich überfordert fühlt und Fluchtgedanken hat. Offensichtlich ist sie sympathisch aktiviert, wenn nicht schon der dorsale Vagus übernommen hat, der sie erstarren lässt.

Wir kennen uns bereits durch mehrere Tierkommunikationen. Daher weiß ich, dass ihre Sorge, nicht gut genug für ihren Hund sein zu können, sie immer wieder erneut triggert. Sobald dieser krank wird, sich auffällig verhält oder wie in diesem Fall gereizt auf andere Hunde reagiert und scheinbar nicht mehr zu kontrollieren ist, verliert sie die Fassung.

Mein Gefühl im anschließenden Kontakt zu ihrem Hund war, dass er ihre inneren Spannungen spiegelte und ihren angestauten Druck nach außen ausagierte. Er ist glücklicherweise eine Frohnatur und gab mir zu verstehen, dass er ansonsten rundherum glücklich wäre und sich freuen würde, wenn sie sich entspannen könnte. Im Grunde spiegelte dieser Hund ihr mit seinem Verhalten das, was sein Frauchen unterdrücken musste, aber nicht ausleben konnte.

Aufgrund ihrer Geschichte kann meine Klientin sich jedoch nicht “mal eben so” entspannen oder ausflippen. Als Kind musste sie sich anpassen, immer perfekte Leistungen abliefern und war ihren Eltern dennoch nie gut genug, egal, wie sehr sie sich auch bemüht hat. Weder wurde sie wirklich gesehen noch durfte sie ihre Gefühle ausdrücken, stattdessen sollte sie quasi möglichst unauffällig sein und gut funktionieren. Eine Rebellion hätte unangenehme Folgen haben und auch die Bindung zu den Eltern gefährden können - und diese Angst hat sie heute noch, wenn ihr etwas zu viel wird. Man kann nur erahnen, wie viel Ladung sich in ihr angestaut haben musste, die nun ihr Hund ausagierte. Wird einem Kind in seiner frühen Zeit das Gefühl vermittelt, nicht gut genug zu sein, fühlt es sich minderwertig. Es hofft daher inständig, dass andere Menschen seinen Makel nicht bemerken, und lebt auch als Erwachsener ständig in der Angst, nicht auszureichen und erneut abgelehnt zu werden. Auszuflippen würde die Angst zusätzlich anfachen.

Aus diesem Reaktionsmuster - 1. etwas (in dem Fall der Hund) läuft scheinbar aus dem Ruder, 2. "Alarm, das darf nicht sein!" und 3. "Ich bin nicht gut genug" - konnte meine Klientin bisher allein nicht herausfinden. Wären bei einer Explosion die angestauten Gefühle an die Oberfläche gekommen, hätte sie sie möglicherweise nicht selbst regulieren können und wäre von ihnen überwältigt worden. Vollumfänglich zu fühlen, was sie als Kind aushalten musste, hätte sie völlig destabilisieren können.

In der Therapie kann sie dem in der Kindheit vermittelten Gefühl, nicht gut genug zu sein, in einem geschützten Raum mit Unterstützung begegnen. Die daran geknüpften und verdrängten Gefühle, nämlich Trauer, Wut und Scham, kann sie dann achtsam und gut dosiert an die Oberfläche kommen lassen und durchfühlen.

Weil ihr dauerhaft im Einsatz befindliches Radar niemals pausieren kann, sind traumatisierte Menschen häufig gleichermaßen überreizt wie erschöpft. Kommt zu der schon vorhandenen, hohen Anspannung noch etwas hinzu, wie der Kontrollverlust meiner Klientin über ihren Hund, fühlen sie sich schnell überfordert. Auch ihr Körper kann die enorme Ladung irgendwann nicht mehr kompensieren und reagiert mit diversen Symptomen, wie z. B. Schmerzen, Übelkeit, Nervosität, Reizbarkeit, Schreckhaftigkeit, Depressionen und Erschöpfung.

So schlimm und anstrengend dies auch ist, es gibt auch eine gute Nachricht: Durch die vielen Jahre des unfreiwilligen Trainings ihres Frühwarnsystems (Radar) können sich feinste Wahrnehmungskanäle ausprägen, mit denen alle Menschen geboren werden und die für sie sehr hilfreich sein können. Über diese Wahrnehmungskanäle können sich Hellsichtigkeit, Hellfühligkeit und Hellhörigkeit entwickeln, wodurch sie das Wesen von Menschen und Tieren sowie Ereignissen bereits erfassen können, ohne dass sie sich in ihrer Nähe befinden oder schon eingetreten sind.

Alles hat immer zwei Seiten, auch wenn wir sie nicht sofort erkennen können. Sind wir erwachsen, können wir uns um unsere psychischen Verletzungen kümmern und die Hellsinne bewusst einsetzen.

Natürlich braucht es nicht zwingend eine Traumatisierung, damit sich diese Fähigkeiten entfalten können. Bei manchen Menschen sind sie bereits mit ihrer Geburt voll ausgeprägt, andere können sie durch bewusstes Wahrnehmungstraining wieder aktivieren und schärfen.

Bindungsmuster

Kommen wir nun aber wieder zurück zu den Bindungsverletzungen:

Bleiben unsere frühen Verletzungen ohne Nachsorge, können laut Laurence Heller[7] folgende Bindungsmuster entstehen:

- Vermeiden von Nähe,
- dem Partner keine sichere Bindung vermitteln,
- Stress mit Sexualität,
- Ausstrahlen einer Ambivalenz von Nähe und Distanz.

[7] Buchempfehlung: Entwicklungstrauma heilen von Larry Heller, Aline LaPierre

So sehr sie sich auch Nähe wünschen, für traumatisierte Menschen kann sie sich äußerst gefährlich anfühlen. Weil sie sich selbst meist nur schwer abgrenzen und schützen können, rechnen Betroffene zu jeder Zeit mit ähnlich überwältigenden Situationen, wie sie sie früher schon einmal erlebt haben. Lassen sie diese Nähe dennoch zu und überschreiten damit ihre eigenen Grenzen, befinden sie sich gefühlt in einer Gefahrenzone und die Gefühle, die sie vorher verdrängen mussten, können auch dann an die Oberfläche kommen. Sie sind daher immer hin- und hergerissen zwischen Nähe und Distanz.

Reagiert ihr Hund auf diese Ängste, kann es sein, dass er alles daransetzt, niemanden an seinen Menschen heranzulassen.

Verstehen Traumatisierte diese Dynamik aber, können sie versuchen, mit ihrem Partner über ihre Ängste zu sprechen, und sie können diesen bitten, mit ihnen gemeinsam ihre Grenzen achtsam zu erkunden. Vermittelt der Partner glaubhaft, dass er diese Grenzen wahrnimmt und achtet, und können Traumatisierte dies im Miteinander wirklich erleben, dann kann etwas in ihnen heilen, wodurch sie ihn nach und nach näherkommen lassen können.

Weil ein traumatisierter Mensch sich ohne ein einfühlsames Gegenüber meist nirgendwo und mit niemandem wirklich sicher fühlen kann, wird sein Nervensystem das Radar rund um die Uhr auf Empfang schalten, um die Umwelt auf mögliche Bedrohungen zu scannen und erneute Verletzungen frühzeitig verhindern zu können. Viele halten sich daher irgendwann am liebsten nur noch in ihrem sicheren Zuhause auf, wünschen sich aber dennoch Kontakt zu anderen Menschen. Begegnet ihnen aber wieder jemand, der sie z. B. nicht verstehen kann oder Kritik äußert, rasten sie aus oder kollabieren innerlich und geben irgendwann resigniert auf.

Wenn man sich nicht sicher fühlen kann und dadurch anhaltend überreizt ist, lösen zusätzliche Anforderungen, wie z. B. eine Reise, eine Operation des Hundes, ein Gespräch mit dem Chef oder eine Geburtstagsfeier, bereits im Vorfeld immensen Stress aus. Die Gedanken kreisen nur noch um dieses Ereignis, und die damit verbundenen Ängste sprengen mehrfach täglich das Toleranzfenster. Viele Menschen verstehen sich dann selbst nicht, weil sie sehen, wie andere ganz gelassen mit denselben Situationen umgehen.

Auf die Anspannung der Betroffenen können andere Menschen genervt oder gereizt reagieren. Für sie ist es nicht immer nachvollziehbar, warum jemand genau wissen möchte, wie lange eine Veranstaltung dauert, wo genau man sich trifft, wer noch alles dabei sein wird und was es zu essen geben wird.

Der Wunsch, einen gewissen Überblick zu haben, wird auch auf dem Heilungsweg wahrscheinlich immer noch ein wenig bestehen bleiben. Wenn die Betroffenen aber Verständnis für sich selbst entwickeln, können sie klar erkennen und entscheiden, was sie sich zumuten können und möchten, um nicht überfordert zu werden.

Für deinen Hund wirst du seine Bedürfnisse wahrscheinlich einfacher formulieren können, denn für andere fällt uns dies meist leichter. Dadurch hast du es schon geübt oder kannst es üben, indem du z. B. dafür sorgst, dass er sich sicher fühlt und nicht von einem anderen Hund bedrängt wird.

Vielleicht kannst und magst du diese Fürsorge auch vermehrt für dich in Situationen anwenden, in denen du bereits fühlen kannst, was dir guttun würde. Du bist liebenswert und hast es verdient, dass du gesehen wirst, nur können andere nicht in jedem Moment so auf dich eingehen, wie sie es vielleicht gerne tun würden.

Sollte ein Mensch gar nicht auf dich eingehen, kann es möglicherweise sein, dass er entweder deinen Wunsch nicht verstehen kann, aufgrund seiner eigenen Thematik keine Kapazitäten dafür hat oder es andere Gründe dafür gibt, die nichts mit dir zu tun haben müssen.

Und andere unangenehme Gefühle

▪ Die Scham

Menschen, die z. B. spüren, dass sie sich nicht so leicht auf andere einlassen können, empfinden häufig eine tiefe Scham. Auf das Thema *Scham* bin ich durch Brené Brown gestoßen, als ich vor Jahren ihre Rede bei TED-Talk gesehen haben. Sehr zu empfehlen!

Wenn du dich schämst, so wurde dieses Gefühl durch die Umwelt in dir ausgelöst.

Beobachtest du die Reaktion eines Hundes, der in den Augen seines Menschen Blödsinn anstellt und gemaßregelt wird, dann schreckt er zusammen, klappt seine Ohren nach hinten, klemmt seinen Schwanz ein und manche rollen sich sofort auf den Rücken. Vielleicht hat der Hund in dem Moment verstanden, dass er die Schuhe nicht fressen soll, und er bezieht die Reaktion seines Menschen auf sein Handeln, oder er versteht es nicht und unterwirft sich, um zu beschwichtigen.

Bei kleinen Kindern ist dies ähnlich. Sie cremen den Fernseher mit der Handcreme der Mutter ein und versinken tief in einer herrlich kinästhetischen Erfahrung. Wird dann dieser meditative Akt durch lautes Schimpfen unterbrochen, ist das Kind geschockt über die Reaktion der Erwachsenen, die es noch nicht verstehen kann. Hört das Kind dann noch Sätze wie “Nichts machst du richtig!”, dann schämt es sich. Es bezieht den Ärger auf sich selbst und nicht auf sein Handeln.

Brené Brown unterscheidet auf ganz wunderbare Weise Scham von Schuld:

Scham beziehen wir auf uns, Schuld auf unsere Handlungen.

Ein Schamgefühl kann extreme Formen annehmen, sogar bis hin zur Scham, überhaupt am Leben zu sein. Menschen, die sich schämen, fühlen sich unwürdig, klein, abgelehnt und ungeliebt. Um dies nicht fühlen und erneut erleben zu müssen, werden einige entweder zu Einsiedlern oder dominant, um nicht angegriffen zu werden, während andere sich anpassen und zu Perfektionismus neigen. Niemals mehr möchten sie so gedemütigt werden wie in ihrer Kindheit.

Bitte achte darauf, wie du selbst mit dir sowie über dich sprichst, und verhindere dadurch die Wiederholung dessen, was du als Kind erlebt hast. Sei mit dir genauso liebevoll wie mit deinem Hund oder einem kleinen Kind.

Du bist in Ordnung und gewollt – genau so, wie du bist!

▪ Das Tränenmeer im Dampfkochtopf

Ein weiteres Gefühl, das bei Menschen, die Ablehnung und Demütigung erfahren haben, im Untergrund schwelt, ist die Wut. Menschen, die eine traumatische Erfahrung gemacht haben, empfinden ihr Inneres häufig als Dampfkochtopf, in dem ein unvorstellbarer Druck herrscht, der jederzeit zu einer gewaltigen Explosion führen kann.

Wurden ihre Grenzen verletzt und sie konnten sich nicht schützen bzw. haben keinen Schutz erhalten, obwohl dies möglich gewesen wäre, so kann die bereitgestellte Energie, mit der die Betroffenen ihre Würde oder sogar ihr Leben verteidigen wollten, heute noch im Körper feststecken. Diese Energie hat, je nach Schwere der Grenzüberschreitung, eine sehr hohe Durchschlagskraft, denn in Notsituationen wird der instinktive Überlebenswille aktiviert. So hat es z. B. schon Mäuse gegeben, die in Notsituationen eine Katze, die das Hundertfache ihres eigenen Gewichtes hatte, in die Flucht schlagen konnten.

Konnte diese enorme Energieladung, die durchaus vernichtend sein kann, im jeweiligen Moment jedoch nicht ausagiert werden, brodelt sie häufig heute noch im Untergrund. Dies kann Betroffene selbst sehr verunsichern, weil sie befürchten, dass sie die Wucht der Explosion nicht mehr kontrollieren können, sollte ihr Dampfkochtopf hochgehen.

Und auch ihr Umfeld spürt diese Ladung und wird sich entsprechend vorsichtig auf Zehenspitzen um mögliche Tretminen herum bewegen. Für unsere Hunde, deren Wohlempfinden wie auch das unsere von einer ausgeglichenen Atmosphäre abhängt, können die ungelebte Wut und die ungeweinten Tränen ihrer Menschen einen enormen Stress bedeuten, der auch bei ihnen diverse Symptome hervorrufen kann. Solltest du betroffen sein, dann weißt du jetzt, was in dir vorgeht, und kannst dich darum kümmern, deinen inneren Druck kontrolliert zu entladen, damit ihr beide, du und dein Hund, euch entspannen könnt. Wie dies möglich ist, erfährst du im weiteren Verlauf. Wir können nämlich, wenn wir den Überdruck haben entweichen lassen, die kraftvolle Energie von Wut angemessen einsetzen, um uns selbst und andere zu beschützen.

Dazu möchte ich dir folgende Geschichte erzählen, die mir vor wenigen Jahren passiert ist: Ich war vormittags in einer Bank und hatte mein Auto wenige Meter davor am Straßenrand geparkt. Als ich die Bank verließ, lief ein Mann an mir vorbei, der laut Selbstgespräche führte. Weil er mir nicht ganz geheuer war, hielt ich etwas Abstand zu ihm, während ich hinter ihm her zu meinem Auto ging. Als ich gerade eingestiegen war, öffnete er die Beifahrertür und wollte sich auf den Beifahrersitz setzen. Ich explodierte augenblicklich und sendete diese Energie mit einer Handbewegung und den zischenden Worten "Sofort raus hier!" mit großer Wucht in seine Richtung, ohne ihn dabei zu berühren. Meine Energie, die durch meine Handbewegung in seine Richtung schoss, war gebündelt wie ein Laserstrahl. Er taumelte rückwärts, wagte dann aber doch noch einen zweiten Versuch. Erneut warf ich ihn auf dieselbe Weise aus meinem Auto. Erschrocken warf er die Tür zu und flüchtete.

Ich war zwar erleichtert, bebte aber innerlich. Die bereitgestellte Verteidigungsenergie hatte sich in seine Richtung entladen, und nun begann mein Körper zu zittern. Dabei handelt es sich um ein neurogenes Zittern, welches dann ganz natürlich entsteht, wenn ein Trauma aus dem Körper gelöst wird. Mein Nervensystem verarbeitete die restliche Energie und beruhigte sich wieder.

Ich hatte mich erfolgreich zur Wehr setzen können!

Viele Menschen verbinden Wut mit etwas Schlechtem und unterdrücken sie lieber. Wurden sie als Kinder gemaßregelt, ausgelacht oder in ihr Zimmer geschickt, wenn sie wütend waren, haben sie dadurch ihre Wut nicht nur mit der Ablehnung gekoppelt, sondern nie gelernt, mit ihr umzugehen und sie auszuagieren. Auch können Betroffene miterlebt haben, welch zerstörerische Kraft Wut haben kann, und vielleicht haben sie deshalb entschieden, ihre Wut niemals zu zeigen, um anderen nicht das anzutun, was sie selbst erleben mussten.

Aber auch Wut möchte gefühlt werden. Wird sie unterdrückt, entsteht mit der Zeit ein enormer Druck im Dampfkochtopf, in dem sich ja auch noch andere Gefühle versammelt haben. Wird diese Wut getriggert, droht eine Explosion. Damit das nicht passiert, ist es wichtig, dass wir das Ventil beizeiten vorsichtig öffnen, um nach und nach den Druck kontrolliert entweichen zu lassen.

Wenn du also merkst, dass das innere Brodeln zunimmt, dann unterbrich lieber das, was du gerade tust, bewege dich ein wenig oder verlasse den Raum und beruhige dich erst einmal wieder. Würdest du explodieren und Dinge sagen oder tun, die dir später leidtun, ginge es weder dir noch deinem Hund gut damit.

Befasst du dich mit Unterstützung eines Therapeuten ein wenig mehr mit deiner Wut, wirst du die Angst vor ihr verlieren und immer früher mitbekommen können, was in deinem Körper passiert, wenn diese bislang unterdrückte Energie in Wallung gerät. Dabei kann einem ziemlich warm werden, und es kann sich so anfühlen, als würde man innerlich beben. Setzt auch das neurogene Zittern ein, von dem ich dir in meinem Beispiel erzählt habe, so gibt dein Körper die innere Ladung frei.

Wird es zu viel oder zu unangenehm, dann bewege dich. Du kannst dazu selbst im Sitzen deine Füße bewegen oder mit deinen Füßen laufen. Damit gibst du deinem Fluchtimpuls, dem du damals nicht nachkommen konntest, Raum. Auch kannst du deine Wut durch jede andere Bewegung ausagieren, solange der Impuls dazu aus deinem Körper kommt.

Ich halte nicht viel davon, jemanden auf ein Kissen einschlagen oder schreien zu lassen, wie das früher noch üblich war und auch ich es in einer meiner Ausbildungen vor 20 Jahren noch gelehrt bekam, denn dies könnte die verdrängten Gefühle unkontrolliert freisetzen und den Betroffenen erneut überschwemmen. Kommt der Impuls jedoch von innen und z. B. deine geballte Faust möchte boxen oder dein Bein möchte treten, dann folge ihm und lasse deinen Körper die Bewegung langsam und bewusst ausführen. Dies ist die Bewegung, die du damals unterdrücken musstest oder die deine Wut heute als Ausdruck findet.

Erkennst du den Unterschied? Ich empfehle dir, überhaupt einmal mehr auf deine Körperbewegungen zu achten. Was machen z. B. deine Füße oder Hände, während du einen Film schaust oder in einem Gespräch bist? Darüber lernst du dich und deine unbewussten Muster noch besser kennen.

Wut sammelt sich meist direkt unterhalb vom Deckel des Dampfkochtopfs. Wird ein Trauma berührt, dann kann dieser Deckel hochgehen. Das Erste, was sich dann zeigt, ist die Wut, und es ist auch erst einmal leichter, ihr zu begegnen als der tiefen Trauer in uns, die sich unter unserer Wut befindet.

Je mehr du dich mit deinen inneren Prozessen befasst, umso schneller wirst du in Momenten, in denen du getriggert wirst, deine Trauer fühlen können, anstatt wie bisher wütend zu reagieren.

Ich habe dazu folgendes Bild, welches ich meinen Klienten immer zur Verfügung stelle: Wenn uns etwas widerfahren ist, das uns traurig gemacht hat, dann entsteht ein Meer von Tränen in unseren Herzen. Es kann sich erst auflösen, wenn alle ungeweinten Tränen geweint worden sind.

Haben wir uns als Kinder nicht geliebt und angenommen gefühlt, dann entsteht verständlicherweise eine tiefe Traurigkeit in uns. Sie ist uns häufig nicht einmal bewusst, weil sie uns schon so lange begleitet. Dennoch erscheint uns das innere Tränenmeer so groß, dass wir Angst haben, wir könnten in ihm ertrinken. Mit den Jahren haben wir eine riesige Staumauer um unser Herz errichtet, die zwar die Wassermassen zurückhält, uns aber auch vom Leben trennt. Der Druck im Inneren, den die nicht geweinten Tränen entstehen lassen, ist jedoch auf Dauer nur schwer zu halten und entlädt sich immer wieder durch Wutausbrüche - nach innen oder nach außen.

Es kann sehr heilsam sein, diese große Trauer tröpfchenweise zuzulassen und den Stausee kontrolliert, vielleicht durch liebevolle Unterstützung, abfließen zu lassen. Dann kann Raum für Neues entstehen, wie z. B. für Glück.

Es mag paradox erscheinen, aber Glück zu empfinden, kann traumatisierten Menschen auch schwerfallen. Selbst dieses Gefühl erzeugt bei ihnen unter Umständen eine Erregung im Körper, welche schwer auszuhalten ist, wenn sie nicht gelernt haben, sich selbst zu regulieren. Wenn dies wieder möglich wird, kann auch der innere Raum für das Empfinden von Glück weiter werden.

Das ist doch eine sehr schöne Nachricht, oder? Und dein Hund wird es dir danken, denn du kannst wieder ein bisschen mehr "da" sein und die Beziehung zu ihm vertiefen.

3. KAPITEL

WAS ES FÜR DIE HEILUNG BRAUCHT

Fühlen schafft Verbundenheit,
Herz erschafft Vollkommenheit,
Liebe manifestiert Reichtum.

Gesetze der Konfluenz

von Ronna Prince

Bei der Heilung geht es darum, dass wir uns durch die Integration der abgespaltenen Gefühle wieder sicherer fühlen und die Verbindung zu uns selbst sowie zu unserem Hund zunächst wieder mehr und schließlich ganz wahrnehmen können.

Ein bisschen mehr Sicherheit

Menschen, die traumatische Erfahrungen gemacht haben, sind mehr oder weniger stabil instabil. Häufig leben sie viele

Jahre mit ihrer tiefen Verunsicherung und haben dabei viel Kraft aufbringen müssen, um ihr Leben irgendwie zu meistern.

Die Vorstellung, den scheinbar stabilen Zustand durch eine Therapie möglicherweise zu destabilisieren, hält viele davon ab, sich ihrer inneren Not zuzuwenden. Ihre Angst, das bisschen Stabilität, an dem sie sich noch orientieren und festhalten können, auch noch zu verlieren, kann immens sein. Sie können sich nicht einmal vorstellen, dass sich ihr eigener Zustand und auch die Problematik mit ihrem Hund noch einmal verbessern könnte.

Dabei beinhaltet die Arbeit mit Traumata nicht, das Erlebte erneut zu erzählen und es damit ein weiteres Mal zu durchleben. Vielmehr wird zunächst dafür gesorgt, dass der Klient lernt, sich aus einem weitestgehend stabilen Zustand heraus, also im Kontakt zu sich selbst und zum Therapeuten, achtsam und vor allem langsam seinen bislang verdrängten Gefühlen zu nähern.

Auf diese Weise kann er in der Gegenwart die Erfahrung machen, dass das Ereignis von damals wirklich vorbei ist und er sich endlich sicher fühlen kann. Selbst wenn der menschliche Verstand dies realisiert haben sollte, kann das ANS nach wie vor das Radar auf hochsensibel geschaltet haben, während im Inneren das verletzte Kind so sehr auf Erlösung hofft. Stellt sich ein neues Sicherheitsempfinden ein, kann sich das Nervensystem nach und nach regulieren.

Ich habe vor meinem Seminarraum einen Ritter in der Größe eines vierjährigen Kindes stehen, der verdeutlichen möchte, wie sehr wir uns als Kinder schützen mussten. Diese Rüstung war damals essenziell, um emotional überleben zu können, aber sie ist uns heute viel zu klein und zu eng geworden. Es ist so wichtig zu realisieren, dass uns als Erwachsene heute ganz andere Möglichkeiten zur Verfügung stehen, um uns zu schützen.

Damit dies möglich wird und wir auf dem Weg nach innen unseren verdrängten Gefühlen begegnen können, ohne von ihnen überrollt werden, können das Einfühlungsvermögen und die Unterstützung eines Therapeuten sehr hilfreich sein. Entscheiden wir uns, diesen Schritt zu gehen, entlasten wir augenblicklich unseren Hund, der sich bis dahin die größte Mühe gegeben hat, uns zu stabilisieren. In der Therapie lernen wir, wie uns dies selbst wieder möglich wird. Der Therapeut begleitet uns dabei, unsere Schutzmechanismen zu erkennen, wertzuschätzen und zu überprüfen, inwieweit sie heute noch sinnvoll erscheinen. Über das Fühlen der inneren Vorgänge des Körpers (Interozeption: Erspüren von z. B. Wärme, Spannungen, Weite, Leere, Entspannung und Hunger) lernen wir uns selbst besser kennen, und wir lernen, unsere Bedürfnisse wahrzunehmen und sie selbst zu erfüllen. Wir machen die Erfahrung, dass die inneren Vorgänge uns nicht länger destabilisieren, wenn wir uns mit uns auseinandersetzen, sondern wir uns sogar zunehmend selbst regulieren und wieder zu uns finden können. Das unerträgliche Gefühl, weder Sicherheit im Außen noch im Innen zu fühlen, kann sich im Laufe der Zeit dauerhaft auflösen, wodurch sich etwas in dir und auch deinem Hund entspannen kann.

Ein Therapeut weiß, dass ein traumatisierter Mensch ihn mit seinem Radarsystem gründlich scannen wird, um jede Regung immer wieder mit seinem Sicherheitsempfinden abzugleichen. Erst wenn der Klient sich wirklich sicher aufgehoben fühlt und dem Therapeuten zutraut, dass dieser ein zuverlässiger Reiseleiter durch das innere Tränenmeer sein kann, wird er sich einlassen und öffnen können. Allein dieser Prozess des Aufbaus einer Vertrauensbasis kann Traumatisierten gerade zu Anfang Schwierigkeiten bereiten und wird daher eine gewisse Zeit in Anspruch nehmen, aber gleichzeitig auch für eine neue Ruhe im Klienten sorgen, weil er sich nicht mehr alleine fühlt. Dies wiederum entlastet dann schon seinen Hund, weil dieser nicht mehr auf die verdrängten

Gefühle aufmerksam machen muss, um die sich jetzt im therapeutischen Kontext gekümmert wird. Für Betroffene, die sich so lange verunsichert und abgelehnt gefühlt haben, kann es schon heilsam sein, wenn sie spüren können, dass es einen Menschen gibt, der aufrichtig an ihnen und ihrem Wohlergehen interessiert ist, und dass sie bei ihm ihre Rüstung vorsichtig ablegen können, ohne befürchten zu müssen, dass wieder etwas Schlimmes passiert. Die therapeutische Praxis wird sozusagen zum Übungsfeld für das, was der Klient dann im realen Leben anwenden und erleben wird, sobald er sich dazu bereit fühlt.

Weil ein Trauma Spuren in der Psyche und auch im Körper hinterlässt, können vor allem Menschen, die Ablehnung oder Grenzverletzungen erlebt haben, Nähe und Berührung häufig nur schwer aushalten. Oft ist daher ihr Hund das einzige Wesen, das ihnen näherkommen darf, weil von ihm keine Gefahr einer neuen Grenzverletzung ausgeht. Damit auch die Angst vor menschlichen Berührungen nachlassen kann, ist es oft sehr hilfreich, wenn Traumatherapie mit einer achtsamen Körpertherapie, wie z. B. Osteopathie oder Rolfing, kombiniert wird. In der Körpertherapie kann der Betroffene die Erfahrung machen, dass Berührungen durch einen Menschen gleichermaßen liebevoll wie absichtslos stattfinden und sich angenehm anfühlen können. Auch der Bezug zum eigenen Körper, der vielen Menschen der heutigen Zeit abhandengekommen ist, kann dadurch wieder eine Verbesserung erfahren.

Berührung ist für uns als soziale Wesen wichtig, um uns sowie die Verbindung zu anderen spüren, genießen und uns sicherer fühlen zu können. Dies kennst du aus den Kuschelzeiten mit deinem Hund.

Wenn der Klient dies wünscht und zulassen möchte, bietet auch der Therapeut ihm zur besseren Regulierung sehr starker Gefühle eine unterstützende Berührung an, wie z. B. am Oberarm, am Rücken, an der Hand oder an den Schultern. Über die Intensität und die Wärme der Berührung kann der Klient, während er sich vorsichtig den verdrängten Gefühlen in seinem Inneren nähert, die erlösende Erfahrung machen, dass er diesmal nicht allein ist, sondern ein mitfühlender Mensch an seiner Seite ist und so lange bei ihm bleibt, bis sein Nervensystem sich reguliert hat und er sich wieder sicher fühlt.

Unsere Hunde sind natürlich unsere besten Therapeuten, auch wenn wir sie aus dieser großen Aufgabe entlassen sollten. Sie regulieren unser Nervensystem auf ganz natürliche Weise, und wir entspannen uns in ihrer Nähe durch ihre Berührungen oder wenn wir sie streicheln. Über den gefahrlosen Körperkontakt zu ihnen können wir nach und nach lernen, auch wieder die Berührungen durch Menschen zuzulassen.

Ich bin immer wieder erstaunt, wie leicht dies meinen Klienten fällt, wenn unsere Hunde Blümchen und Nuria Kontakt zu ihnen herstellen. Sie dürfen ihnen schon zu einer Zeit nahekommen, in der ich noch nicht einmal darüber nachdenken würde, weil ich spüre, dass es noch viel zu früh wäre.

Können wir mehr und mehr Berührungen als ungefährlich und sogar angenehm empfinden, fällt es uns schließlich auch leichter, uns auf Beziehungen und Nähe zu anderen Menschen oder Partnern einzulassen.

Orientierung

Ein weiterer wichtiger Aspekt, den wir für das Empfinden von Sicherheit benötigen, ist die Möglichkeit, uns orientieren zu können. Du kennst diese instinktive Reaktion von deinem Hund, wenn er ein Geräusch hört oder in der Ferne einen Artgenossen erblickt. Sein Kopf dreht sich in die entsprechende Richtung, seine Augen suchen nach dem Geräusch, seine Ohren richten sich aus, seine Nase nimmt Witterung auf und etwas in ihm wägt ab, ob gehandelt werden sollte. Ähnlich reagiert er, wenn er merkt, dass bei dir etwas aus der Balance geraten ist, und er entspannt sich erst wieder, wenn er wahrnehmen kann, dass du wieder reguliert bist. Ist dies nicht möglich, bleibt auch er möglicherweise dauerhaft wachsam.

Wenn wir eine reale oder empfundene Gefahr wahrnehmen, verengt sich augenblicklich unser Gesichtsfeld (Tunnelblick), um die Bedrohung fokussieren zu können. Alles andere wird in diesem Moment unwichtig und regelrecht ausgeblendet. So würdest du beim Spaziergang nicht weiter Blumen pflücken, wenn du einen Hund auf euch zurasen sehen würdest. Könnten wir uns im Anschluss dann nicht wieder regulieren, und das kommt nach Traumatisierungen häufig vor, so bliebe zwangsläufig auch unser Gesichtsfeld und damit unsere Orientierung eingeschränkt.

Dies könnte eine Erklärung dafür sein, warum z. B. ein traumatisierter Mensch weder sich selbst noch seinen Hund wirklich wahrnehmen *kann*, denn er fühlt sich immer noch in der Notsituation von damals gefangen, was ihm jedoch meist nicht bewusst ist. Sein Hund könnte als Reaktion darauf möglicherweise ein auffälliges Verhalten zeigen und andere Hunde verbellen, weil er entweder durch den fehlenden Kontakt zu seinem Menschen selbst verunsichert ist oder dessen Not spürt. Er könnte glauben, das Rudel beschützen zu müssen, weil der eigentlich Zuständige nicht dazu in der Lage ist. Dies kann wiederum den Hund völlig verunsichern. Dem Halter auf der kognitiven Ebene zu erklären, dass er die Führung übernehmen soll oder ihn zu ermuntern, mit seinem Hund ein Antiaggressionstraining durchzuführen, würde beide hoffnungslos überfordern.

Daher braucht es für die Heilung von Traumata neben der Wiederherstellung der Fähigkeit zur Selbstregulation auch die der Orientierungsfähigkeit.

Wie wir bereits wissen, gleichen wir automatisch sämtliche Wahrnehmungen im Außen und Innen mit unseren bisherigen Erfahrungen ab. Sind wir unsicher, reagieren wir auf Reize häufig zu früh, zu schnell und zu heftig. Lernen wir aber während unserer Heilreise zunehmend, mithilfe des Therapeuten länger bei der Wahrnehmung dessen zu bleiben, was in uns vorgeht, während wir uns zeitgleich im Raum orientieren, können wir erkennen, dass das bedrohliche Gefühl in unserem Inneren, vor dem wir zuvor immer davongelaufen sind, nicht so gefährlich ist, wie wir immer befürchtet hatten.

Memory-Karten

Therapiearbeit ist ähnlich wie das Memory-Spiel, bei dem verschiedene Kärtchen verdeckt auf dem Tisch liegen. Memory kennst du noch aus deiner Kindheit, oder? Von jeder Karte gibt es jeweils nur zwei, die identisch sind. Das Ziel ist, diese beiden zu finden. Dies geschieht durch Aufdecken der einzelnen Karten. Die nicht passenden Karten sollten wir uns merken, damit wir sie nicht erneut umdrehen. Hat jemand die beiden zueinander gehörenden Karten gefunden, hat dieser Glückspilz ein Pärchen und darf sie auf seinen Stapel legen. Wer die meisten Pärchen gesammelt hat, gewinnt das Spiel.

In der Therapie spielen wir auch eine Form von Memory. Etwas in uns reagiert auf Reize in der Gegenwart mit den abgespeicherten Erfahrungen aus unserer Vergangenheit, weil das ANS noch nicht realisiert hat, dass die Gefahr von damals vorüber ist. Wir suchen daher zunächst die jeweiligen Aspekte, die seinerzeit zusammengefügt wurden. Dazu gehören die abgespeicherten Erinnerungen und die daran gekoppelten, unerträglichen Gefühle, die wir empfunden haben. Können sie an die Oberfläche kommen, gleichen wir sie mit der Realität in der Gegenwart ab. Die gekoppelten Erinnerungen und Gefühle von damals, die uns heute immer wieder die nicht passenden Memory-Karten zusammenfügen lassen, lösen wir voneinander und sortieren sie neu, so dass die innere Ordnung wiederhergestellt werden kann.

Wir können, sobald wir den damaligen Reiz und unsere heutigen Reaktionen darauf erkennen, das daran gebundene Gefühl endlich in einem sicheren Umfeld zulassen und fühlen. Die Erinnerungen, die uns so lange belastet und in der Vergangenheit festgehalten haben, sind dann von unseren Gefühlen abgekoppelt und können in die Zeit einsortiert werden, in der sie entstanden sind. Mit jedem Memory-Pärchen, das wir aufdecken und neu sortieren, können wir uns immer ein wenig mehr auf das Jetzt einlassen.

▪ Beispiel: Merlin und die Gardine

Unser Hund Merlin hatte, als er zu uns kam, ein dysreguliertes Nervensystem. Möglicherweise war etwas während seiner frühen Zeit passiert, das ihn in diesen Zustand gebracht hatte, so dass er in der Folge auf jeden Reiz extrem schreckhaft reagierte.

Eines Tages löste ein Ereignis eine Koppelung nicht zusammengehörender "Memory-Karten" bei ihm aus. Ich hatte beim Bügeln der Wäsche mit einem Dampfbügeleisen sowohl die Terrassentür als auch ein Fenster geöffnet, so dass die frische Luft durch das Haus ziehen konnte. Ein dünner Vorhang an der Terrassentür wehte leicht im Wind. Plötzlich gab es einen heftigen Windstoß und die Terrassentür schlug mit einem lauten Knall zu.

Merlin hat sich fürchterlich erschreckt, lief panisch hechelnd umher und es war schwer, ihn wieder zu beruhigen.

In den Wochen danach reichte der Dampfstoß des Bügeleisens, ein Windhauch oder die Bewegung des Vorhangs aus, um ihn augenblicklich wieder panisch werden zu lassen. Merlins Gehirn hatte alle an dem Vorfall präsenten Eindrücke abgespeichert und schlug Alarm, wenn ihm nur einer davon wieder begegnete.

Nun können wir mit einem Hund leider nicht so arbeiten wie mit einem Menschen. Gerät ein Hund in Panik, müssen wir aber auch ihm zunächst Sicherheit durch Nähe und Körperkontakt vermitteln und bei ihm bleiben, bis er sich wieder beruhigt hat. Während er anfangs noch starr ist, zittert und hechelt, wird sich durch unseren Beistand seine Atmung regulieren. Er wird seine Augen wieder durch den Raum wandern lassen und sich abschließend schütteln.

Ich musste Merlin nach diesem Vorfall langsam desensibilisieren, indem ich ihn gut dosiert mit Dampfgeräusch und Vorhang konfrontiert habe. Für eine solch vergleichsweise kleine Kopplung reicht dies auch aus. Für schwerere Traumata jedoch meist nicht.

Normalerweise löst eine wehende Gardine keine Ängste aus, aber wie Merlin koppeln auch wir manchmal verschiedene Sinnesreize aus einem traumatischen Erlebnis miteinander. Wäre dies einem Menschen passiert, so würde er sich in Begleitung des Therapeuten den Reiz vorstellen (wie sich die Gardine bewegt) und gleichzeitig auf seine inneren Reaktionen achten. Würde Unruhe aufkommen, würde der Therapeut ihn einladen, sich im Raum zu orientieren und seine Sinne zu nutzen, um zu hören, zu sehen und zu fühlen. Der Klient würde erkennen, dass nichts Schlimmes passiert, und sich beruhigen können. Darüber kann die falsche Memory-Karte (Unruhe bei wehender Gardine) gelöst und die passende (Entspannung bei wehender Gardine) hinzugefügt werden, wodurch sich der Klient wieder ein wenig mehr entspannen kann.

Durch die Orientierung kann sich mehr Sicherheit für den Betroffenen einstellen. Erst dann ist er in der Lage, Neues aufzunehmen. Hat jemand beispielsweise Flugangst und sitzt angespannt im Flieger, atmet flach und hält sich an den Armlehnen fest, wird er kaum in der Lage sein, Vorfreude auf den Urlaub zu empfinden. Hatte er sich vorgenommen, während des Fluges ein paar Worte in der Landessprache seines Urlaubsziels zu lernen, wird er auch das nicht umsetzen können. Dies ist ihm deshalb nicht möglich, weil sein autonomes Nervensystem, das ja sein Überleben sichern möchte, alle anderen Gehirnareale in ihrer Funktion drosselt und der Verstand keine Möglichkeit mehr hat, klare Gedanken zu fassen.

Du könntest diesem Menschen Beweise vorlegen, dass das Flugzeug, in dem er sitzt, das sicherste Verkehrsmittel ist, oder ihm 1 Million Euro versprechen, wenn er sich nur eine Vokabel merken würde - es wäre ihm höchstwahrscheinlich nicht möglich, sich darauf einzulassen. Würde man diesem Menschen aber helfen, sich in dem Flugzeug zu orientieren und sich dadurch etwas sicher zu fühlen, wäre er vielleicht auch wieder in der Lage, sich zu entspannen und Vokabeln zu lernen.

Sichere Grenzen

Hat ein Kind nicht die Erfahrung eines sicheren Umfeldes machen dürfen und selbst nicht gelernt, die eigenen Grenzen zu erkunden und zu benennen, bleibt die dadurch entstandene Unsicherheit bis ins Erwachsenenalter bestehen, so sich nicht beizeiten um sie gekümmert wird. Ist jemand unsicher, so können auch seine Grenzen nicht sicher sein. Daher ist es besonders wichtig, dass wir in der Therapie unsere eigenen Grenzen kennenlernen. Erst dadurch können wir Strategien entwickeln, mit denen wir sie wahren und schützen können.

Ich habe in jungen Jahren auch einen Kurs in Selbstverteidigung besucht und dort gelernt, mit der Handkante Bretter zu zerschlagen und mit diversen Techniken einen Angreifer abzuwehren. Das gab mir ein Gefühl von mehr Sicherheit, vor allem wenn ich allein unterwegs war, was in unserer Welt gerade für uns Frauen leider ein Thema ist. Vielleicht kann das ja auch für dich hilfreich sein, denn deine Grenzen sind die Schwelle zum heiligen Land dahinter, das nur jemand betreten darf, der sie und dich achtet.

Bitte sorge daher für deine Grenzen. Du darfst das! Wahrt sie jemand nicht, bekommt er eine Verwarnung. Jede weitere Grenzannäherung zieht eine härtere Konsequenz nach sich. Auch hier lehren uns die Tiere viel. Im Grunde erinnern sie uns, denn diese Fähigkeit ist auch in uns angelegt. Hast du einmal beobachtet, wie sich eine Katze verhält, wenn sich ein Hund ihren Kitten nähern will? Sie faucht. Kommt der Hund näher, geht sie ihm entgegen, um ihn von ihren Kleinen fernzuhalten. Reicht das immer noch nicht, greift sie ihn an.

Dieses Recht haben auch wir! Wenn du dabei noch Schwierigkeiten hast, dann empfehle ich dir wirklich einen Kurs in Selbstverteidigung oder Kampfkunst. Entwickle ein Gefühl dafür, wie nah dir jemand kommen darf, und stoppe ihn, wenn die Grenze erreicht ist. Das ist DEINE Grenze. Es kann sein, dass Menschen, die es bisher als selbstverständlich angesehen haben, deine Grenzen überschreiten zu können, gegen dein Stopp rebellieren oder sogar eure "Freundschaft" verlassen.

Davor haben wir alle Angst, aber bitte frage dich, bevor du ihnen zuliebe deine Grenzen selbst verletzt:

- Um wen geht es ihnen wirklich? Um dich oder um sie selbst?
- Würdest du deinen Hund in die Obhut dieser Menschen geben?
- Würdest du ein vierjähriges Kind in einen Kontakt mit diesem Menschen schicken?
- Wenn nein, warum nicht?

Auf das Grenzthema gehe ich später noch konkreter ein.

Menschen, deren Grenzen nicht sicher sind, können sich natürlich im Umgang mit anderen Menschen nicht wirklich sicher fühlen. Daher ist es leichter für sie, eine Beziehung und Nähe zu Tieren aufzubauen, weil sie ihnen nicht gefährlich werden können. Ihrem Hund können sie vertrauen, denn er wird sie weder verraten noch den Kontakt abbrechen oder sie verurteilen. Hunde sind immer authentisch und daher leichter lesbar als ein Mensch. "Tiere sind die besseren Menschen" ist eine Überzeugung, die sich für viele sehr wahr anfühlt. Aber wäre es nicht auch schön und heilsam, sich ebenso sicher zu fühlen mit einigen lieb gewonnenen Menschen?

Unsere Hunde helfen uns dabei. Sie agieren als eine Art Brücke oder Puffer zwischen uns und unserem Gegenüber. Sie erleichtern uns dadurch die Kontaktaufnahme und sind als gemeinsames Drittes mit im Raum, auf das die Aufmerksamkeit gerichtet wird. Somit fällt die Fokussierung des anderen auf uns teilweise weg, was sehr entlastend sein kann, denn ein traumatisierter Mensch fühlt sich schnell bedroht und zieht sich in sich zurück, wenn ihm etwas zu viel wird. Wir müssen dabei nur aufpassen, dass dies nicht auch für unseren Hund zu viel wird, und dürfen uns nicht auf seiner Hilfe ausruhen.

In meiner Praxis sind unsere Hunde Blümchen und Nuria gerne mit im Therapieraum und können diesen jederzeit eigenständig verlassen, wenn ihnen etwas zu viel werden sollte. Auch die Grenzen der Hunde gilt es einzuhalten. Auf ihre unnachahmliche Art sorgen sie während einer Sitzung immer wieder für kleine Pausen, die sehr wichtig sind, denn der Klient bekommt dadurch nicht nur die Möglichkeit zu einer unterhaltsamen Orientierung im Raum, sondern auch Zeit, sich wieder ein wenig mehr zu entspannen sowie die vorangegangene Sequenz, in der er seinen Gefühlen begegnet ist, zu verstoffwechseln und sie zu integrieren. Für mich ist es immer wieder faszinierend zu beobachten, wie meine tierischen Kolleginnen auf den jeweiligen Menschen reagieren. Ich kenne Blümchen und Nuria sehr gut und entdecke dennoch immer wieder neue Verhaltensweisen an ihnen. Blümchen, die viel zu früh von ihrer Mutter getrennt wurde, spürt instinktiv, wenn ein Mensch Nähe braucht. Dann krabbelt sie auf das Sofa, setzt sich neben meine Klienten, schaut sie an, wartet auf eine Reaktion bzw. eine Einladung und legt sich dann quer über sie. Dabei klimpert sie wie Bambi mit ihren Wimpern und drückt sich eng an die verschiedenen Körperbereiche, bis klar ist, wo genau sie gebraucht wird.

Nuria hingegen ist eher die Hüterin des Prozesses. Sie behält alles im Blick, liegt meist in gewissem Abstand zum Geschehen und strahlt dabei eine tiefe Ruhe aus. Fließen Tränen, steht sie auf, nähert sich achtsam und setzt sich zu dem Menschen, der gerade Unterstützung braucht. Sie spendet Trost und holt ihn in die Gegenwart zurück, indem sie ihn anschaut, berührt oder einfach nur da ist.

Mitzuerleben, wie schnell sich die Herzen von Klienten öffnen können, wenn einer der beiden Hunde in ihre Nähe kommen darf, ist immer wieder faszinierend. Tiere können auf ihre Weise so lustig, charmant, einfühlsam und auch so zauberhaft sein, dass sie mit Leichtigkeit die dicksten Schutzmauern zum Einstürzen bringen. Sie berühren auf ganz besondere Weise unsere Seelen und bringen einen traumatisierten Menschen in kürzester Zeit in einen Zustand, der ihn entspannen und einen tiefen Seufzer der Erleichterung nehmen lässt. Dadurch kommt die durch das Trauma gestaute Lebensenergie wieder mehr in Fluss. Nach und nach lernt der Klient, die mit ihr zusammen verdrängten Gefühle zu fühlen und wieder zu integrieren. Die Symptome, die durch ihre Unterdrückung entstanden sind, können dann endlich nachlassen, und auch sein Hund kann sich nachhaltig entspannen.

> Und es kam der Tag, da das Risiko,
> in der Knospe zu verharren, schmerzlicher wurde,
> als zu erblühen.
>
> Anais Nin

Zu erblühen und uns zu entfalten, ist genauso in uns angelegt, wie zu heilen. Es ist alles schon da. Aber meist trauen wir uns nicht mehr oder wissen nicht, wie es gehen kann. Wichtig ist zunächst, dass wir uns unserem Inneren liebevoll zuwenden, ehrlich in den Spiegel schauen und Veränderungen für möglich halten. Daher möchte dich dieses Buch ermuntern, einen mutigen Schritt zu dir selbst zu gehen - für dich und für deinen Hund. Wenn du einen Therapeuten aufsuchst, können sich deine dich einengenden Grenzen vorsichtig dehnen und Raum freigeben für all das, was sich aus dir heraus entfalten möchte.

Verstehen wir erst einmal, was in uns passiert und warum wir so sind, wie wir sind, kann mit der Zeit ein tiefes Mitgefühl für uns selbst entstehen. Darüber lernen wir, besser für uns selbst zu sorgen, mit unseren Energien zu haushalten und unsere Grenzen zu wahren. Und wir fühlen uns mit jedem Tag ein bisschen sicherer. Damit kommen die Lebenskraft und Freude zu uns zurück, mit der wir all das umsetzen und leben können, was uns wirklich wichtig ist. Unsere Hunde werden es uns danken, denn genau dafür haben sie den Weg zu uns gefunden.

4. KAPITEL

SO WERDET IHR ZU EINEM DREAMTEAM

Ein Tier genau zu beobachten, kann den Geist befreien und ins Hier und Jetzt bringen … dorthin, wo Tiere immer sind – in Hingabe an das Leben.

Eckhart Tolle

Welcher Hund ist als Begleiter geeignet?

Ich erhalte immer wieder Anfragen von Studienabgängern der Psychologie und Pädagogik, die ein Praktikum in meiner Praxis ablegen und sich für den Einsatz in ihrem Arbeitsfeld einen Hund anschaffen möchten. Ich muss ehrlich gestehen, dass mir so einige Male das Blut in den Adern gefroren ist, wenn ich entsprechende Anfragen gelesen habe. Gut geplant, perfekt durchstrukturiert und zielorientiert, ABER: Ein Tier ist kein Praxisgegenstand, sondern ein fühlendes Wesen. Auf meine Frage, was mit dem Hund geschehen würde, wenn er nicht für den vorgesehenen Einsatz geeignet ist, hatten leider die wenigsten eine Antwort. Zu meinem Erstaunen werden mittlerweile Therapiehunde verkauft, die gerade erst einmal wenige Wochen alt sind. So sehr Tiere uns in unserem Leben unterstützen können, dürfen wir denn ein Leben für unsere Zwecke missbrauchen? Wer gibt uns das Recht dazu, und wo fängt der Missbrauch an?

Meine Haltung ist: Ich adoptiere ein Tier, weil ich ihm ein schönes und sicheres Zuhause geben möchte. Dies bedeutet, dass ich einen Hund aus dem Tierschutz aufnehme, denn ich bin auch der Meinung, dass wir Tiermütter weder schwängern noch ihnen ihre Kinder wegnehmen und dafür auch noch Geld entgegennehmen dürfen. Ich höre jetzt schon den Aufschrei einiger Züchter, aber dieses Vorgehen entspricht nicht meinem Verständnis von einem achtsamen Umgang mit allem Leben, und wer wirklich ehrlich ist und sein Herz befragt, wird dem wahrscheinlich, wenn auch zähneknirschend, zustimmen. Das ist in Ordnung, denn wir alle entwickeln uns weiter und kommen zu unseren Erkenntnissen erst mit der Zeit. Aber dann ist auch der Moment gekommen, an dem wir nicht mehr so handeln können wie zuvor. Geld wie auch das Wegschauen dürfen niemals Argumente dafür sein, fühlende Wesen auszubeuten oder zu quälen.

Entscheide ich mich dazu, einen Hund zu adoptieren, dann weiß ich im Vorfeld nicht, ob er sich vielleicht dafür eignet, in meiner Praxis mitzuwirken – und ob er dies überhaupt möchte. Ich nehme diesen Hund auf, weil ich mein Herz sprechen lasse und auch ihn gefragt habe, ob er zu uns kommen möchte. Diese große Entscheidung treffe ich nur dann, wenn ich sicher weiß, dass ich bis zu seinem Lebensende gut für meinen Hund sorgen kann bzw. ihn, für den Fall, sollte mir etwas passieren, in den besten Händen weiß.

Diese Zeilen mögen vielleicht etwas unbequem wirken oder dir vielleicht aus dem Herzen sprechen, aber ich habe den Tieren versprochen, ihnen meine Stimme zu geben und werde mein Wort halten, denn sie haben Rechte und es muss auf diesem Planeten noch viel geschehen, damit dies bei jedem angekommen ist. Auch ein Tier hat einen freien Willen, und es kann niemals hilfreich für einen traumatisierten Menschen sein, wenn es als Objekt betrachtet, zu etwas gezwungen oder trainiert bzw. dressiert wird. Hat ein Hund Freude am Training, so finde ich es eine großartige Idee, ihn als Behinderten- oder Blindenhund auszubilden, solange dies ein Spiel für ihn ist. Es gibt Hunde, die brauchen tatsächlich eine Aufgabe und viel Beschäftigung. Für sie kann diese Form der Ausbildung eine Erleichterung sein, denn sie können entsprechend ihrer Anlagen wirksam werden.

Aber welcher Hund ist denn nun ein geeigneter Begleiter für uns? Jeder, so er dies *auch* möchte und wir ihn mit all seinen Eigenheiten so annehmen und lieben können, wie er ist!

Auch ein Hund muss nichts tun, um geliebt zu werden. Schaffen wir es, uns auf ihn einzulassen und ihn nicht in die Form unserer Vorstellungen und Erwartungen zu pressen, sondern geben ihm den Raum und die Zeit, sich in seiner Natürlichkeit voll zu entfalten, machen wir nicht nur ihm ein großes Geschenk, sondern auch uns selbst. Er wird uns nicht nur überraschen, sondern uns frei begegnen und tief berühren können.

> Können wir unseren Hund annehmen und lieben,
> wie er ist, wird er uns sein reines Herz öffnen
> und uns in seiner Liebe baden lassen.
> Die bedingungslose Liebe eines Hundes kann etwas
> in uns anrühren, was uns vorher nicht einmal selbst
> bewusst war – unsere eigene Liebesfähigkeit.

Durch meine eigenen und viele andere Hunde habe ich in den letzten 40 Jahren nicht nur viel über instinktives Verhalten, Interaktionen im Rudel und den Umgang mit dem Tod gelernt, sondern auch viel über Schock- und Bindungstraumata und deren Auswirkungen, denn alle Säugetiere reagieren mit denselben Überlebensstrategien und Reaktionsmustern. Mir wurde immer klarer, warum ich ängstliche Hunde besonders gut verstehen und ihnen helfen konnte. Sie plagten dieselben Nöte, die auch in mir schlummerten. Durch ihre Begleitung und meine Erkenntnisse konnte ich mich über die Jahre aus meinen vielen Schutzschichten heraus *ent*wickeln. Mir ist darüber bewusst geworden, dass der Umgang mit Hunden keine Dressur erfordert, wie ich sie anfangs noch in Hundeschulen und Büchern vermittelt bekam. Ganz im Gegenteil. Dressieren bzw. konditionieren wir einen Hund, verhindern wir seine Entfaltung in sein natürliches Sein. Geschieht dies noch mit Druck oder gar Gewalt, werden sich die meisten Hunde zwar fügen, aber genau wie wir einen Teil von sich verdrängen und ihre Lebensenergie dimmen müssen. Die verdrängten Gefühle sind jedoch nicht einfach abgestellt und haben sich in Luft aufgelöst, wie manche Menschen dann zunächst denken, sondern suchen sich auch beim Hund ein Ventil über Verhaltensauffälligkeiten oder Erkrankungen.

Es ist auf eine Weise paradox, dass wir selbst fast alle lernen mussten, irgendwie gut in die Form zu passen, die andere für uns bereithielten und in der wir möglichst reibungslos funktionieren sollten, dies nun aber auch von unseren Hunden erwarten. Im Buch *Fühlende Wesen* habe ich dieses Phänomen im Kapitel "Die Backform" ausführlich beschrieben. Manche Menschen halten eine Form bereit, die aus ihren Erwartungen besteht und in die sie ihren Hund pressen wollen. Ein Lebewesen ist aber kein Gerät, das man einschaltet, an dem man verschiedene Knöpfe drückt und dann mit dem gewünschten Ergebnis rechnen darf. Ich erhalte immer wieder Anfragen für die Tierkommunikation, in der Tierhalter mich bitten, ihrem Hund z. B. zu sagen, er brauche doch keine Angst zu haben oder solle nicht so an der Leine ziehen. Wir können jedoch ein autonomes Nervensystem nicht über Sprache erreichen und auf Vernunft oder Rücksicht von einem Hund hoffen. Er reagiert instinktiv und wie er es gelernt hat. Wollen wir, dass sich bei ihm etwas verändert, müssen wir zunächst unser Denken, unser Fühlen und unser Handeln verändern. Wir können unseren Hunden nichts vormachen, denn sie beobachten uns den ganzen Tag, sehen die Filme und Bilder in unseren Köpfen und nehmen die Energien wahr, die unsere Gefühle aussenden. Und darauf reagieren sie, denn niemand kennt uns so gut wie sie, und sie spüren, ob wir authentisch und in unserer Mitte sind - oder ob wir Doppelbotschaften aussenden und manipulativ mit ihnen in Kontakt treten.

Was wir von Hunden lernen können

Für den Einsatz in der psychotherapeutischen Praxis lehne ich eine Ausbildung von Tieren grundsätzlich ab, denn Hunde, Katzen, Pferde und viele andere Tiere brauchen keine Ausbildung für Mitgefühl und authentische Begegnungen. Lassen wir sie in ihrem natürlichen Wesen agieren, werden sie uns mit Interaktionen überraschen, die keinem Menschen einfallen könnten. So hatte mein verstorbener Retriever Linus, den man eher als grobmotorisch bezeichnet hätte, in einer Sitzung mit einem Kind, das panische Angst vor Hunden mitbrachte, von sich aus den Impuls, die Hand des Kindes überaus vorsichtig zu beschnüffeln. Er berührte es dabei kaum. Lediglich die feinen Haare seiner Schnauze kamen in die Nähe der kleinen Hand, die mein kleiner Klient in diesem Moment erstaunlicherweise nicht schreckhaft zurückzog. Linus' zarte Berührungen haben so sehr gekitzelt, dass das Kind anfing, herzhaft zu lachen, und aller Stress fiel augenblicklich von ihm ab. Dieser kleine Mensch machte erstmals nach all den Jahren der Angst die Erfahrung, dass der Kontakt zu einem Hund Freude auslösen kann - das Eis war gebrochen. In Sekundenschnelle! Hätte ich Linus zu dieser Aktion aufgefordert, wäre der Überraschungsmoment nicht eingetreten und das Kind hätte nicht gelacht, sondern Angst aufgebaut.

Tiere wissen intuitiv, was zu tun ist, und sind dabei auch noch viel feiner in der Wahrnehmung und schneller im Handeln. Nicht ohne Grund legt sich ein Hund immer in die Nähe oder sogar unter den Stuhl des einzigen Menschen im Raum, der Angst vor ihm hat. Er beschwichtig, verhält sich ruhig, ist einfach nur präsent und signalisiert: “Ich bin ungefährlich. Du kannst dich entspannen!”

Das ist für einen Hundephobiker natürlich nicht sofort erkennbar, aber kann er sich im Beisein des Hundes entspannen, weil ein anderer Mensch ihm zusätzlich Sicherheit vermittelt, wird er nach und nach seine Angst vor ihm abbauen können.

Meine Hündin Lissy führte mir dies vor vielen Jahren sehr deutlich vor. Eine Freundin hatte panische Angst vor Hunden. Sah sie einen Hund, flüchtete sie sich in ihr Auto oder brachte sich auf anderem Weg in Sicherheit. Weil sie mir aber vertraute, nahm sie immer wieder all ihren Mut zusammen und kam dennoch zu Besuch. Jedes Mal setzte sich meine Hündin Lissy neben sie und tat nichts, außer entspannt zu atmen. Eines Tages, meine Freundin und ich saßen uns am Tisch gegenüber, setzte sich Lissy wieder neben sie. Wir Frauen tauschten uns aus und vertieften uns in ein intensives Gespräch. Ohne dass es ihr bewusst war, begann die Hand meiner Freundin auf einmal, Lissy zu streicheln. Ich traute meinen Augen nicht, hielt aber meine Überraschung zurück, um dieses Wunder nicht zu stören.

Was war geschehen? Das Unterbewusstsein meiner Freundin hatte über die vielen Besuche registriert, dass sie sich mit Lissy sicher fühlen konnte. Während sie mit mir in diesem Moment tief im Gespräch versunken war, führte der Teil in ihr, der sich längst sicher fühlte, ihren Arm in Lissys Richtung und ließ ihre Hand meine Hündin streicheln. Meine Freundin bemerkte dies zu meinem Erstaunen überhaupt nicht, sondern plauderte weiter mit mir. Ich ließ eine kleine Weile verstreichen, bis ich amüsiert auf ihre Hand schaute, um sie auf das aufmerksam zu machen, was dort neben ihr geschah.

Niemals werde ich ihren Gesichtsausdruck vergessen! Entsetzen, Erstaunen und Erleichterung wechselten sich in einem Bruchteil von Sekunden ab, bis sie in schallendes Gelächter ausbrach. Ihre gesamte Anspannung in Bezug auf Lissy löste sich für immer in Luft auf. Auch auf andere Hunde reagierte sie nach diesem besonderen Moment deutlich entspannter. Lissy hatte ganze Arbeit geleistet. Ich war so stolz auf sie und freute mich von ganzem Herzen mit meiner Freundin!

Alle Tiere haben ein feines Gespür für Dysbalancen und sind an ihrem Ausgleich interessiert.

Unser Kater Clarence, der eng mit unseren Hunden Merlin und Linus befreundet war und nun mit den beiden auf der anderen Seite wieder vereint ist, tauchte immer dann in der therapeutischen Praxis auf, wenn in einer Einzelsitzung oder bei einer systemischen Aufstellung seine ganz besondere Form der Regulierung gebraucht wurde. Sein Erscheinen, er war ein Maine-Coon-Mix und sah aus wie ein schwarz-weißer, flauschiger Fußball, hat immer für ein Schmunzeln gesorgt. Clarence war ein unerschrockener und äußerst freundlicher Kater mit viel Humor, dem sich wirklich niemand entziehen konnte. Betrat er den Raum, musste auf magische Weise jeder schmunzeln. So ging er in der

Praxis zu jedem Besucher, begrüßte ihn, scharwenzelte um die Stuhlbeine und rollte sich anschließend mitten im Raum auf den Rücken, um dort tief und fest einzuschlafen. Eine bessere Demonstration für Beziehungsaufbau und Entspannung hätte uns niemand sonst so vorführen können.

Tiere spüren, wenn jemand aufgeregt, wütend, unsicher, fröhlich, traurig oder ängstlich ist und sind daher wahre Meister darin, unsere verdrängten Gefühle aufzuspüren. Weil unsere Hunde Rudeltiere sind, werden sie immer darum bemüht sein, eine entspannte Atmosphäre herzustellen. Jede Unruhe und jedes Ungleichgewicht im Rudel werden sofort bemerkt und durch verschiedene Interaktionen abgestellt oder ausgeglichen, um die Sicherheit der Gruppe im Inneren und nach außen zu gewährleisten. Ist ein Tier verletzt, wird es von anderen beschützt. Ist ein Leittier alt, wird ein jüngeres übernehmen. Sind die Junghunde zu wild, werden sie ausgebremst und korrigiert. Geraten zwei Hunde aneinander, kommen andere hinzu und schlichten.

Ich hatte mich kürzlich am Fuß verletzt und es war nicht klar, ob ich mir möglicherweise einen oder mehrere der Mittelfußknochen gebrochen hatte, denn ich wollte nicht zum Arzt gehen. Stattdessen legte ich den Fuß während der Arbeit hoch, um ihn zu schonen. Allerdings mussten natürlich auch die Hunde noch ihren Auslauf erhalten. So schlich ich wenige Stunden nach der Verletzung im Schneckentempo los und sie schlichen mit. Sonst sind sie an allem in der Umgebung interessiert, wuseln umher und lesen aufmerksam an jeder Ecke die Hundezeitungen. Diesmal jedoch nicht. Sie blieben nah bei mir, bis ich ihnen signalisierte, dass ich okay war und sie sich entspannen konnten.

Dies war nur eine kleine Einschränkung meiner Mobilität, die sich schnell wieder auflöste. Aber vielleicht wird dir darüber bewusst, wie sehr unsere Hunde auf uns reagieren. Jede körperliche Erkrankung hat zudem auch Einfluss auf die Psyche und umgekehrt.

Hunde gleichen die Unsicherheit anderer im Rudel aus, und auch wir Menschen achten instinktiv darauf und sorgen dafür, dass in unserer Gemeinschaft Harmonie herrscht. Schon kleine Kinder trösten, wenn jemand traurig ist. Sie spüren, wenn es dem anderen wieder besser geht, und spielen anschließend entspannt weiter. Wird jemand krank oder gerät anderweitig in Not, erhält er die Unterstützung der anderen, wie ich durch meine Hunde, als mein Fuß verletzt war. Sie wichen mir nicht von der Seite. Auch wir Menschen sind Rudeltiere und brauchen die Sicherheit unserer Gemeinschaft.

Ich bin der Meinung, dass Tiere von uns keine Anleitung brauchen, wie ein ausgeglichenes Miteinander ablaufen kann, oder? Wir können eher noch von ihnen lernen.

Rudeldynamiken erkennen und natürlich ausgleichen

Für ein ausgeglichenes Rudel braucht es ausgeglichene Menschen und Hunde. Da wir als Menschen diejenigen sind, die die Verantwortung für unsere Hunde übernehmen, sind auch wir dafür zuständig, eine ausgeglichene Atmosphäre zu schaffen, in der sie sich wohlfühlen und sich entfalten können. Dafür braucht es allerdings konsequente Psychohygiene unsererseits. Für unser Rudel bedeutet dies, dass ich bewusst miterlebe, was in meinem Inneren vor sich geht und mögliche Dysbalancen sofort ausgleiche. Dies ist wichtig, damit ich mit mir selbst in Kontakt sein kann.

Würde ich versuchen, das Rudel nicht aus meiner eigenen Verbindung heraus, sondern vom Verstand aus anzuführen und krampfhaft alles richtig zu machen, könnte ich auch nicht mit meinen Hunden verbunden sein - und sie könnten keine Verbindung zu mir herstellen. Das Chaos wäre vorprogrammiert. Sie wären möglicherweise überfordert und müssten selbst Entscheidungen treffen. Auch könnten sie sich alleingelassen oder vollkommen isoliert fühlen und dadurch mit psychischen und physischen Auffälligkeiten reagieren. Sie würden ähnliche Auswirkungen zu spüren bekommen wie vernachlässigte oder überbehütete Kinder und im Rahmen ihrer Möglichkeiten darauf reagieren.

Dies macht noch einmal deutlich, wie wichtig die Heilung unserer inneren Verletzungen ist. Ich kann nur mit mir selbst wirklich in Kontakt sein, wenn ich keine Angst mehr vor meinen Gefühlen habe. Das bedeutet nicht, dass ich meinen Hunden immer freudestrahlend gegenübertreten muss, sondern dass ich authentisch bin. Sie dürfen mitbekommen, wenn ich traurig, ärgerlich, nachdenklich, müde, dünnhäutig usw. bin. Diese Zustände gehören zum Leben dazu. Würde ich meine Gefühle selbst nicht wahrnehmen oder überspielen, wären die Hunde irritiert, weil sie einerseits meine Energie wahrnehmen, andererseits aber mein Verhalten nicht mit dieser Energie übereinstimmt und sie dadurch Doppelbotschaften empfangen.

An dieser Stelle möchte ich auch gerne das spirituelle Bypassing erwähnen. Damit ist gemeint, dass einige Menschen über die Hinwendung zur Spiritualität versuchen, den inneren Gefühlen zu entfliehen bzw. sie zu umgehen. Ganze Scharen geben sich größte Mühe, ihr Ego loszuwerden, denn das ist gesellschaftlich und spirituell mittlerweile negativ belegt. Lieber streben sie der Erleuchtung entgegen und finden für jede Situation und jedes Gefühl die passende Deutung, mit der sie sich aber in Wahrheit meist von dem Unangenehmen in ihrem Leben distanzieren.

Dazu möchte ich kurz und knackig meine Sicht schildern, gehe aber später im Buch noch einmal ausführlich darauf ein: Für mein Empfinden sind wir Seelen in menschlichen Körpern. Diese Körper sind ausgestattet mit einer Psyche und einem Geist. Unsere Seele möchte hier mithilfe unseres Körpers Erfahrungen sammeln und mit diesen Erfahrungen den Körper irgendwann wieder verlassen. Er ist quasi wie ihr Bus, mit dem sie durch dieses Leben cruist, und im nächsten Leben nimmt sie wieder einen anderen. Dieser Bus hat gewisse Eigenarten, Dellen, besondere Ausstattungsmerkmale und Qualitäten. Man könnte es auch unsere Persönlichkeit nennen. Ich frage dich nun: Warum sollte all das weg? Warum solltest du dich davon distanzieren? Wäre es nicht viel schöner, du würdest deinen Lebensbus und diese Lebensreise vollkommen bewusst genießen können, anstatt dich nach Atlantis oder in andere Sphären zu beamen?

Schaffen wir es, alle unsere Anteile, die durch Traumata abgetrennt wurden bzw. die wir verdrängen mussten, auf den Sitzen in unserem Bus Platz nehmen zu lassen, dann können wir dieses Leben vollumfänglich leben und das tun, wofür wir hier sind. Unsere Hunde könnten uns endlich wirklich erkennen und sich entspannt auf der Rückbank unseres Lebensbusses räkeln.

Kommen wir aber nun dazu, wie Hunde sich in unsere Familie eingliedern, was wir von ihnen lernen können und wie wir sie unterstützen können. Dies möchte ich dir anhand unserer eigenen Hunde vermitteln, so dass du für dich und deinen Hund davon etwas ableiten und vielleicht sogar umsetzen kannst.

Obwohl Blümchen mit fünf Wochen von ihrer Mutter getrennt wurde und sehr verängstigt zu uns kam, konnte sie, aber vor allem wir, von unseren alten Hunden Merlin und Linus noch viel darüber lernen, wie sich Hunde verhalten. Parallel dazu konnten wir Menschen ihr durch viel Nähe die fehlende Sicherheit geben, die sie aufgesaugt hat wie ein Schwamm. Anfangs traute Blümchen sich wegen der beiden großen Rüden nicht, vom Sofa hinunter auf deren Ebene zu gehen. Nur ganz vorsichtig erkundete sie in unserem Beisein ihr neues Zuhause und den Garten. War etwas unheimlich, flitzte sie wieder schnell zurück auf das Sofa, ihre sichere Insel. Jeden Tag machte sie kleine Fortschritte, und wir halfen ihr an Stellen, die ihr nicht geheuer waren, indem wir einfach nur ruhig bei ihr blieben und ihr signalisierten, dass sie sicher aufgehoben war. Während Linus ebenfalls eine sichere Ruhe ausstrahlte, zeigte Merlin überraschenderweise erzieherische Qualitäten und setzte dem Küken klare Grenzen. Seine Interventionen haben mich das ein oder andere Mal sehr beeindruckt, denn er nahm nicht ansatzweise Rücksicht auf das zarte Wesen, sondern faltete Blümchen blitzschnell zusammen, wenn sie ihn z. B. übermütig angesprungen hatte. Er war der Einzige im Rudel, bei dem sie dies nie wieder versucht hat und vor dem sie großen Respekt hatte. Mein Herz schaffte es einfach nicht, diese Strenge walten zu lassen. Dennoch hat mir Merlin dadurch gezeigt, dass ein Hund kein Mitleid kennt, sondern mit dem Setzen von Grenzen, die für ihn nicht ansatzweise verhandelbar waren, für Klarheit sorgt.

Ich setzte mich auf meine Weise mit beharrlicher Kontinuität und Ruhe durch. Das dauerte zwar länger, aber es entspricht meinem Naturell im Umgang mit zarten Seelchen mehr.

Durch ihre beiden Vorbilder hat Blümchen auf Hundeebene im Laufe der Zeit mehr Sicherheit und Klarheit erfahren dürfen, als wir Menschen es ihr je hätten vermitteln können. Bei Spaziergängen lief sie immer neben Linus und lernte von ihm in den 12 Monaten, die er noch bei uns war, alles, was ein Hund in unserer Welt lernen muss, wie z. B. souveränen Kontakt zu fremden Hunden, schnelle Beruhigung in Schreckmomenten und die Interaktion im Rudel außerhalb des sicheren Zuhauses. Linus hat sie während der gesamten Zeit interessanterweise vollkommen ignoriert, und seine kleine Schülerin perlte mit ihren Kontaktversuchen an ihm ab wie an einer Teflonschicht. Dennoch war er aber immer sofort zur Stelle, wenn sie seine Hilfe brauchte.

Heute ist Blümchen eine kernige Hündin, die damals nach Linus' Tod in seine Fußstapfen als Pathfinder schlüpfen wollte, aber aufgrund ihres jungen Alters damit noch überfordert war und meinen Support brauchte. Ich hatte bei ihr früher immer das Bild von einer hauchfeinen Daunenfeder. Als Blümchen zu uns kam, war sie ganz zart, und der kleinste Reiz, wie eine Spiegelung in der Fensterscheibe, hat sie verunsichert und hysterisch ausflippen lassen. Mit der Zeit wurde der zarte Federkiel immer stabiler.

Nach Linus' Tod gab sie Merlin Halt und Orientierung. Er war kurz nach Linus zu uns gekommen, und Linus war für den unsicheren Collie immer eine wichtige Orientierungshilfe gewesen. Als Merlin nun, aufgrund seines Alters, an Sehkraft verlor und zunehmend dement wurde, fand er in Blümchen einen anderen blonden Fleck (Linus war ein Golden Retriever), dem er hinterherlaufen konnte.

Als auch er verstarb, war Blümchen für eine Woche Einzelhund. Nuria war zwar schon adoptiert, nachdem ich sie auf einer Tierschutzseite "zufällig" entdeckt hatte, aber aufgrund der geschlossenen Grenzen während der Pandemie konnte sie nicht aus Sardinien ausreisen. Ich hätte mir sehr gewünscht, dass Merlin und sie sich noch kennengelernt hätten.

Als die junge Hündin schließlich zu uns kam, war sie von der langen Reise erschöpft und mit der neuen Umgebung und uns vollkommen überfordert. Sie knurrte Blümchen an, wollte auch von uns nichts wissen und bat um Abstand und Ruhe. Ihre enorme Präsenz war trotz der Erschöpfung aber bereits sehr beeindruckend. Als Herdenschutzhund-Mix bringt sie gewisse Anlagen mit, die mir bis zu ihrer Adoption noch fremd waren. Natürlich hatte ich mich entsprechend vorbereitet. Mir war bewusst, dass sie eine andere Form der Bindung als Blümchen benötigen würde, in der sie mehr Raum für eigene Einschätzungen und Entscheidungen erhält, aber dennoch auch Grenzen gesetzt bekommt.

Meine Tochter Jana schlief in der ersten Nacht mit Nuria im Wohnzimmer, und als ich am nächsten Morgen mit Blümchen dazu kam, hatte sie bereits Kontakt zu Jana hergestellt. Blümchen und mich beobachtete sie noch mit sicherem Abstand. Ich ließ sie in Ruhe alles erkunden und sich orientieren. Als ich mich mittags in der Küche hinhockte, weil Nuria mich ansah, kam sie langsam und vorsichtig auf mich zu, trat noch ein wenig näher heran, senkte den Kopf und drückte ihre Stirn an meine Brust. Diesen berührenden Moment werde ich nie vergessen.

Als ich ihr Bild im Internet gesehen hatte, hatte mein Herz höher geschlagen, denn ich fühlte, sie ist "eine von uns". Auf dieses Gefühl kann ich mich immer verlassen. Ich hatte vorab über die Ferne mental Kontakt zu Nuria aufgenommen, ihr alles bei uns gezeigt und sie gefragt, ob sie gerne zu uns kommen möchte. Damals schon fühlte ich eine intensive Verbindung zu ihr, und nun hatte sie diese in der Küche auch zu mir aufnehmen können.

Den ersten Tag verbrachten wir alle gemeinsam im Garten. Blümchen versprühte mit ihrer fröhlichen Art viel Leichtigkeit und steckte Nuri damit an. Nuri war aber auch immer noch damit beschäftigt, hier zu landen und sich zu erholen. Zu unserer Überraschung geschah dann am Abend ein Wunder: Die beiden tobten gemeinsam durch unseren Garten und wirkten so, als würden sie sich schon ewig kennen.

Mittlerweile hat Blümchen viele Ängste überwinden und die Position von Linus auf ihre eigene Weise voll ausgefüllt, obwohl wir sie ihr nicht übertragen hatten. Heute stellt sie offen und sicher

Kontakt zu anderen Hunden und Menschen her und hat Nuri ihr Ankommen bei uns erleichtern können. Da in Blümchen terrierähnliche Züge erkennbar sind, ist die Balance zwischen Unterstützung und klaren Grenzen immer wieder wichtig. Hätten wir ihr nicht schon früh Grenzen gezeigt, hätte sie durchaus das gesamte Rudel unter ihre Fittiche nehmen und uns mit übersteigerten Allmachtsphantasien regieren wollen.

Dennoch hat Blümchen auch immer noch tiefsitzende Ängste, die jeden Tag sichtbar sind. Als würde ihr eine durch ihre Mutter geprägte Schutzhülle fehlen, reagieren ihre sensiblen Nerven auf bestimmte Reize über. Dies zeigt sich in ihren Reaktionen, aber auch über ihre Haut, die empfindlich ist und immer wieder Rötungen aufweist. Betritt jemand das Haus, ist sie außer sich, weil sie sich damit noch überfordert fühlt und meine Hilfe benötigt. Bei einigen Geräuschen schreckt sie immer noch zusammen. Sind wir nicht in ihrem Sichtfeld, läuft sie uns nach, um in unserem sicheren Feld Beruhigung zu finden. Ihre Prägungsphase war nicht die beste, denn durch die frühe Trennung von ihrer Mutter fehlte ihr eine sichere Bindung und auch ein sicherer Umgang mit der Umwelt. Erkennst du die Parallelen zu dem, was wir Menschen durchmachen, wenn wir ohne Schutz und Zuwendung aufwachsen?

Durch unseren Einsatz konnten wir einen Großteil der fehlenden Sicherheit bei Blümchen nachnähren. Ihre frühe Wunde jedoch, die durch die Trennung von ihrer Mutter entstanden war, bleibt und ist leicht zu triggern. Deshalb sorgen wir für viel Ruhe und sind immer dann an ihrer Seite, wenn sie einmal unsicher ist.

Mir fiel es lange schwer, Blümchen allein zu Hause zu lassen, um z. B. zum Einkaufen zu fahren. Ich hatte die Sorge, dadurch ihre Trennungsangst zu triggern. Irgendwann aber wurde mir bewusst, dass es sich dabei um meine eigene Angst vor dem Verlassenwerden handelte, und ich kümmerte mich darum, diese aufzulösen. Es ist so wichtig, dass wir unsere traumatisierten Hunde aus ihrem Trauma freigeben und nicht durch unsere eigenen in diesem Zustand festhalten. Dafür müssen wir uns und unser Handeln immer wieder reflektieren und gegebenenfalls aktualisieren.

Auch Nuria hat durch ihre Erfahrungen auf den Straßen Sardiniens eine Unsicherheit vor fremden Menschen behalten. Zunächst ist sie misstrauisch, was sicherlich auch typisch für Herdenschutzhunde ist. Dann aber erkundet sie interessiert jeden Besucher und nimmt Kontakt auf, sobald sie sich für Nurias Empfinden nicht mehr unkontrolliert im Raum bewegen, sondern sich setzen. Geht ein Fremder auf sie zu, bellt sie, um ihren sicheren Abstand zu wahren. Würde man diese Sicherheitszone übertreten, würde sie noch vehementer die Grenzüberschreitung anzeigen oder aus Hilflosigkeit kollabieren. Selbst bei Spieleinladungen hat sie anfangs die Flucht ergriffen und sich versteckt. Nuria war zusammen mit ihrer Schwester eingefangen worden. Die Todesangst, die sie damals gespürt hat, zeigt sich auch heute noch ab und zu, weshalb Besucher immer die Anweisung erhalten, sie nicht anzuschauen oder zu bedrängen. Sie braucht ihre Zeit, um sich erst einmal zu entspannen und zu orientieren, bevor sie Kontakt zulassen kann. Unsere Aufgabe ist es, sie in ihrem Wesenskern zu stärken, indem wir ihr Sicherheit geben und gleichzeitig dafür zu sorgen, dass ihr Schutztrieb sich in einem natürlichen Rahmen bewegen darf, der sie jedoch nicht überfordert.

Die liebevolle Energie meiner Hündin Lissy, meinem Seelenhund, mit dem damals meine Reise zur Bewusstwerdung begann, ist nun schon seit drei Jahrzehnten bei uns geblieben, denn sie wurde von ihr zu Linus, den sie aufgezogen hatte, zu Merlin, zu Blümchen und bis hin zu Nuri weitergegeben. Auch wenn Merlin, Blümchen und Nuri sie nicht mehr kennengelernt haben, so ist Lissys Energie wie der Faden einer Perlenkette, der sich durch alle unsere Hunde-Perlen hindurchzieht, sie miteinander verbindet und dadurch weiter existiert und wirkt. Unsere verstorbenen Hunde sind auf gewisse Weise immer noch Teil unseres Rudels, auch wenn sie körperlich nicht mehr anwesend sein können.

Ist einer unserer Hunde in die andere Welt hinübergegangen oder ein neuer Hund kam dazu, so hat dies natürlich immer wieder für Irritationen gesorgt. Nicht nur waren wir alle traurig, auch musste sich jeder der schon anwesenden Hunde im Rudel neu orientieren und seinen Platz finden.

In solchen Übergangsphasen haben wir die Hunde anfangs beobachtet und ihr Miteinander auf uns wirken lassen, um gegebenenfalls ausgleichend einzuwirken, wenn einer von ihnen zu sehr aus seiner Mitte geraten wäre. Auch in ihnen hätten durch die Irritationen verdrängte Gefühle reaktiviert werden können. Außerdem hätten die Hunde, die schon länger Teil des Rudels waren, bei einem Neuzugang möglicherweise die Bindung zu uns und untereinander hinterfragen wollen, was durchaus auch zu Unruhe hätte führen können.

Diese Dynamiken kennen wir auch aus Familiensystemen, wenn ein Geschwisterchen geboren wird, Eltern sich trennen oder jemand stirbt. Auch dann muss sich innerhalb der Familie erst einmal alles zurechtruckeln und neu sortieren. Als Verantwortliche müssen sich die Eltern und auch die Hundehalter dann darum kümmern, dass sich die natürliche Ordnung in der Familie bzw. im Rudel wieder einstellen kann. Dies jedoch ist uns nur möglich, wenn wir selbst gut reguliert sind und wir die Verbindung zu uns, zu den anderen und zu der natürlichen Ordnung spüren können.

Jedes Lebewesen umgibt ein Energiefeld, das sich aus Gedanken und Gefühlen zusammensetzt. Tiere sind wie wir in der Lage, das Energiefeld anderer wahrzunehmen. Sind wir ruhig und entspannt, kann auch das Rudel in der neuen Zusammensetzung entspannt zueinander finden.

Hat ein Rudelmitglied seinen Körper verlassen, ist es wichtig, dass die Trauer über den Verlust gefühlt werden darf und ein Neuzugang nicht als Ersatz eine Lücke füllen und den Schmerz lindern soll. Niemand kann einen anderen ersetzen. Jedes Lebewesen ist einzigartig und verdient, angenommen und um seiner selbst willen geliebt zu werden.

Der sehnliche Wunsch nach einer sicheren Beziehung

Weil eine gesunde Beziehung die Basis im Miteinander mit unseren Hunden und anderen ist, komme ich noch einmal zurück auf das Thema "sichere Bindung", denn genau die suchen viele der traumatisierten Hundehalter in der Beziehung zu ihrem Hund. Bevor ich dir Beispiele aus meiner Praxis und entsprechende Lösungswege vorstelle, ist es zunächst einmal wichtig, dass du nachvollziehen kannst, wie es überhaupt zu Problemen in euer Beziehung kommen kann - oder schon gekommen ist.

Dazu ein Beispiel für Irritationen, die bereits in den ersten Lebensjahren entstehen und sich heute auf euer Miteinander auswirken können: Kinder brauchen für eine sehr lange Zeit die liebevolle Fürsorge ihrer Eltern, um auf allen Ebenen gesund heranwachsen und eine sichere Bindung zu ihnen aufbauen zu können. Leider aber ist Eltern dies nicht immer möglich, und selbst wenn sie ihrem Herzen folgen möchten, können sie von außen Ratschläge erhalten wie: "Du musst dein Kind schreien lassen. Das stärkt die

Lungen. Du lässt dich von deinem Baby manipulieren. Lauf doch nicht immer sofort zu ihm, wenn es quengelt. Ein Baby gehört in sein Bett und nicht in das Bett der Eltern. Wie, du bist immer noch beim Kind? Es ist doch schon zwei Jahre alt und sollte in die KiTa!" All dies sind Aussagen, die zeigen, wie weit Menschen von ihrem Herz und ihrem Instinkt entfernt sind. Jedes natürliche Säugetier und auch andere Tiere kümmern sich instinktiv um ihre Jungen, bis sie selbstständig laufen, sich orientieren und Nahrung finden können. Mit dieser Fürsorge sind alle fühlenden Wesen von Mutter Natur ausgestattet worden, weil die Arten ansonsten aussterben würden. Wieso sollten Menschen aber ihre Babys so schnell wie möglich abgeben? Ich möchte nicht glauben, dass Lieblosigkeit selbstverständlich und gesellschaftsfähig geworden sein könnte und dass Frauen nicht mehr ihrem Mutterinstinkt folgen sollten - oder mittlerweile nicht mehr können. Jede Mutter kann fühlen, was ihr Kind braucht und wie sie es aufziehen möchte, so sie nicht selbst von sich abgetrennt worden ist. Das Einzige, was ein Maßstab sein sollte, ist das Wohlergehen von Mutter und Kind. Wie viele Kinder wollen z. B. noch nicht in den Kindergarten? Und wie vielen Müttern bricht es das Herz, ihr Kind abzugeben? Dann sind beide noch nicht so weit, und das sollte aus meiner Sicht in Ordnung sein dürfen.

Es ist völlig unnatürlich, Kinder frühzeitig von der Mutter zu trennen. Mutter und Kind spüren, so die Mutter nicht eigene Bindungsverletzungen auf ihr Kind projiziert, wann die natürliche Ablösung schrittweise einsetzt. Dies geschieht auf ganz natürliche Weise, solange die Mutter sich nicht an ihr Kind klammert, weil sie vielleicht Angst hat, wieder verlassen zu werden, so wie sie es als Kind erleben musste. Ist die Bindung zu seiner Mutter sicher, löst sich ein Kind nach und nach selbst von ihr und wird dabei von ihr unterstützt. Das stärkt sein Selbstvertrauen und auch das Vertrauen in seine Mutter. Eine Mutter wird instinktiv immer alles dafür tun, um ihre Kinder zu schützen, und zur Not auch ihr Leben opfern. Ist ein Kind sich des Schutzes und der Liebe seiner Mutter sicher, so fühlt es sich aufgehoben und wird neugierig seine Umwelt erkunden, eigene Erfahrungen machen und sich entwickeln. Ja, dazu gehören durchaus auch Erfahrungen, die Mütter ihren Kindern gerne ersparen würden, wie z. B. hinzufallen, sich wehzutun, Fehler zu machen und sich mit anderen zu streiten. Will aber eine Mutter ihr Kind vor dem Leben bewahren und wird wie beim Eisstockschießen zum Schrubber, damit der Pümpel, also ihr Kind, sanft durch sein Leben gleiten kann, so hat sie zwar die besten Absichten im Sinn, verhindert aber gleichzeitig auch, dass ihr Kind an Herausforderungen wachsen und neue Fähigkeiten entwickeln kann. In der Folge wird das Kind sich möglicherweise nichts zutrauen und keine eigenen Entscheidungen treffen können.

Ersetzen wir im letzten Abschnitt das Kind durch einen Hund, erschließt sich leicht, dass die Ursachen vieler Probleme in der Mensch-Hund-Beziehung seltener beim Hund zu finden sind, sondern eher bei seinem Menschen, wenn dieser weder Liebe noch Schutz erfahren durfte oder sich nicht entfalten konnte. Daher gehen wir jetzt noch ein wenig tiefer darauf ein, damit du dich reflektieren und mögliche Ursachen für eure Schwierigkeiten, so ihr welche habt, ausmachen kannst.

Wir können uns sicher, ausgeglichen und verbunden fühlen, wenn Körper, Geist, Psyche und Seele wie ein Team harmonisch miteinander agieren. Stell dir diese Bereiche als Teile eines Mobiles vor. Tippen wir ein Teil des Mobiles an, bewegen sich auch die anderen. Hängt ein Teil schief oder hat sich verkantet, geraten auch die anderen in Schieflage bzw. können nicht mehr frei schwingen.

So nimmt auch jeder der oben genannten Bereiche Einfluss auf den jeweils anderen, weshalb sich z. B. unterdrückte Gefühle entsprechend auf den Körper (z. B. Verspannungen, Magen- oder Rückenschmerzen) oder den Geist (z. B. eingeschränktes oder negatives Denken) auswirken können. Für eine ganzheitliche Heilung ist es daher wichtig, nicht nur auf körperlicher oder kognitiver Ebene nach Ursachen zu suchen, sondern auch mögliche unterdrückte Gefühle aufzuspüren und wieder zu integrieren.

Ausgerechnet diese unterdrückten Gefühle (z. B. Angst vor Ablehnung, Nähe, Grenzüberschreitung, Demütigung, Gewalt, Verlassenwerden) werden insbesondere von den Menschen und Tieren getriggert, die die Betroffenen eigentlich gerne nah an sich heranlassen würden. Werden die Betroffenen von ihnen getriggert, halten sie fälschlicherweise ihre Liebsten für diejenigen, die ihnen wehtun wollen, dabei erinnern sie sie lediglich an das, was ihnen widerfahren ist bzw. was ihnen gefehlt hat. Unbewusst reagieren sie mit den in ihrer Kindheit entstandenen Reaktionsmustern und fragen sich, warum sie sich immer wieder in demselben Dilemma wiederfinden. Sie können das Muster dahinter tatsächlich auch nicht erkennen, wenn es sich zu einer Zeit in ihrem Leben gebildet hat, als ihnen noch keine anderen, hilfreicheren Reaktionen zur Verfügung gestanden haben. Zu diesen Reaktionen gehören z. B. Rückzug, Kontaktabbruch, Dissoziation, Anpassung, Aggression und Selbstaufgabe.

Emotional ausgehungert durch fehlende Nähe und Zuwendung, möchten sie aber eigentlich am liebsten mit dem anderen verschmelzen – wie mit ihrer Mutter, als sie noch in ihrem Bauch waren. Gleichzeitig ist aber auch die Angst, noch einmal das zu erleben, was sie in ihrer Kindheit erfahren mussten, immer präsent. Sie befinden sich in einem Konflikt, in dem sie hin- und hergerissen sind zwischen dem Wunsch nach Nähe und nach sicherer Distanz.

Verlassen sie einen Partner oder geben ihren schwierigen Hund wieder ab, weil sie hoffen, dass es mit dem nächsten besser klappen könnte, werden sie höchstwahrscheinlich auch mit ihm unbewusst das Bindungstrauma ihrer Kindheit reinszenieren. Dies geht so lange weiter, bis ihnen ihr Muster bewusst wird. Erkennen sie, dass ihr Hund nicht der Verursacher der tiefen Verletzungen ist, sondern sie nur an ihren tiefen Schmerz erinnert, dann können sie das kleine Kind in sich liebevoll in den Arm nehmen, sich ihren Gefühlen zuwenden und ihren Hund aus der Rolle des Spiegelnden entlassen. Werden dann die bislang verdrängten Gefühle gefühlt und integriert, stellen die Betroffenen beim nächsten Trigger meist überrascht fest, dass sie nicht mehr auf ihn reagieren. Ein neues Muster hat das alte ablösen können. Sind ihnen die entsprechenden Muster bewusst, werden sie ihre ungestillten Bedürfnisse nicht mehr länger auf ihre Hunde projizieren, sondern sich selbst um deren Erfüllung kümmern.

Weil vielen Menschen diese Dynamiken nicht bekannt oder bewusst sind, haben einige aus ihrer Enttäuschung heraus die Überzeugung entwickelt, dass sie sich nicht auf andere Menschen verlassen können. Wenn die Betroffenen aber wüssten, dass ihre heutigen Konflikte, z. B. mit ihren Beziehungspartnern, möglicherweise auf ihre frühen Bindungsverletzungen zurückzuführen sind und dass durch deren Heilung immer noch die Möglichkeit besteht, auch mit einem Menschen eine solch vertrauensvolle Beziehung wie mit ihrem Hund zu erleben, würden sie vielleicht wieder Hoffnung schöpfen und alles unternehmen, damit dies doch noch möglich werden kann.

Sichere Beziehungen brauchen sichere Grenzen

Ich greife das Grenzthema hier noch einmal zur weiteren Vertiefung auf, weil sichere Grenzen wirklich elementar sind, um sich überhaupt auf eine Beziehung einlassen zu können.

Viele Menschen mit Bindungstrauma haben Angst, sich in einer Beziehung zu z. B. ihrem Partner nicht klar abgrenzen zu können. Aus Erfahrung befürchten sie, dass sie sich selbst verlassen und sich zu sehr anpassen könnten, um den anderen nicht zu verlieren, oder dass sie bei einer Grenzüberschreitung durch ihr Gegenüber erneut verletzt werden. Sie haben häufig nicht lernen dürfen, ihre Bedürfnisse und Grenzen wahrzunehmen und zu benennen oder diese wurden nicht beachtet bzw. übergangen. Aber auch ein Hund, der sehr klar kommuniziert, kann dann trotz seiner feinen Wahrnehmung die Grenzen seines zweibeinigen Freundes überschreiten, weil sie nicht erkennbar sind. Das fehlende Sicherheitsempfinden seines Menschen ruft in ihm dann die gleiche Hilflosigkeit hervor und äußert sich z. B. in "Pöbeln", "Ungehorsamkeit", Aggression oder neurotischem Kratzen. Ich habe die beiden Begriffe extra in Anführungsstriche gesetzt, weil beides leicht fehlgedeutet gedeutet wird.

Damit meine Klienten kleine Pausen von der Unsicherheit im Kontakt mit ihrem Umfeld bekommen und sich in Ruhe wieder sammeln können, empfehle ich, während der Heilungsphase einen Schutzraum für sich auszumachen, in den sie sich zurückziehen und ausruhen können. Sie brauchen wenigstens einen Ort, an dem sie sich sicher fühlen und dessen Tür ansonsten niemand ohne ihre Zustimmung öffnet. Über diesen physischen Schutzraum können sie außerdem lernen, zunächst erst einmal rein praktisch eine physische Grenze zu ziehen und diese mit der Zeit immer besser zu halten. Das allein fällt vielen bereits schwer, weil sie Angst haben, ihre Abgrenzung könnte bei ihren Lieben das Gefühl von Ablehnung hervorrufen – und dieses Gefühl kennen sie selbst meist zu gut. Können sie aber erkennen, dass sie eine Entscheidung *für* sich und nicht *gegen* den anderen treffen, kann es ihnen schon ein wenig leichter fallen.

Im weiteren Verlauf geht es dann darum, die eigenen Grenzen zu erspüren und schließlich auch zu benennen.

Weil insbesondere emotionale Grenzverletzungen aber sehr subtil stattfinden können, trauen Betroffene häufig ihren eigenen Gefühlen nicht oder haben Sorge, (wieder) engstirnig, überempfindlich oder hysterisch zu wirken, wenn sie ansprechen würden, dass ihnen etwas zu viel bzw. unangenehm ist. Dabei können Grenzverletzungen bereits durch Mimik, Gestik und vor allem durch anzügliche, starrende oder abwertende Blicke stattfinden und auch in anderen Menschen Verunsicherungen auslösen.

Die Kommunikation über die Augen, wie z. B. das Anstarren, kennen wir auch von unseren Hunden. Unsere Hündin Nuria beherrscht dies sehr gut. Indem Kopf, Rücken und Rute eine Linie ergeben, formt sich ihr Körper zu einem weißen Pfeil, der jeden Moment losschießen wird. Ihre Augen fixieren Blümchen und jeder Muskel macht sich bereit zum Angriff, während Blümchen in diesen Sekunden immer mit ihren Yogaübungen beginnt und sich nach allen Seiten streckt, um die innere Spannung abzubauen. Blümchen hat gelernt, dass Nuria dieses Verhalten zeigt, bevor sie zum Spiel ansetzt. Würde Nuria dies bei einem unsicheren Hund praktizieren, der sie nicht kennt, könnten ihr Blick und ihre Körpersprache zu einer Eskalation führen, weil der andere Hund sich bedroht fühlen könnte.

So können auch unter Menschen Blicke fehlgedeutet werden. Hat es in der frühen Kindheit unangenehme Erfahrungen mit Augenkontakt gegeben, wie z. B. bei Strafe, Machtausübung oder Abwertung, und die Betroffenen haben seinerzeit diese Blicke nicht auf ihre Handlungen, sondern auf sich persönlich bezogen, wird es ihnen heute möglicherweise immer noch schwerfallen, Augenkontakt zuzulassen. Weil Augen das Tor zur Seele sind, können Kinder, die solche Erfahrungen als Abwertung empfunden haben, auch später im Leben immer noch Scham empfinden und unbewusst befürchten, jemand würde erkennen, dass sie wirklich 'schlecht' sind, und sie dann erneut ablehnen.

Kommt dir dieses Thema vielleicht bekannt vor? Dann möchte ich dir nun ein wenig den Rücken stärken, damit du dich zukünftig besser abgrenzen und vor solchen Situationen schützen kannst, denn so etwas hast du nicht verdient!

Beispiel Grenzüberschreitung

Stell dir vor, jemand kommt ungefragt in deine Wohnung und zertrümmert deinen Fernseher, kippt seinen Müll in dein Wohnzimmer und bedient sich an deinem Kühlschrank. Wie würdest du reagieren? Würdest du ihn gewähren lassen oder stoppen und rauswerfen?

Im Zwischenmenschlichen finden vergleichbare Vorgänge statt, nämlich wenn jemand dich abwertet, demütigt oder schlägt (TV zertrümmert), dich ungefragt als seelischen Mülleimer benutzt (Müll auskippt) oder Erwartungen an dich hat und einfach davon ausgeht, dass du jederzeit zur Verfügung stehst (Kühlschrank leer).

> Du darfst, nein du musst sogar *nein* sagen,
> wenn du etwas nicht möchtest oder
> dir etwas zu viel ist!

Weil du dir der wichtigste Mensch in deinem Leben sein darfst, sagst du aus Liebe zu dir *nein*. Das muss niemand außer dir verstehen.

Beginne zunächst mit Situationen, in denen dir dies leichter gelingen kann, wie z. B. im Restaurant, wenn du gefragt wirst, ob du noch etwas zu trinken bestellen möchtest und vorher aus Höflichkeit vielleicht ja gesagt hättest.

Anschließend übst du dein *Nein* bei Menschen in deinem Umfeld, z. B. wenn dich eine Freundin fragt, ob du während ihres Urlaubes ihre Blumen gießen könntest und du möchtest oder kannst ihr diesen Wunsch gerade nicht erfüllen.

Vor einigen Jahren bin ich nach einem TV-Beitrag über meine Arbeit dermaßen von Anfragen überflutet worden, dass ich nicht wusste, wo mir der Kopf stand. Es fiel mir damals sehr schwer, meine Bedürfnisse ernster zu nehmen als die der Tiere meiner Kunden. War ein Tier krank oder lag im Sterben, konnte ich einfach nicht *nein* sagen. Hunderte Male habe ich dadurch meine eigene Grenze verletzt und brannte nahezu aus. Eines Tages kam folgender Satz während einer Meditation zu mir:

"Ein NEIN ist ein JA für mehr."

Es dauerte eine Weile, bis ich seine Botschaft wirklich verstand. Daraufhin hängte ich eine Sauerstoffmaske an die Decke über meinem Schreibtisch, um mich täglich immer wieder an meinen Selbstschutz zu erinnern. Ich hatte erkannt, dass ich lernen musste, *nein* zu sagen, um gesund zu bleiben und dadurch noch viel mehr Tieren und ihren Menschen helfen zu können.

Auch im Flugzeug müssen wir bei einem Druckverlust zunächst uns selbst mit Sauerstoff versorgen, bevor wir uns um andere kümmern. Würden wir dies nicht tun, würden wir ernste Probleme bekommen und niemandem mehr helfen können.

Solltest du Schwierigkeiten beim Setzen von Grenzen haben, dann studiere einmal die Menschen und Tiere aus deinem Umfeld, die dir dies vormachen.

Wie genau und wann grenzen sie sich ab?

Kannst du deine eigenen Grenzen wahrnehmen? Vielleicht magst du einmal beobachten, in welchen Momenten dein Bauch sich zusammenzieht und du innerlich zurückweichst.

Und kannst du die Grenzen deiner Liebsten, auch die deines Hundes, wahren? Kannst du erkennen, wenn ihm etwas zu viel ist?

Wo hören deine Grenzen auf und wo beginnen die der anderen?

Beobachte insbesondere einmal deinen Hund. Kann er sich abgrenzen? Und wenn ja, wie genau macht er das?

Scheust du dich möglicherweise, vehementer zu werden, um dich zu positionieren?

Wirst du vielleicht innerlich sogar aggressiv, lehnst Aggression aber ab, weil du sie selbst erfahren musstest?

Dein Hund sucht nach deinen Grenzen, denn sie geben ihm Orientierung! Hat er keine Orientierung, kann er sich haltlos fühlen und unsicher werden oder glauben, er müsse das Rudel übernehmen und sich um alles kümmern, was nicht selten zu Überforderungen führt.

Nuria und der Gartenzaun

Nuria macht uns täglich vor, wie Abgrenzen aussehen kann. Im Haus ist sie der sanfteste Hund, den man sich nur vorstellen kann. Sie ist tiefenentspannt. Am Gartenzaun wird sie dann allerdings zur tobenden Bestie. Würdige ich ihren Einsatz und rufe sie zurück, kommt sie schwanzwedelnd ins Haus und ist augenblicklich wieder der sanfte Hund.

Ich hatte mir ihr Verhalten einige Male genau angeschaut, mich über diesen extremen Wechsel gewundert und gedacht: "Okay, sie passt halt auf ihr Revier auf." Es dauerte eine Weile, bis ich ihre Lektionen wirklich verstanden hatte:

1. Aggression ist nichts Schlechtes, sondern natürlich.
2. Aggression sichert unsere Grenzen und löst sich auf, sobald die Grenzen wieder sicher sind.
3. Grenzen zu setzen braucht keine Erklärung.
4. Nuri ist kein aggressiver Hund, nur weil sie am Zaun so wirkt. Sie kann aggressiv werden, wenn es sein muss, und sofort wieder auf Entspannung umschalten.
5. Grenzen zu ziehen ist in Ordnung!

Lernen wir, den inneren Druck, den wir schon so lange mit uns herumtragen, kontrolliert abzulassen und ihn nicht mehr explosionsartig und unkontrolliert nach außen zu entlassen, ist Aggression ein vollkommen natürliches Verhalten, das in gewissen Momenten durchaus angemessen ist.

In meiner Praxis setze ich für die Arbeit mit Grenzen Seile oder Hula-Hoop-Reifen ein. Vielleicht magst du damit selbst ein wenig experimentieren und schauen, wo und in welchem Abstand du dein Seil/deine Grenze um dich herum platzieren möchtest. Wie viel Raum um dich herum brauchst du wirklich, um dich sicher fühlen zu können?

Kommen wir aber noch einmal zurück auf das Thema "sichere Beziehungen": Wollen wir sichere Beziehungen pflegen, kann es sinnvoll sein, auch einmal die beruflichen und privaten Kontakte genauer anzuschauen. Bist du von Menschen umgeben, die dir wohlgesonnen sind, die dich aufbauen, unterstützen und so annehmen und lieben, wie du bist? Oder hast du auch Kontakte, bei denen du dich nicht verstanden oder sogar abgelehnt und anschließend irgendwie leer fühlst? Sollte dies so sein, dann überprüfe doch einmal, aus welchen Gründen du dich solchen

Situationen aussetzt und ob ein klärendes Gespräch hilfreich sein könnte.

Die wohl intensivste und nicht selten auch schwierigste Beziehung ist:

Die heutige Beziehung zu den Eltern

Diese beiden Menschen schenken ihren Kindern das Leben und viele von ihnen gehen aus der Liebe ihrer Eltern zueinander hervor. Mit ihnen verbringen die meisten Kinder mindestens 18 Jahre ihres Lebens, in denen sie bestenfalls geliebt, umsorgt, unterstützt und auf ihr eigenes Leben als Erwachsene vorbereitet werden.

Aber nicht immer läuft alles so, wie Eltern und Kinder es sich wünschen, so dass beide Seiten unter Umständen auch dann noch daran zu knabbern haben, wenn die Kinder längst das Haus verlassen haben.

Irgendjemand sagte einmal: "Wenn du glaubst, du bist erleuchtet, dann verbringe einmal ein Wochenende mit deinen Eltern."

Viele Erwachsene finden sich im Kontakt zu ihren Eltern urplötzlich in ihren Kinderschuhen wieder, denn es werden leicht alte Knöpfe gedrückt, wenn die Beziehung zu ihnen nicht geklärt wird. Wurden im Laufe der Jahre unangenehme Themen umschifft oder unter den Teppich gekehrt, so können sie sich heute noch auf das Leben aller Beteiligten auswirken - auch auf ihre Hunde. Daher ist es empfehlenswert, die jeweiligen Themen anzusprechen und aufzuarbeiten, ansonsten stehen die heute erwachsenen Kinder möglicherweise spätestens dann vor einer größeren Herausforderung, wenn ihre Eltern Erwartungen an sie haben oder später im Alter ihre Hilfe benötigen.

Dies ist ein Thema, bei dem es viele Verunsicherungen gibt, insbesondere dann, wenn die Konflikte aus Angst nicht angesprochen werden können, die Eltern oder Kinder nicht zu einem Gespräch bereit sind oder die Meinungen unterschiedlich ausfallen und kein Konsens gefunden werden kann.

In solchen Fällen gibt es auch nicht *die* Lösung, weil jedes Familiensystem einzigartig ist, genauso seine Mitglieder. Wenn die Liebe zueinander als verbindendes Element aber stark genug ist, werden sich alle Beteiligten wünschen, einen Weg zueinander zu finden, und sie können sich entsprechende Unterstützung hinzuziehen.

Bist du als Kind oder Elternteil selbst betroffen und du wünschst dir noch etwas Orientierung in diesem Thema, dann kann dir vielleicht meine Haltung dazu Impulse geben, mit denen du deine eigenen Gedanken und Gefühle abgleichen kannst. Schau aber bitte, was sich für dich stimmig anfühlt, denn nur das sollte dein Navigator sein.

Meine Ausführung beginne ich mit den Grundlagen einer liebevollen Eltern-Kind-Beziehung, wie ich sie für ein Kind als wichtig erachte: Eltern tragen als die Erwachsenen in dieser Beziehung die Verantwortung für ihre Kinder, wenn diese noch minderjährig sind. Sie geben ihrem Kind von ganzem Herzen das, was es braucht, um auf allen Ebenen prächtig gedeihen zu können. Das bedeutet, dass die Liebe der Eltern bedingungslos ist und in vielen Ausdrucksformen, wie z. B. Fürsorge und Aufmerksamkeit, nur in eine Richtung fließt, nämlich von den Eltern an ihre Kinder. Diese kümmern sich, wenn sie später selbst Eltern werden, wiederum um ihre eigenen Kinder und lassen quasi die selbst empfangene Elternliebe wie einen Strom durch sich hindurch an die nächsten Generationen fließen. Da dieser Strom nur in eine Richtung fließt, wären Kinder demnach nicht für das Wohl ihrer Eltern verantwortlich und blieben ihnen auch nichts schuldig. Als Dank für ihre liebevolle Fürsorge dürfen die Eltern aber das kostbarste Geschenk empfangen, dass sie sich wünschen könnten, nämlich die Liebe ihrer Kinder und die Liebe, die sie für ihre Kinder empfinden, denn sie verändert alles.

Sind die Kinder erwachsen und bekommen selbst keine Kinder, so werden sie irgendwann möglicherweise wahrnehmen, dass der Liebesfluss in ihnen ins Stocken gerät. Kümmern sie sich dann jedoch liebevoll um ihren Hund oder andere Menschen und Tiere, kann die Liebe, die einst von ihren Eltern zu ihnen geflossen ist, wieder frei weiterfließen. – So weit das Grundgerüst meiner Gedanken. Im weiteren Verlauf verwende ich eine Metapher, die es dir leichter machen möchte, die feineren Nuancen zu erfassen.

Die Beziehung zwischen Eltern und ihren Kindern wird maßgeblich durch die Eltern geprägt. Das bedeutet, dass von ihnen abhängt, wie sich diese Beziehung entfalten wird. Je mehr sie ihrem Kind von dem geben können, was es braucht, umso inniger, stabiler und sicherer wird diese Beziehung werden und beide Seiten mit Glück erfüllen. Somit sind die Eltern diejenigen, die als einzige etwas in diese Beziehung hineingeben. Und nun komme ich zu der Metapher und verwende dafür ein imaginäres Beziehungskonto.

Nehmen wir einmal an, Eltern würden durch ihre Fürsorge, ihren Schutz, ihre Liebe und ihre Unterstützung auf dieses Beziehungskonto Einzahlungen vornehmen. Ist ihr Kind schließlich erwachsen, hat sich dieses Konto im besten Fall randvoll gefüllt, sofern das Kind die Erfahrung hat machen dürfen, sich geliebt und willkommen zu fühlen und in einem sicheren Umfeld aufgewachsen zu sein. Es wird dank seiner Eltern seine Anlagen entfaltet sowie ein starkes Selbstbewusstsein und einen gesunden Selbstwert entwickelt haben und schließlich, gut vorbereitet und voller Vorfreude auf sein Leben, das Elternhaus verlassen, den Kontakt zu den Eltern halten und gerne immer wieder vorbeischauen.

Buchen Eltern jedoch von diesem Konto für sich selbst etwas ab bzw. zahlen sie zu wenig ein, indem sie ihr Kind z. B. belasten, unangemessen streng mit ihm sind oder zu viel von ihm fordern, wird dieses Kind mit einem Mangel an z. B. Liebe und Selbstsicherheit in sein Leben starten.

Haben Eltern ihrem Kind großes Leid zugefügt, indem sie es allein gelassen, abgelehnt, nicht beschützt, gedemütigt, körperlich misshandelt oder sexuell missbraucht haben, ist damit zu rechnen, dass das Beziehungskonto leer ist oder sogar rote Zahlen aufweist. Dies werden die Eltern möglicherweise zu spüren bekommen, wenn ihr Kind rebelliert, krank wird oder sobald wie möglich und mit wehenden Fahnen das Haus verlassen will, so es das überhaupt noch kann.

Im weiteren Verlauf werden viele dieser Kinder ihre Eltern wahrscheinlich am liebsten nicht wiedersehen wollen oder nur noch besuchen, wenn es unvermeidbar ist, denn mit jedem Kontakt kommen die Erinnerungen wieder an die Oberfläche und sie könnten weitere Enttäuschungen erleben. Einige Eltern stellen zudem Erwartungen an ihre Kinder und versuchen, sie subtil oder mit Druck zu Besuchen zu bewegen, was die Situation noch verschärfen kann.

Werden diese Eltern älter und brauchen Hilfe, erwarten sie möglicherweise von ihren Nachkommen, dass sie sie unterstützen und vielleicht auch pflegen. Dies kann dann für die Kinder zu einer Zerreißprobe werden, wenn die Beziehung bis dahin nicht geklärt werden konnte. Einerseits wollen sie sich schützen und meiden daher den Kontakt, aber helfen sie ihren Eltern nicht, lassen sie sie gefühlt im Stich, und dieses Gefühl kennen sie selbst noch gut aus ihrer Kindheit. Nicht wenige von ihnen stehen dann vor dem Dilemma: Wen verlasse ich jetzt? Meine Eltern oder mich?

Kinder, die Liebe und Zuwendung erfahren durften, lieben meist auch ihre Eltern von ganzem Herzen und werden sich gerne um sie kümmern, so wie es ihnen möglich ist - weil sie es selbst wollen. Alle anderen aber wollen möglicherweise nur noch weit weg und sehnen sich an das andere Ende der Welt, um sich dem Einfluss und den Erwartungen ihrer Eltern zu entziehen.

Wodurch aber entsteht dieser Konflikt?

Kleine Kinder sind abhängig von ihren Eltern. Sie werden alles tun, um ihre Liebe, Aufmerksamkeit und Fürsorge zu erhalten. Sind Eltern aus verschiedenen Gründen nicht in der Lage, ihr Kind liebevoll zu versorgen, leidet das Kind und wird versuchen herauszufinden, wie es doch vielleicht ein wenig Aufmerksamkeit, Liebe, Anerkennung oder Fürsorge von Mama oder Papa bekommen kann. Es ist dann vielleicht besonders lieb, hilfsbereit, rebellisch, wird krank oder fällt durch ein besonderes Verhalten auf. Daraus entsteht ein entsprechendes Anpassungsmuster, das auch dann noch greift, wenn diese Kinder erwachsen sind. Selbst im fortgeschrittenen Alter wollen sie die Bindung irgendwie aufrechterhalten und hoffen, nach all der Zeit vielleicht doch noch wenigstens einen Tropfen Liebe von ihren Eltern zu bekommen.

Eltern sind Menschen, und Menschen machen Fehler. Es ist sicherlich nicht immer leicht, ehrlich in den Spiegel zu schauen und sich selbst zu hinterfragen. Können Eltern aber im Nachhinein erkennen und vielleicht sogar gegenüber ihren Kindern eingestehen, dass sie nicht so für sie da sein konnten, wie sie es sich gewünscht hätten, und dass es ihnen aufrichtig leid tut, kann sich die Beziehung auch dann noch deutlich verbessern. Setzen sie alles daran, die Beziehung zu ihren Kindern zu klären, und können sie ihnen vermitteln, wie sehr sie sie lieben, dann kann in ihrem Kind und in ihnen sogar nachträglich noch etwas heilen, weil sie die Flussrichtung und auch den Stau der Liebe wieder in die natürliche Ordnung zurückführen konnten.

Mütter und Väter geben ihren Kindern im besten Fall Wurzeln und sorgen dafür, dass sich ihre Flügel in voller Pracht entfalten können. Damit dies gelingen kann, stellen sie ihre eigenen Bedürfnisse für viele Jahre hintan und übernehmen, neben der Verantwortung für ihr Kind, auch die Verantwortung für ihr eigenes Leben in vollem Umfang, denn ein Kind kann weder z. B. die Mama trösten, eine Beziehung kitten noch all das ausleben, was seine Eltern selbst nicht leben konnten. Eltern zu sein, ist eine große Aufgabe, wenn nicht die größte, und es kann zuweilen sehr anstrengend sein und auch überfordern.

Auch wenn Eltern aus ihrer Sicht alles gegeben haben und davon überzeugt sind, ihre Kinder nach bestem Wissen mit allem versorgt zu haben, so kann es dazu dennoch unterschiedliche Wahrnehmungen geben, denn Nahrung, Kleidung oder Geschenke allein können nicht die Basis für eine liebevolle Beziehung sein. Liebe möchte kontinuierlich genährt und von Kindern gefühlt werden. Jedes Kind benötigt mit dem Moment seiner Inkarnation in den Bauch seiner Mutter Liebe, Geborgenheit und Schutz. Tiermütter machen uns vor, wie es natürlicherweise aussehen würde. Du hast sicherlich schon einmal beobachtet, wie eine Tiermutter ihre Babys umsorgt und ihnen Nähe gibt. Vielleicht hast du auch erleben können, was sie unternimmt, um ihre Kleinen zu schützen, wenn sich eine Gefahr nähert. Sie wird zur Furie!

Haben Menschenkinder all dies nicht in vollem Umfang erleben dürfen, sind sie häufig auf einer tiefen Ebene enttäuscht von ihren Eltern. Scheitern wiederholte Klärungsversuche der Kinder, die die Beziehung doch noch zum Positiven hätten verändern können, werden sie irgendwann resigniert aufgeben und sich entweder innerlich oder äußerlich traurig zurückziehen. Ja, es ist zutiefst traurig, wenn ein Kind seine Kindheit nicht in einem warmen und sicheren Nest verbringen konnte, in dem sich liebevoll um es gekümmert wurde. Die Trauer darüber, von den eigenen Eltern nicht die Liebe, die Fürsorge und den Schutz bekommen zu haben, die es gebraucht hätte, möchte gefühlt werden.

Manchmal aber ist es so, dass auch Eltern selbst nicht das bekommen haben, was sie gebraucht hätten, und deshalb konnten sie es nicht an ihre Kinder weitergeben. Oder sie hofften sogar, die fehlende Zuwendung von ihnen zu bekommen. Der Liebesfluss, der eigentlich bei ihnen hätte ankommen sollen, war womöglich schon in den Generationen vor ihnen zum Stocken gekommen. Damit er wieder fließen und die nächsten Generationen nähren kann, braucht es jemanden, der sich darum kümmert. Das wird möglich, wenn die inneren Kinder durch ein liebevolles Nachnähren dessen, was den Betroffenen in ihrer Kindheit gefehlt hat, doch noch heilen können und ihre Herzen sich wieder öffnen. Eine Therapie kann dabei sehr hilfreich sein, indem die Betroffenen z. B. in ihrer Vorstellung oder in der Realität eine Bezugsperson hinzuziehen, die dem immer noch nach Liebe und Anerkennung hungernden Kind in ihnen all das gibt, was es seinerzeit gebraucht hätte. Eine solche Bezugsperson kann der erwachsene Anteil in den Betroffenen selbst, eine imaginäre Figur oder auch ein freundlicher Mensch im Alter ihrer Eltern sein, der ihre Rolle ersatzweise einnimmt.

Bist du selbst betroffen, so nimmt dein Hund diese Trauer wahr, selbst wenn sie dir vielleicht (noch) nicht bewusst sein sollte. Es kann sein, dass er sie dir zu spiegeln versucht, und vielleicht erschließt sich dir sein Verhalten nun ein wenig mehr. Wenn ihr möchtet, dann fühlt euch an dieser Stelle beide einmal in den Arm genommen. Dieser Zustand kann sich ab jetzt ändern, denn du weißt nun, was du dafür tun kannst.[8]

[8] Buchempfehlung: Das Kind in dir muss Heimat finden – Stefanie Stahl

Welche Folgen können unsere Projektionen auf unsere Hunde haben?

■ Versteckte Erwartungen

Stell dir vor, du begegnest jemandem, der dir sympathisch ist, und ihr lernt euch näher kennen. Mit der Zeit fällt dir auf, dass du dich nach den Begegnungen leer und erschöpft fühlst, weil du vielleicht bemerkst, dass dein Gegenüber etwas von dir erwartet oder gar einfordert. Der Freund/die Freundin möchte jede freie Minute mit dir verbringen, dir immer ganz nah sein und zu jeder Zeit wissen, was du gerade tust. Außerdem mischt er/sie sich in deine Angelegenheiten ein und sagt dir, wie du dich verhalten sollst, damit es ihm/ihr gut geht.

Um wen geht es diesem Menschen wirklich?
Um dich oder um ihn selbst?
Wie viel bleibt in einem solchen Miteinander noch von dir und für dich übrig?

Zu erkennen, dass es dem anderen möglicherweise nicht um dich gehen könnte, tut weh.

Vielleicht kannst du erahnen, wie vielen Haustieren es so ergeht, wenn sie ähnliche Erwartungen und Forderungen im Zusammenleben mit ihren Menschen empfangen und dem Druck, der auf ihnen lastet, nicht entgehen können.

Ich erhalte Anfragen, in denen mich die Tierhalter darum bitten, ihrem Tier in der mentalen Kontaktaufnahme folgende Anliegen zu übermitteln:

- Komm doch bitte öfter zum Kuscheln!
- Warum willst du nicht gestreichelt werden?
- Warum schläfst du in einem anderen Raum?
- Du brauchst doch keine Angst zu haben!
- Ich bin doch immer für dich da. Bitte sei du es auch für mich.
- Bitte werde schnell gesund! Ich ertrage es nicht, wenn es dir nicht gut geht.
- Zieh nicht so sehr an der Leine.
- Sei freundlicher mit anderen Hunden.

Diese und ähnliche Anliegen lassen erahnen, wie leicht Missverständnisse und Enttäuschungen entstehen können, denn die wenigsten Tiere wurden gefragt, ob sie all die Sehnsüchte und Erwartungen ihrer Menschen erfüllen können bzw. möchten.

Die eigenen Erwartungen können jedoch einen Hinweis darauf geben, was den jeweiligen Menschen auf emotionaler Ebene fehlt, was in der Kindheit von ihnen erwartet worden ist oder wie mit ihnen umgegangen wurde. Können sie dies erkennen und kümmern sie sich um das sich nach Liebe und Nähe sehnende Kind in sich, dann können sie darüber ihren Hund entlasten.

Bleiben diese Umstände unbewusst und der Mensch betrachtet seinen Hund z. B. als Elternersatz, der vielleicht die emotionale Leere füllen oder den Schmerz lindern könnte, wird der Hund höchstwahrscheinlich versuchen, sich dem Erwartungsdruck irgendwie zu entziehen. Da Haustiere aber meist nicht einfach weggehen können, müssen sie den auf ihnen lastenden Druck kompensieren, weshalb einige von ihnen im Zusammenleben mit ihren Menschen Ängste, Aggressionen und Depressionen sowie diverse körperliche Erkrankungen entwickeln, die im Vergleich eher selten bei Wildtieren zu finden sind.

Um nicht ungewollt an ihrem Hund das zu wiederholen, was sie vielleicht selbst erleben mussten, ist es daher immens wichtig, den Fokus von dem womöglich schon auffällig gewordenen oder kranken Hund auf sich selbst umzulenken und sich der eigenen Muster bewusst zu werden, so diese die Auslöser sind.

Für ein Gelingen eurer Beziehung möchte ich dir wieder eine Metapher anbieten: Stell dir vor, die Beziehung zwischen deinem Hund und dir ist wie ein Garten. In ihm möchten Vertrauen, Achtung, Respekt, Wertschätzung und eure Bindung gedeihen. Die Saat dafür ist eure Liebe. Damit sie aufgehen kann und beide ernten können, braucht es regelmäßige Pflege, Wasser und Dünger in Form vieler kleiner Gesten, die jeder von euch beiden hineingibt. Dazu gehört beispielsweise eine liebevolle Berührung, dem anderen seinen Raum lassen können, ein verständnisvoller Blick, eine Gefälligkeit, Zuhören, Zuverlässigkeit, Mitgefühl und Unterstützung. Vernachlässigt einer von beiden die Pflege dieses Gartens und erwartet dennoch seine Ernte, kann es zu Enttäuschungen auf beiden Seiten kommen.

Wie würdest du anhand dieser Metapher euren Garten betrachten? Und was bräuchte es vielleicht noch, damit eure Saat voll aufgehen kann?

▪ Wie unsere Hunde unsere Schatten aktivieren

In der Kindheit traumatisierte Menschen befürchten im Kontakt zu anderen Menschen unbewusst die Reaktivierung ihrer Verletzungen. Aus diesem Grund kann es sich für sie bedrohlich anfühlen, Freundschaften und insbesondere intime Beziehungen einzugehen.

Damit sich daran etwas ändern kann, ist es zunächst einmal wichtig, dass ihnen dies bewusst wird.

Bitte beobachte dich daher zukünftig aufmerksam, wenn du mit deinen Lieben zusammen bist. Wann fühlst du dich unwohl oder gar unsicher? Was muss jemand dafür sagen? Triggert dich vielleicht ein Stirnrunzeln, ein bestimmter Blick oder eine gewisse Tonlage? Was muss dein Gegenüber tun, um dich zu triggern – um quasi den roten Knopf zu drücken, der dein abgespeichertes Muster aktiviert?

Sind solche Knöpfe noch installiert, können wir uns schnell verletzt fühlen, auch wenn dies gar nicht die Absicht des anderen war.

Vielleicht kannst du in einer solchen Situation mit deinen nahestehenden Menschen sogar besprechen, was genau in dir vorgeht. Lernen sie, dich zu lesen und besser zu verstehen, können sie dich auf deinem Weg vielleicht sogar unterstützen und helfen, diese Knöpfe und deren "Verbindungskabel" in die Tiefen deiner Psyche auszumachen, von wo aus sie noch aus der alten Wunde gespeist werden. Wird diese Wunde versorgt, dann lösen sich auch die Knöpfe auf.

Bitte überprüfe auch, welche Erwartungen du an andere und insbesondere an deinen Hund hast. Sind sie angemessen? Woher stammen sie wirklich? Was in dir möchte möglicherweise noch nachgenährt werden? Und wo entsprichst du den Erwartungen anderer, um nicht deiner schlimmsten Angst begegnen zu müssen?

Wenn du z. B. Angst hast, der andere könnte dich ablehnen oder gar verlassen, wenn du dich ihm nicht anpasst, dann wird diese Angst sich auflösen, sobald du dich ihr stellst. Als Kind hattest du keine andere Möglichkeit, als deine Angst zu verdrängen. Eine solche Angst kann sich auch heute noch wirklich bedrohlich anfühlen, denn das Kind in dir erinnert sich daran, dass es damals vollkommen allein und überfordert war, und du kannst dir jetzt wahrscheinlich nicht einmal vorstellen, dass du sie jemals überwinden wirst. Stellen wir uns unseren Ängsten, dann fühlt es sich für einen Moment wirklich so an, als würden wir mitten im Feuer stehen. Wenn uns aber bewusst wird, dass wir dieses unerträgliche Gefühl als Kind ausgehalten haben, uns heute andere Möglichkeiten zur Verfügung stehen und wir diesen Weg nicht allein gehen müssen, dann kann sich in uns schon einmal etwas ein klein wenig beruhigen.

All diese Umstände lassen erkennen, warum es Betroffenen leichter fällt, sich auf Hunde einzulassen, denn sie sind offen und zugewandt, authentisch, klar in ihrer Kommunikation und lieben bedingungslos. Sie können ihre Menschen daher gut durch solch bewegende Zeiten hindurch begleiten, solange diese die Verantwortung für die Versorgung ihrer Wunden selbst übernehmen. Wie dies möglich ist, erfährst du nun als Nächstes.

Wir wissen jetzt, dass wir nicht nur von unseren Mitmenschen, sondern auch von unseren Hunden gespiegelt werden. Auch wissen wir, dass uns ein Energiefeld umgibt, welches sich aus unseren Gedanken, Gefühlen und vor allem auch aus den verdrängten Gefühlen zusammensetzt. Aus mittlerweile ungefähr 6000 Tierkontakten kann ich sicher sagen, dass Tiere unsere inneren Bilder sehen, unsere Stimmung wahrnehmen und auch unsere tiefen Verletzungen spüren können. Daher werden sich unsere Hunde bei Dysbalancen innerhalb des Rudels immer bemühen, das Gleichgewicht wiederherzustellen. So entwickeln z. B. einige Hunde Ängste oder Aggressionen, weil ihre Menschen Ängste plagen. Diese unangenehmen Gefühle aber werden meist so lange unterdrückt, bis das Verhalten oder die Erkrankung ihres geliebten Vierbeiners die Hundehalter dazu bringt, aufmerksam zu werden und nach Lösungen zu suchen. Leider ist es bei der Spiegelung unserer Tiere nicht immer so einfach, die Ursachen auszumachen, denn die Komplexität der Verstrickung ist vielen nicht bewusst und in Gesprächen auch nur schwer zu erfassen. Aber auch dafür gibt es mit der systemischen Aufstellungsarbeit eine großartige therapeutische Möglichkeit, die ich ganz besonders schätze, denn in hunderten Tieraufstellungen in meiner Praxis konnten wir solche Verstrickungen erkennen, ihren Ursprung ermitteln und in vielen Fällen auch lösen.

Die einfache Form der Spiegelung ist vielen bereits geläufig. Zunächst einmal sollte dennoch sichergestellt sein, dass der Hund wirklich seinen Menschen spiegelt und nicht andere Ursachen der Grund für sein Verhalten sind. Ist dies eindeutig geklärt und der Hund ist z. B. aggressiv im Kontakt zu anderen Hunden, reicht es nicht, den Hundehalter zu belehren mit: "Wo bist du ängstlich? Du musst das in den Griff bekommen und deinem Hund zeigen, dass du die Führung innehast." Handelt es sich tatsächlich um eine Spiegelung, aber es wird nicht erkannt, dass möglicherweise das Trauma des Halters durch seinen Hund berührt und dadurch das Gefühl aus seiner Kindheit an die Oberfläche gespült wurde, würde der verzweifelte Hundehalter nach einem solchen Hinweis möglicherweise mit der Frage nach dem WIE alleine zurückbleiben. Selbst wenn er daraus eine interessante Erkenntnis ziehen würde, könnte er das tief verborgene Gefühl in sich wahrscheinlich nicht alleine ausmachen und auflösen. Findet ein Halter dann keine Antwort auf das WIE und keine Orientierung bzw. Hilfe durch sein Gegenüber, kann das sehr frustrierend sein und sogar das Trauma vertiefen. Das Gefühl der Überforderung im Hundehalter könnte dadurch noch weiter zunehmen und er bliebe zurück mit: "Mein Hund ist aggressiv und ich bin schuld? Ich weiß nicht, wie ich die Führung übernehmen kann und versage schon wieder." Ein solcher Mensch braucht weniger Ratschläge, die seinen Verstand füttern, sondern eine liebevolle Begleitung durch seine Ängste. Der Hund ist bei einer Spiegelung lediglich der Symptomträger und sollte umgehend entlastet werden.

Zuletzt hatte ich ein Gespräch mit einer Kundin, die eine solche Odyssee mit ihrem Hund hinter sich hatte und mich ganz erstaunt anschaute, als ich ihr erklärte, warum sie trotz aller Bemühungen nicht weiterkommen konnte. Sie ist bereits sehr reflektiert, hat seit Jahrzehnten Hunde an ihrer Seite, aber der Ansatz, so viel tiefer zu schauen, war ihr völlig neu. Ich wünsche mir für alle Hunde und ihre Menschen, dass sich dies hoffentlich schnell ändern wird.

Wie würde ich vorgehen?

Die innere Haltung

Zunächst ist es ganz wichtig, dass der überforderte Hundehalter endlich den Rücken gestärkt bekommt, anstatt bewertet oder mit seinen Gefühlen allein gelassen zu werden. Jeder Mensch, der sein Tier liebt und sich Hilfe sucht, will etwas verändern, weiß aber nicht, wie und was.

Wenn wir gemeinsam geschaut haben, was bereits alles versucht wurde, ziehen wir ein Fazit aus den bisherigen Handlungen. Mit Sicherheit haben Halter und Hund bereits einiges gelernt und unternommen, aber offensichtlich ist die richtige Spur noch nicht gefunden worden, sonst würden sie sich nicht an mich wenden. Die bisherigen Bemühungen waren ganz sicher nicht umsonst und möchten gewürdigt werden, denn es kann sehr anstrengend sein, wenn man sich hilflos fühlt und dennoch immer wieder Energien mobilisiert, um nach einem neuen Strohhalm zu suchen. Sicherlich überrascht es viele, wenn sie erfahren, dass nicht ihr Hund, wie bislang angenommen, das Epizentrum ihres Problems ist, sondern sie selbst. Dies zu erkennen, kann ihre Welt vollkommen auf den Kopf stellen und muss erst einmal verdaut werden.

Eine nachhaltige Veränderung für Mensch und Hund wird möglich, wenn ich den beiden einen Raum schaffe, in dem sie sich sicher fühlen und vertrauensvoll auf ihren Prozess einlassen können.

Arbeite ich mit einem Mensch-Tier-Team bin ich frei von Konzepten und Erwartungen, ansonsten würde ich beide in meine Form hineindrängen, die ihnen aber nicht gemäß wäre. Ich habe nach den vielen Jahren meines Wirkens mittlerweile ein tiefes Vertrauen in die angelegten Heilkräfte von Mensch und Tier sowie in alle unterstützenden Energien entwickelt und weiß, dass ich immer wieder überrascht und nicht selten Zeugin eines Wunders werde, wenn ich den beteiligten Seelen die Möglichkeit biete, sich frei entfalten zu dürfen. Diese wissen nämlich viel besser als unser Verstand, wie der geheilte Zustand aussieht. Trete ich daher eher einen Schritt zurück und vertraue den Anlagen meines Gegenübers, während ich diese stärke, rollen wir den Seelen von Mensch und Hund den roten Teppich aus, die uns dann den Weg zeigen.

Die Heilung von Traumata braucht natürlich viel Zeit, Verständnis, Durchhaltevermögen und Mut, um den inneren Ängsten begegnen zu können. Nachdem der betroffene Mensch und auch sein Hund in ihrem Leben wahrscheinlich beide die Erfahrung gemacht haben, reibungslos funktionieren zu müssen, geht es nun darum zu erforschen, wer sie wirklich sind, wenn die Angst ihr Miteinander nicht mehr blockiert. Den aktiven Part übernimmt dabei der Hundehalter, indem er sich seiner Heilung zuwendet. Im ganz eigenen Tempo dürfen die Integration verdrängter Gefühle, das Empfinden von mehr Sicherheit und Heilung erlebt werden, wodurch sich auch der Hund immer mehr so entfalten kann, wie es ihm gemäß ist. Alle fühlenden Wesen wurden genau so geboren, wie sie vom Schöpfer "gedacht" sind. Erleichterung macht sich bei beiden breit, wenn der Mensch und sein Hund endlich so sein dürfen, wie sie wirklich sind, ohne erneut ausgebremst, bewertet oder verurteilt zu werden.

Du weißt mittlerweile, dass niemand "zufällig" in unser Feld kommt. Wir ziehen Menschen und Tiere an, die uns unsere unbewussten Schatten spiegeln. Dies geschieht, damit uns diese Teile bewusst werden und wir sie wieder integrieren. Du bist also niemals Opfer dieser Umstände, auch wenn es sich durchaus so anfühlen kann, sondern kannst sie annehmen, dich ihnen aktiv zuwenden und dich kümmern. Ich empfinde allein diese Tatsache als sehr entlastend, denn sie macht uns handlungsfähig.

Die Spiegelung entschlüsseln

Ist ein Hund z. B. aggressiv gegenüber Artgenossen, kann dies natürlich mit dem Halter zu tun haben, aber auch mit der frühen Prägungsphase des Hundes oder mit Angriffen durch andere Hunde.

Wenn wir die Entwicklung des Hundes betrachten und feststellen, dass er sich in einem gesunden Umfeld artgerecht entwickeln konnte, und es gab keine anderen Auslöser für sein Verhalten, schauen wir nach möglichen Ursachen im Seelenleben der Halter. Tiere spüren sehr deutlich, ob wir authentisch sind oder ob wir versuchen, eine Rolle, z. B. die des Rudelführers, einzunehmen, aber gar nicht dazu in der Lage sind. Auch spüren sie genau, ob wir präsent sind oder in unserem Gedankenkarussell im Kreis fahren.

Um die Ursachen zu dem Beispiel eines Hundes mit Aggressionen gegenüber Artgenossen genauer zu ermitteln, könnten Fragen interessant sein wie:

- Wie fühlst du dich, wenn du mit deinem Hund zum Spaziergang aufbrichst?
  War das immer so?
  Wenn nein, wann hat dein Hund damit angefangen?

Was könnte die Aggressionen ausgelöst haben?
Gab es zu der Zeit in deinem oder euren Leben Unregelmäßigkeiten? Bist du beim Spaziergang mit dir und deinem Hund verbunden oder anderweitig beschäftigt (Handy, Unterhaltung, Gedanken)?

- Was löst das Verhalten deines Hundes in dir aus? Wut? Hilflosigkeit? Überforderung? Angst vor Kontaktabbruch? Freude? Scham? Angst, nicht ernst genommen zu werden? Einschränkung?
- Woher kennst du dieses Gefühl? Meist wird ein Gefühl getriggert, das wir schon gut kennen, aber lieber verdrängen, weil es zu schmerzhaft ist.

Mit diesen und ähnlichen Fragen folgen wir dann der Spur in das Innerste des Menschen, um die mögliche Ursache aufzuspüren und zu lösen.

Dabei liegt der Fokus immer auf der Lösung und nicht auf dem Problem - und schon gar nicht auf einer möglichen Schuld. Wir alle machen Fehler, auch wenn wir unser Bestes geben wollen. Verdrängte Gefühle sind uns meist nicht bewusst. Wie sollten wir sie dann erkennen und ändern können? Dafür benötigen wir alle den Spiegel der anderen und dann eine liebevolle Unterstützung, die uns dabei begleitet, uns diesen Gefühlen achtsam zu nähern.

So kann sich in der Anamnese möglicherweise herausstellen, dass der Halter eines aggressiven Hundes in seiner Kindheit einem Vater mit cholerischen Ausbrüchen ausgesetzt war und seine damit verbundenen Ängste verdrängen musste. Dann ist es gut möglich, dass sein Hund ihn auf diese Schatten aufmerksam machen möchte. Dass das Verhalten seines Hundes für den Betroffenen oft kaum auszuhalten ist, ist verständlich, denn er begegnet erneut den Aggressionen, die er noch aus seiner Kindheit kennt.

Ein Mensch in einer solchen Situation braucht dann mehr als positive Affirmationen, gute Ratschläge oder Erziehungstipps für seinen Hund, die lediglich das Symptom verschieben, aber die Ursache nicht beheben.

Die Psyche des Hundes würde andere Wege finden, die innere Not auszudrücken, und sei es autoaggressiv - gegen sich selbst. Was bliebe ihm auch anderes übrig, wenn die Aggression nach außen mit Härte gedeckelt würde?

Ich würde mit einem solchen Kunden achtsam seine Hilflosigkeit und seine Angst, die seit seiner Kindheit noch in ihm wirken, wie folgt erkunden:

- Wie genau machen sich die Gefühle bemerkbar?
- Wann tauchen sie auf?
- Wie fühlt es sich an, wenn sie im Körper spürbar sind?
- Wie verhalten sie sich, wenn er mit seinem Gewahrsein dabeibleiben und ihnen erlauben kann, sich zu zeigen?
- Wie fühlt er sich, während er in Kontakt mit diesen Gefühlen ist und sich zeitgleich im Raum orientieren kann? Wo und in welcher Form wird möglicherweise etwas mehr Sicherheit spürbar?

Dieser Weg kann nicht nur dazu führen, dass es dem Menschen besser geht und er sich zunehmend gelöster fühlt, sondern auch dazu, dass der Hund sein Verhalten wieder einstellen kann.

Dreamteams in der Praxis

Im Folgenden möchte ich nun auf typische Situationen eingehen, in denen Tiere auf das Trauma ihrer Menschen reagiert haben. Drei Beispiele mit einem Hund, einer Katze und einem Pferd stammen aus meinen DREAMTEAM-Intensiv-Programmen und ein weiteres aus einer Beratung im Anschluss an eine Tierkommunikation. Auch wenn dieses Buch von Hunden und ihren Menschen handelt, habe ich bewusst unterschiedliche Tiere gewählt, um dir zu zeigen, dass nur der Ausdruck der Spiegelung je nach Tierart unterschiedlich ist. Der Stress jedoch, den die meisten Tiere dabei empfinden, ist für die Tiere gleichermaßen belastend. Die vorgestellten Fälle möchten dir zeigen, wie komplex die Spiegelung verdrängter Anteile sein kann und was alles möglich ist, wenn du dich auf deine Heilreise begibst. Die Namen habe ich verändert, um die Privatsphäre meiner Klienten und ihrer Tiere zu wahren, und natürlich kann ich die jeweiligen Fallbeispiele, in denen ich hilfreich sein durfte, nur zusammenfassend darstellen, weil die Begleitung über mehrere Monate stattfand.

Es ist mir wichtig, dass du durch sie die Möglichkeit bekommst, deine eigene Beziehung zu deinem Hund zu reflektieren und mögliche Aktualisierungen vorzunehmen. Ich weiß, dass du deinen Begleiter über alles liebst, ansonsten würdest du dieses Buch nicht lesen. Lass uns schauen, wie ihr es noch schöner miteinander haben könnt!

Los geht's:

▪ DREAMTEAM 1: Ich sprenge deine Grenzen!

Butch ist ein stattlicher Mischlingsrüde, der sein Herrchen Christian erfolgreich ignoriert und sich nicht ansatzweise bereiterklärt, das zu tun, was Christian von ihm möchte. Er entfernt sich beim Spaziergang sehr weit von ihm, reagiert überhaupt nicht auf das Rufen seines Menschen und ist auch sonst nur schwer zu kontrollieren. Mehrfach musste Christian seinen Hund schon im Dorf suchen gehen, weil dieser immer wieder neue Wege findet, aus dem Garten auszubrechen. Oberflächlich betrachtet könnte man denken, Butch sei ein Rebell und tanze Christian auf der Nase herum. Es sind auch schon drei Hundetrainer zum Einsatz gekommen, aber Butch scheint, davon völlig unbeeindruckt, seiner Mission treu zu bleiben. Aber welche Mission ist dies? Verzweifelt bittet Christian mich, mit seinem 'Chaoten', wie er ihn nennt, mental zu arbeiten, um vielleicht herauszufinden, wie genau Butch 'tickt'. Er erhofft sich, darüber entsprechende Maßnahmen ergreifen zu können, die seinen Hund in 'geregelte Bahnen' lenken.

Auch wenn ich mich ganz sicher nicht an etwas beteiligen würde, was dem Hund schaden könnte, nehme ich solche Wünsche erst einmal kommentarlos entgegen, weil ich mittlerweile weiß, dass Vorhaben wie diese in den Augen verzweifelter Tierhalter lediglich der letzte Strohhalm zu sein scheinen, an den sie sich hilflos klammern. Bekommen sie bessere Alternativen angeboten, und dazu gehört das Verständnis für das Verhalten ihres Hundes und für sich selbst, nehmen sie sie in der Regel gerne an.

In der Kontaktaufnahme zu Butch begegnet mir ein kerniger und selbstbewusster Rüde, der sehr genau weiß, was er will und was er nicht will, und der mich mit seiner leicht provokanten Art zum Schmunzeln bringt. Er hat es wirklich faustdick hinter den Ohren, sprüht mit seinen zwei Jahren vor Lebenskraft und wirkt glücklicherweise nicht ansatzweise irritiert von den diversen Erziehungsversuchen. Eine 'Verhaltensauffälligkeit', die man in geregelte Bahnen lenken müsste, kann ich bei ihm jedoch nicht feststellen, weshalb ich davon ausgehe, dass Butch ein Spiegel für Christian sein könnte. In solchen Fällen entlasse ich die Tiere immer sofort aus der Rolle des Symptomträgers und frage daher Butch abschließend noch nach seinen Wünschen. Erneut muss ich schmunzeln, denn er zeigt mir durch seine Augen das Bild eines schmalen und kurvigen Trampelpfades, der durch eine weite Landschaft führt. Es scheint, als hätte er Lust auf Abenteuer.

Im anschließenden Zoom-Call berichte ich Christian von meinem Kontakt zu seinem Hund. Er wirkt ein wenig enttäuscht, als ich Butch als 'Wonneproppen' bezeichne und für sein geplantes Vorhaben keine wirklichen Anhaltspunkte liefere. Ich kann seine Überforderung nachempfinden und frage ihn, welche Gefühle Butch mit seinem Verhalten in ihm auslöst. Er erzählt mir leicht gereizt, dass er sich einerseits 'total verarscht', andererseits aber vor allem hilflos, nicht von seinem Hund ernst genommen und daher völlig ohnmächtig fühlt, weshalb er zwischen Ärger und Frustration hin- und hergeworfen wird. Als ich ihn frage, ob ihm diese Gefühle von irgendwoher bekannt vorkommen, schaut er zunächst überrascht und wird dann nachdenklich. Ich lasse ihm etwas Zeit. Dann sagt er, dass er bisher nicht auf die Idee gekommen sei, dass das Verhalten seines Hundes etwas mit ihm zu tun haben könne, und es ihm unangenehm sei anzunehmen, dass Butch sich abmühe, um ihn auf etwas aufmerksam zu machen. Aber auf was genau könnte sein Hund ihn hinweisen? Als wir weiterforschen, kommen in Christian Erinnerungen hoch. Auch schon als Kind hatte er sich nicht gesehen, abgelehnt und hilflos gefühlt. In den folgenden Monaten kümmern wir uns daher intensiv um die Folgen der vielen Maßregelungen, die Christian als Kind hinnehmen musste, wie er mir erzählt. Immer wieder hatte er Worte wie "mach dies, mach das, hör auf zu spielen, setz dich still hin, gib keine Widerworte, geh in dein Zimmer, du nervst!" gehört und sich gedemütigt gefühlt. Als Reaktion auf die Maßregelungen wurde er damals aufsässig und wird nun von seinem Hund schmerzvoll an diese Zeit erinnert. Christian wiederum reagiert auf das Verhalten seines Hundes wie seine Eltern damals auf ihren vor Lebensenergie sprühenden Sohn. Butch erinnert Christian durch sein Verhalten daran, wie er sich als Kind eigentlich hätte entfalten wollen, und lädt ihn dadurch ein, endlich die Grenzen der viel zu engen Form zu sprengen, in die er sich seinerzeit hineingezwängt gefühlt hatte. Christian kann die Bemühungen seines Hundes zunehmend erkennen und beginnt in unserer gemeinsamen Arbeit damit, die Wesenszüge von sich wieder zum Leben zu erwecken, die er damals aufgeben musste, um die Bindung zu seinen Eltern nicht zu verlieren.

Während nach und nach die allmählich zurückkehrende Lebensenergie wieder aus seinen Augen strahlt und auch an seiner gelösteren Mimik erkennbar ist, wird Butch zunehmend verhandlungsbereit. Ab und an lässt er noch einmal den Rebellen durchblitzen, aber Christian reagiert darauf nicht mehr mit Hilflosigkeit, sondern fragt sich, in welchem Bereich er sich noch anpasst, denn Butch bricht immer dann aus, wenn Christian sich wieder einsperrt.

Auch wenn Butch nicht wirklich gestresst gewirkt hatte, so bringt diese Entwicklung auf jeden Fall auch für ihn eine Erleichterung mit sich.

DREAMTEAM 2: Wo bist du?

Petra ist mit ihren beiden Hunden und ihrem Kater schon lange eine geschätzte Kundin, denn ihre Fellnasen liegen ihr wirklich sehr am Herzen. Vor einem halben Jahr hat ihr Mann sie nach 23 Jahren Ehe für eine andere Frau verlassen. Die plötzliche

Trennung hat sie vollkommen aus der Bahn geworfen und sie fühlt sich wertlos und abgelehnt. Hinzu kommen große Existenzängste, die sie nachts wachhalten. Außerdem fällt ihr auf, dass ihr Kater Simba, mit dem sie sehr eng verbunden ist, seit einiger Zeit einen großen Bogen um sie macht. Vorher hatten sie abends auf dem Sofa ihre gemeinsamen Kuschelzeiten, aber nachdem ihr Mann das Haus verlassen hat, kommt auch Simba nicht mehr zu ihr. Im mentalen Kontakt zu Simba erklärt dieser mir, dass Petra gar nicht wirklich da sei. Körperlich natürlich schon, aber emotional seit geraumer Zeit gar nicht mehr. Sie wirke, als wäre sie woanders, sagt er. Er wisse daher nicht, mit wem er Nähe herstellen solle. Das klingt zunächst erst einmal hart, und verständlicherweise ist Petra von seiner Aussage geschockt, obwohl ich versucht hatte, ihr seine Botschaft so sanft wie möglich zu übermitteln. Sie hat Angst, nun auch noch Simba zu verlieren. Mit einer solchen Beobachtung ihres Katers hatte sie nicht gerechnet, und noch weniger kann sie seine Aussage verstehen. Als ich Petra frage, ob sie sich denn selbst fühlen würde, erzählt sie mir, dass sie jahrelang nur für die Familie da war, die vier gemeinsamen Kinder großgezogen und ihren Mann in seiner Firma unterstützt hat. Ich frage sie erneut, ob sie Gefühle in sich wahrnehmen würde. Nach einer Weile schüttelt sie traurig den Kopf und gesteht, dass ihr nach dem Auszug der Kinder und dem Verlust der Partnerschaft außer ihrem Kater und ihren Hunden kein weiterer Lebensinhalt geblieben sei. Sie hatte sich jahrzehntelang über die Hausarbeit, die Kinder und ihren Mann definiert und keine Zeit für sich selbst oder eigene Interessen gehabt.

So wie Simba es beschrieben hat, ist Petra als lebendiges Wesen tatsächlich kaum anwesend. Sie war bislang eher eine gut funktionierende Hausfrau, Mutter und Partnerin, die ausführte, was getan werden musste. Für Gefühle war da scheinbar kein Platz.

Die interessante Frage lautet daher: Wer ist sie wirklich – und vor allem: Was will sie wirklich?

Einige Monate lang begleite ich die beiden, und wir finden erst einmal heraus, was Petra liebt, was ihr guttut, was sie sich wünscht und was ihr Freude macht. Dabei fällt ihr auf, dass sie das kaum weiß und sich auch noch nie selbst etwas Gutes getan hat. Sie hat es sich als Kind versagt, Ansprüche zu stellen, denn ihre Mutter musste sehr viel arbeiten, um Petra und ihren kleinen Bruder nach dem frühen Tod des Vaters allein durchbringen zu können. Daher waren die Kinder bis in die Abendstunden häufig allein. In dieser Zeit hat Petra nach der Schule den Haushalt geschmissen und sich um ihren Bruder gekümmert, um ihre Mutter zu entlasten. So sehr wünschte sie sich daher für ihre eigenen Kinder, dass sie immer für sie da sein könnte – und vergaß sich dabei selbst.

Simba hatte das Thema offenbar ziemlich gut erfasst. Die Trennung von ihrem Mann hatte das bereits leere Fass der Selbstfürsorge vollkommen austrocknen lassen und ihre Strategie, sich anzupassen, damit es anderen gut geht, schlussendlich auf traurige Weise ad absurdum geführt, so dass selbst Simba Petra nicht mehr stabilisieren konnte. Den frühen Verlust des Vaters, die Belastung, die ihre Mutter getragen hat, und Petras Bemühungen, ihr zu helfen, hatte Petra verdrängt und sich lieber um alle anderen gekümmert. Wir wenden uns daher zunächst dem kleinen Mädchen in ihr zu, das auch heute noch ihren Papa und auch ihre Mama vermisst und auf vieles verzichten musste. Die vielen angestauten Tränen, die nie geweint werden konnten, bahnen sich im Laufe der Therapie ihren Weg an die Oberfläche.

Als sich Petra im Verlauf der gemeinsamen Arbeit mehr um sich und ihre Bedürfnisse kümmert, reagiert auch ihr Katerchen wieder neugieriger auf sie. Er kommt wieder öfter zum Kuscheln und ist sozusagen zu einem externen Barometer für Petra geworden, an dem sie erkennen kann, wie sehr sie bei sich ist. Befindet sie sich wieder im Funktionsmodus, zieht Simba sich zurück. Ist sie bei sich, sucht er ihre Nähe.

DREAMTEAM 3: Du musst nichts tun, um hier sein zu dürfen

Lisa bittet mich, nach ihrer Stute Stella zu schauen. Sie hat Stella erst kürzlich aufgenommen und ist sich nicht sicher, ob sie wirklich gut zusammenpassen, denn Stella zeigt sich ängstlich, tritt nach allen Seiten aus und Lisa fühlt sich vollkommen überfordert. Sie erzählt mir, dass die üblichen Trainingsmethoden nicht helfen würden und dass der Umgang mit Stella zunehmend gefährlich für sie wird.

Im mentalen Kontakt zu Stella begegnet mir ein schwer traumatisiertes Pferd. Sie wirkt dumpf, verschlossen und starr auf mich. Die innere Not, die ich bei Stella wahrnehme, treibt mir die Tränen in die Augen. Weil sie eingefroren ist, arbeite ich zunächst energetisch an ihrem Trauma, damit ihr Stress vielleicht etwas nachlassen und ich überhaupt zu ihr durchkommen kann. Während sich ihre Anspannung ein wenig löst, sehe ich vor meinem geistigen Auge furchtbare Szenen, die sie scheinbar erlebt hat. Stimmen meine Wahrnehmungen, und das hinterfrage ich immer wieder, dann muss Stella mit viel Gewalt und Druck zugeritten worden sein. Sieht sie heute eine Gerte oder einen Stock, spürt hohe Erwartungen an sich oder riecht und hört etwas, das sie während des brutalen Trainings abgespeichert hat, bekommt sie Panik und flippt aus.

Ich rufe Lisa an, um ihr zu berichten. Tief betroffen bestätigt sie meine Wahrnehmungen und ich erfahre, dass Lisa recherchiert hat, nachdem Stella ihr als Reitpferd verkauft wurde, aber dafür offensichtlich nicht geeignet zu sein scheint. Lisa erzählt, dass sie herausfinden konnte, unter welchen Umständen Stella zugeritten worden ist, bevor sie zum Verkauf angeboten wurde. Dann fügte sie leise hinzu: "Ihr ist das Gleiche passiert wie mir. Auch ich wurde von meiner Mutter geschlagen, wenn ich schlechte Noten mit nach Hause gebracht oder etwas falsch gemacht hatte. Ich habe heute noch Angst, Fehler zu machen, und will mit Stella nicht schon wieder versagen. "

Beide stehen unter Erfolgsdruck und haben Angst zu versagen, weil sie gelernt haben, dass es wehtun wird, wenn sie ihre Leistung nicht erbringen. Obwohl sie mittlerweile 35 Jahre alt ist, will Lisa noch heute ihrer Mutter beweisen, dass sie 'gut' ist, und hatte daher sie vor Stellas Adoption geplant, mit ihr an Turnieren teilzunehmen. Dass ihr Pferd zum jetzigen Zeitpunkt nicht ansatzweise den Anschein macht, jemals für ein solches Event geeignet zu sein, setzt sie daher enorm unter Druck.

Weil sie und Stella im Ausland leben, empfehle ich Lisa zunächst, sich vor Ort eine einfühlsame Pferdeflüstererin zu suchen. Sie braucht jemanden an ihrer Seite, der ihr mehr Sicherheit im Umgang mit Stella vermitteln kann, während sie gemeinsam daran arbeiten, die Anwesenheit von Menschen für das traumatisierte Pferd von nun an positiv zu gestalten.

Für ihre Heilung ist es wichtig, dass nicht nur Stella, sondern auch Lisa die Verknüpfung *Mensch = Schmerz* wieder lösen kann. Dafür braucht es viele kleine, achtsame Schritte und vor allem viel Zeit und Ruhe.

Um den enormen Druck aus dem System von Lisa und Stella zu entlassen, arbeite ich mit Lisa parallel online über Zoom weiter. Dabei kümmern wir uns um ihre frühen Verletzungen, damit Lisa, aber auch ihr Pferd sich entspannen und wieder sicherer fühlen können.

Dies ist die Voraussetzung für das weitere Training, denn ein Säugetiergehirn kann immer nur eine neue Erfahrung abspeichern, wenn es entspannt ist.

Pferde und natürlich auch unsere Hunde zeigen uns ihre Anspannung auf unterschiedliche Weise, wie z. B. durch Umherlaufen, Hecheln, Schmatzen, Wegschauen und die Verweigerung von Futter. Ist das autonome Nervensystem aktiviert, wird das attraktivste Leckerchen abgelehnt. Meinen Kunden schildere ich dies immer anhand eines Ampelsystems, das ich hier schon erklärt habe, aber noch einmal wiederholen möchte. Mit diesem System können wir erkennen, wie hoch der Grad der Aktivierung beim Hund oder bei uns selbst ist.

Grün: Ein entspannter Hund nimmt das Leckerchen.

Gelb: Ein aktivierter Hund schnüffelt am Leckerchen, nimmt es aber nicht auf.

Rot: Das Leckerchen wird nicht einmal angesehen.

Erinnerst du noch das Window of Tolerance? Es ist wichtig, dass wir bei jeder Therapie, ob mit einem Menschen oder einem Tier, immer im grünen Bereich bleiben und die Grenze zum gelben Bereich nach und nach vorsichtig erweitern, so dass der grüne Bereich größer wird und die empfundene Sicherheit zunehmen kann. Je schneller wir dies aber versuchen und je mehr Druck wir aufbauen, umso kleiner wird der grüne Bereich, während der gelbe und rote Bereich größer werden. Geraten wir dabei sogar in den roten Bereich, waren wir zu schnell und haben eine Überforderung ausgelöst, was nicht nur zu einem Rückfall, sondern im schlimmsten Fall sogar zu einer Retraumatisierung führen kann.

Das würde sich für die Betroffenen nicht nur unerträglich anfühlen, sondern wäre für die Heilung absolut kontraproduktiv. Daher zitiere ich hier gerne Lothar Seiwert: “Wenn du es eilig hast, gehe langsam.”

Im Verlauf der Therapie versteht Lisa allmählich immer mehr, dass Stella zwar ihre eigene Geschichte mitgebracht hat, aber genau dadurch Lisas Ängste spiegelt. Das klingt, wenn man das so liest oder hört, erst einmal nicht unbedingt sensationell, aber ist jemand betroffen, dann braucht es eine Weile, bis die Spiegelungen durch das Dickicht der eigenen Gefühle und Überzeugungen wirklich klar erkannt werden können. Während einer unserer Sitzungen kann ich sehen, wie der hinderliche Vorhang fällt, als Lisa bewusst wird, dass Spiegelungen doch auch im positiven Sinne beeinflusst werden können und sie durch die Arbeit an sich selbst nicht nur in sich etwas heilen kann, sondern vielleicht auch in ihrem Pferd. Diese Erkenntnis lässt in ihr den Funken einer Hoffnung aufkeimen, Stella vielleicht doch noch helfen zu können. Die Angst aber, sich erneut von den Panikattacken ihres Pferdes überfordert und getriggert zu fühlen, bremst ihren Optimismus zunächst noch.

Im Laufe der Zeit lernt Lisa mithilfe der Pferdeflüsterin an ihrer Seite wahrzunehmen, was Stella guttut, und sie erkennt, dass sie dasselbe braucht, nämlich Sicherheit, Ruhe, Verlässlichkeit und das Gefühl, angenommen zu werden. Bei genauerer Betrachtung dieser Faktoren stellt Lisa fest, dass der Stall, in dem Stella untergebracht ist, diese Bedürfnisse nicht erfüllt. Glücklicherweise findet sie über Empfehlungen einen anderen, in dem es wesentlich ruhiger zugeht und in dem sich beide wohler fühlen.

Dann, nach einigen Wochen, kommt es zu einem entscheidenden Moment, der mich sehr berührt hat. In Lisa fällt die Entscheidung, Stella zu behalten und gemeinsam mit ihr zu heilen. Über die nächsten Monate machen sie weitere Fortschritte und es entsteht ein Band des Vertrauens zwischen den beiden, so dass sie sich erstmals zutrauen, im nahegelegenen Gelände ohne Begleitung spazieren zu gehen.

Bei einem dieser Ausflüge wird Lisa schmerzlich bewusst, dass sie von ihrem Pferd verlangt hatte, was sie selbst erfüllen sollte.

Im Nachhinein tut es ihr unfassbar leid, Stella als Sportgerät betrachtet zu haben, mit dessen Leistung sie bei ihrer Mutter doch noch auf Anerkennung gehofft hatte. Umso mehr erfüllt es sie heute, der Heilung ihres Pferdes beiwohnen zu dürfen und darüber viel über sich selbst zu lernen.

Die beiden gehen übrigens nur noch miteinander spazieren oder entspannen zusammen auf einer Wiese und genießen die gemeinsame Zeit, in der ihr Vertrauen und ihre Bindung weiter wachsen. Lisa möchte Stella vermitteln, dass sie geliebt wird, ohne etwas leisten zu müssen, und sie kann diese Option auch immer mehr für sich zulassen.

Beispiel: "Bitte funktioniere wieder 'normal'."

Ich erhielt eine sehr bewegende Mail von meiner Kundin Sandra, in der sie mich dringend bat, nach ihrer Hündin Joy zu schauen. Bei Joy waren drei Tumore festgestellt worden, und Sandra hatte verständlicherweise große Angst um ihre Hündin.

Als ich mental Kontakt zu Joy aufnehme, treffe ich auf einen sehr entspannten Hund, der die Aufregung nicht ansatzweise verstehen kann. Sie meint, es ginge ihr gut. Nur ab und an hätte sie ein leichtes Ziehen im Bauch. Für mich wirkt Joy nicht schwer krank, sondern ausgeglichen und bei sich.

In unserem Telefonat berichte ich Sandra von unserem Gespräch und sie seufzt erleichtert aus. Anschließend erzählt sie mir von den Ereignissen der letzten Wochen.

Joy war durch andere Umstände in Not geraten und Sandra hatte sie daher sofort in eine Tierklinik gebracht. Bei der Untersuchung haben die Ärzte Joys Bauchraum geschallt und dabei die

Tumore entdeckt, die operativ entfernt werden sollen. Joy ist mit ihren 12 Jahren keine junge Hündin mehr, weshalb das Risiko einer Narkose abzuwägen ist, und außerdem hat sie, wie viele Tiere, große Angst vor Tierärzten.

Sandra holte sich weitere Meinungen ein, war dann aber durch die verschiedenen Aussagen vollends verwirrt und wusste nicht, wie sie eine gute Entscheidung für Joy finden sollte. Aufgrund ihrer Sorge um ihren Hund war sie nicht mehr in der Lage, klar zu denken. Mein Ergebnis aus dem Kontakt zu Joy bedeutete für sie quasi das Zünglein an der Waage, indem es entweder für oder gegen eine Operation sprechen würde.

In unserem Telefonat hatte Sandra daher angespannt weiter meinem Bericht gelauscht, um einen erlösenden Satz von mir bzw. Joy zu hören. Ich kann sie und ihre Not verstehen und nehme mir Zeit, um sie dabei zu unterstützen, sich wieder zu regulieren. Dabei erzählt sie mir, dass sie direkt nach der Diagnose in der Tierklinik vollkommen in Panik geraten war. In der ersten Woche hatte sie unter Schock gestanden, im weiteren Verlauf wollte sie die Umstände nicht wahrhaben und konnte beobachten, wie sie ungeduldig wurde, wenn Joy sich kränklich verhielt. Sandra konnte selbst erkennen, dass sie es nicht ertragen kann, wenn es Joy nicht gut geht. Anstatt Mitleid zu empfinden, spürte sie eine aufkommende Ungeduld – Joy sollte bitte "normal funktionieren"!

Sandra erinnert sich, dass ihre Mutter genauso auf sie reagiert hat. Wurde ihre Tochter krank, war die Mutter überfordert und hat sie gedrängt, schnell wieder gesund zu werden. Um ihre Mutter nicht zu beunruhigen und um das Gefühl nicht fühlen zu müssen, dass sie mit ihrer Erkrankung bzw. ihrem Schmerz allein ist, musste Sandra schon sehr früh in ihrem Leben die Verantwortung für sich selbst übernehmen. Wurde sie krank, recherchierte sie Symptome und entsprechende Behandlungen bzw. ging allein zum Arzt, obwohl sie noch ein Kind war. Verständlicherweise fühlte sie sich damit maßlos überfordert. Daher durchlebt sie heute, wenn Joy krank wird, einerseits das, was ihre Mutter gefühlt hat, wenn ihre Tochter krank wurde, und andererseits aber auch die Überforderung, die sie als Kind empfunden hat sowie die Trauer darüber, dass sie alleingelassen wurde, wenn es ihr schlecht ging.

Im Telefonat überlegen wir, ob die Tumore für diese Themen stehen könnten. Es handelt sich aber um drei Tumore, daher würde noch eine weitere Erkenntnis fehlen.

Als ich Sandras und Joys Geschichte für dieses Buch zusammengefasst hatte, habe ich sie ihr anschließend zur Abnahme gesendet. Darauf kam folgende Mail von ihr:

Liebe Birgit,

zunächst einmal danke ich dir so sehr von Herzen und aus tiefster Seele für deine Arbeit.

Ich stand gerade auf dem Parkplatz vor meiner Arbeit, las deine Mail mit dem Text zu Joy und mir und habe erst einmal Rotz und Wasser geheult. Es war, als würde ein Damm brechen. Erst durch das Lesen meiner und Joys Geschichte sind die Emotionen zutage getreten. Mir war die Dynamik mit meiner Mutter und mir immer klar, und ich hatte sie schon 100 Mal reflektiert. Aber die Gefühle dazu waren abgespalten. Jetzt haben sie ihren Weg nach außen gefunden, und ich kann sie gar nicht richtig beschreiben. Es sind nicht Trauer, Verzweiflung, Wut oder etwas Ähnliches, es ist einfach eine Energie, die raus muss. Und es tut gut. Es ist nicht schlimm und tut nicht weh, sondern erleichtert.

Mir ist daher wichtig, dass du folgenden Aspekt der Geschichte noch hinzufügst: Deine Arbeit, das Schreiben der Bücher, das

Lesen der Geschichten, das sind Spiegel. Durch sie kann sich unglaublich viel in uns Menschen bewegen, indem es zunächst angestoßen und dann an die Oberfläche kommen und bewusst werden kann.

Außerdem kam dann einige Minuten nach meinem Tränenausbruch der dritte, noch fehlende Aspekt zum Vorschein: Der dritte Tumor steht für das sich selbst Übernehmen und Überfordern!

Ich habe schon vor vielen Jahren, als mich deine Bücher fanden, jedes Mal geheult wie ein Schlosshund. Die Geschichten über die Tiere, die die Themen ihrer geliebten Menschen übernahmen, haben mich jedes Mal tief bewegt. Ich kenne das Phänomen ja auch aus meiner Arbeit, aber die Tiere haben mich einfach mehr berührt. Ich habe mich gefragt, warum das so ist.

Mit der Entlastung meiner überforderten Mutter habe ich mich seinerzeit als Kind vollkommen übernommen. Ich habe ausgleichend eingewirkt, um ihre Überforderung nicht zur Katastrophe werden zu lassen, denn ich spürte zu jeder Zeit ihre Ängste, Sorgen, Erwartungen etc. und habe daher alles für sie und uns geregelt. So schwer es auch war, es machte mich zu einem sehr reflektierten, sensiblen und differenzierten Menschen - und dafür bin ich sehr dankbar. Jedoch waren die damals überwältigenden Gefühle bislang abgespalten, und jetzt dürfen sie da sein.

Ich umarme dich liebevoll und bedanke mich noch einmal, auch im Namen von Joy, für deine wunderbare Arbeit.

Liebe Grüße

Sandra

Durch Joys Erkrankung kamen die Erinnerungen und die abgespaltenen Gefühle ihrer Kindheit noch einmal in Sandras Bewusstsein. Nun kann sie Joy entlasten, indem sie sich um ihre eigenen Gefühle von damals, nämlich Trauer, Angst und Überforderung, sowie die selbst verursachte Überlastung von heute kümmert. Dadurch heilt sie nicht nur ihr inneres Kind, sondern kann vollumfänglich für Joy da sein, ohne erneut getriggert zu werden.

Übrigens hat Sandra Joy operieren lassen und schrieb mir anschließend die erlösende Nachricht, dass Joys Tumore gutartig waren.

Erinnerungen und die Konfrontation mit verdrängten Gefühlen können sehr schmerzhaft sein. Die gute Nachricht ist, dass wir uns endlich um die Verletzungen kümmern und sie versorgen können, wenn sie durch unsere Hunde an die Oberfläche gespült werden.

Jedoch haben wir die Neigung, die damit verbundenen Schmerzen lieber weiter zu verdrängen und unsere seit der Kindheit ungestillten Bedürfnisse sowie die damit verbundenen Erwartungen auf andere zu übertragen. Weil wir keinen anderen Weg kennen oder Angst haben, uns unseren Gefühlen zuzuwenden, möchten wir die Verantwortung für die Heilung unserer Wunden verdrängen oder jemandem übertragen. Irgendwer soll uns bitte endlich helfen, beschützen und lieben.

Leider führen diese hilflosen Versuche nicht zum Erfolg. Wenn wir ehrlich sind, müssen wir erkennen, dass unsere Strategie unweigerlich schiefgehen muss, denn wir projizieren unsere Schatten auf unser Gegenüber wie auf eine Leinwand. Auf dieser Leinwand jedoch sehen wir immer wieder den Film unserer Vergangenheit. Wir sehen in unserem ahnungslosen Gegenüber einen Statisten, der uns mit seinem Verhalten an diejenigen erinnert, die uns einmal sehr wehgetan haben.

Unseren Hund oder andere Menschen können wir auf diese Weise gar nicht wirklich sehen, denn sie stehen hinter unserer Leinwand. Wie sich dies für die anderen anfühlt, kennen wir aus den Momenten, in denen wir als Leinwand benutzt wurden.

Es kann überaus erleichternd sein, wenn wir erkennen können, dass unser Gegenüber *nicht* der Verursacher unseres Schmerzes ist, sondern uns lediglich an ihn erinnert.

Im Buch *Fühlende Wesen* gehe ich ausführlich auf das Thema ein, wie wir unsere Tiere in eine Form pressen, die aus unseren Erwartungen besteht. Da kein Lebewesen damit einverstanden wäre, wird es sich dagegen auflehnen oder innerlich kollabieren und sich aufgeben. In ihnen spielt sich nicht selten das gleiche Szenario ab wie in uns, als wir noch ganz klein waren. Wir tun ihnen an, was wir erleben mussten, und es ist uns nicht bewusst. Doch auch wenn es uns nicht bewusst ist, so dürfen wir ein Tier nicht für unsere Zwecke benutzen. Es hat es verdient, als eigenständiges Wesen mit seinen Bedürfnissen gesehen und geliebt zu werden. So wie wir auch.

Warum ist dein Hund bei dir?

Wenn du schon ein wenig aktiv werden möchtest, kannst du dich einmal fragen, warum dein Hund wirklich bei dir ist. Sei dabei ganz ehrlich zu dir, wenn du dir die eine oder andere der folgenden Fragen beantwortest:

- Hast du deinen Hund vor seiner Adoption gefragt, ob er bei dir sein möchte?

- Wie würdest du dich fühlen, wenn er oder ein anderer Hund nicht bei dir wäre?
- Was musst du durch seine Anwesenheit nicht mehr fühlen?
- Welche Lücke soll er füllen?
- Was soll er für dich tun?

Ich weiß, es ist nicht einfach, diese Fragen wirklich ehrlich zu beantworten und möglicherweise feststellen zu müssen, dass man auch selbst noch bedürftige Anteile in sich trägt. Aber genau hier liegt der Schlüssel versteckt, mit dem wir das Tor zu unserem Herzen wieder öffnen können, denn die tiefe Sehnsucht und der unerträgliche Schmerz der inneren Kinder weisen uns den Weg zur Wunde. Diese können wir dann versorgen, damit es uns wieder gut geht und die Beziehung zu unseren Hunden eine Basis erhält, auf der wir sie wirklich sehen und ihnen diese Last von den Schultern nehmen können.

Wie können wir unsere Hunde entlasten?

Das 6-Schritte-Programm zum Dreamteam

Wir alle wünschen uns eine harmonische Beziehung zu unseren Hunden und möchten, dass sie sich wohl mit uns fühlen. Damit euch dies möglich wird, habe ich ein Programm entwickelt, das Menschen und ihre Hunde auf ihrem Weg zum Dreamteam begleitet. Mir war dabei wichtig, die Hunde aus ihrer Rolle als Symptomträger zu entlassen und sie stattdessen als Co-Therapeuten ihrer Menschen zu betrachten, denn niemand kennt uns so gut wie unsere Hunde. Werden ihre Signale nicht mehr unterdrückt, sondern endlich als ein Hilferuf ihrerseits erkannt und als Hinweis für ihre Menschen entschlüsselt, können die Hunde sich entspannen. Dafür ist es allerdings wichtig, dass ihr Mensch die Verantwortung für sein Leben voll übernimmt.

Dieses Buch kann keine intensive Begleitung ersetzen, aber dir zumindest schon einmal einen Weg aufzeigen und Hinweise geben, die dir und deinem Hund vielleicht zu etwas mehr Beruhigung verhelfen können.

Dazu möchte ich dir das 6-Schritte-DREAMTEAM-Programm vorstellen:

1. Wir erkennen die Spiegelung unseres Hundes und übernehmen ab jetzt die Verantwortung für unsere Heilung.
2. Wir erkennen, was wirklich vor sich geht, indem wir unsere Muster durch genaue Beobachtung entschlüsseln.
3. Wir richten uns auf unseren geheilten Zustand aus und entwirren unsere Muster.
4. Wir heilen unsere Wunden, wodurch neue, heilsame Muster entstehen können.
5. Wir entlassen unseren Hund aus der Aufgabe, die wir ihm unbewusst übertragen haben.
6. Wir fühlen uns wieder verbunden mit der Quelle und uns selbst.

Impulse und auch eine Anleitung zu deiner eigenen Heldenreise, in der dieses Programm enthalten ist und die du nicht nur für die Klärung der Beziehung zu deinem Hund, sondern auf alle Bereiche deines Lebens anwenden kannst, erhältst du im nächsten Kapitel.

Schauen wir uns nun die sechs Schritte ein wenig genauer an:

Zu 1.: Wir erkennen die Spiegelung unseres Hundes und übernehmen ab jetzt die Verantwortung für unsere Heilung.

Ein Trauma hinterlässt eine Wunde. Selbst wenn Betroffene sich nicht erinnern können oder wollen bzw. nicht darüber sprechen möchten oder können, ist diese Wunde dennoch existent und wird Wege finden, um auf sich aufmerksam zu machen. Für Hunde und feinfühlige Menschen ist sie in dem Energiefeld zu erkennen, das Traumatisierte umgibt. Auch zeigt sie sich u. a. durch deren Verhalten, körperliche Erkrankungen und die fehlende Lebensfreude.

Zu 2.: Wir erkennen, was wirklich vor sich geht, indem wir unsere Muster durch genaue Beobachtung entschlüsseln.

Tief empfundenen Kummer zu unterdrücken, fordert einen sehr hohen Preis, denn Betroffene verhindern dadurch selbst den Kontakt zu ihrer Lebendigkeit. Mühevoll reißen sie sich zusammen, um nicht wieder irgendwo anzuecken und um weiter ihre tiefe Verunsicherung aushalten zu können. Außerdem versuchen sie, ihre Schwächen und ihre Scham zu verbergen, um nicht noch angreifbarer zu wirken. Während ihr Radar ständig die Umgebung nach möglichen Gefahren absucht, hoffen sie verzweifelt auf etwas Sicherheit, damit sie sich ein wenig entspannen können. Dafür entwickeln sie Rituale und Prinzipien, die wie Leitplanken etwas Orientierung und Halt bieten sollen. Werden aber die selbst gesteckten, meist einengenden Begrenzungen von ihrem Hund berührt oder gar über den Haufen gerannt, können sie das fragile Konstrukt nicht länger aufrechterhalten und brechen schließlich erschöpft zusammen.

Kannst du dir vorstellen, wie ein solcher Mensch nach außen wirken muss? Er ist unsicher und bis zum Bersten überreizt. Jeder, der mit ihm in einen näheren Kontakt kommt, bewegt sich auf einer Art Tretminenfeld, das sich aus den frühen Verletzungen des Traumatisierten zusammensetzt. Wird eine Wunde berührt, kann er explodieren, implodieren oder aus Überforderung in ein unerträgliches Schweigen verfallen, wenn er nicht sogar den Kontakt ganz abbrechen muss, um keine weiteren Trigger erleben zu müssen.

Wie sieht dein mögliches Muster aus? Versuche, dies herauszufinden, indem du dich und deine Reaktionen zunächst einmal nur beobachtest.

Zu 3.: Wir richten uns auf unseren geheilten Zustand aus und entwirren unsere Muster.

Was du zunächst schon einmal tun kannst, ist,

- deine Heilung und eure geklärte Beziehung für möglich halten und
- dazu ein entsprechendes Bild vor deinem geistigen Auge entstehen lassen,
- das du wirklich fühlen kannst.

Auf dem Weg zu deinem Ziel sollte dich jemand begleiten, der diesen Weg schon gegangen ist und sich mit den Herausforderungen, die einem dabei begegnen können, auskennt. Den Weg alleine zu gehen, führt uns oftmals in die Irre oder zurück an den Ausgangspunkt, weil etwas in uns verhindern möchte, dass wir wieder alleine den schlimmen Gefühlen in uns begegnen.

Zu 4.: Wir heilen unsere Wunden, wodurch neue, heilsame Muster entstehen können.

Mit deinem “Reiseleiter” näherst du dich achtsam deinen Wunden und versorgst sie, so dass sie heilen können. Das klingt zunächst einfach, benötigt aber die meiste Zeit. Wenn unsere Wunden geheilt sind, müssen wir nicht mehr auf Trigger reagieren, und es werden auch keine mehr nötig sein.

Zu 5.: Wir entlassen unseren Hund aus der Aufgabe, die wir ihm unbewusst übertragen haben.

Nun geht es in diesem Buch ja insbesondere darum, unsere Hunde zu entlasten. Lebt ein Hund im Energiefeld seines traumatisierten Menschen, was glaubst du, welche Strategien er entwickeln wird, um damit umgehen zu können?

Ich zähle einmal die Symptome der Hunde meiner Klienten auf, die trotz jeglicher Medikation oder diverser Trainingsansätze erst dann nachließen, als ihre Menschen sich um ihre Wunden gekümmert haben:

- Selbstverletzung durch Knibbeln und Nagen an der Haut und an den Gliedmaßen
- Ausagieren des unerträglichen Drucks nach außen/Aggression
- Depressionen
- Magenschleimhautentzündungen
- Durchfälle
- diverse Ängste
- Einnässen und Einkoten
- Hyperaktivität
- Neurosen, wie z. B. in die Luft schnappen und im Kreis laufen

Diese Auflistung zeigt, in welche Hilflosigkeit unsere Hunde geraten können und wie wichtig es ist, dass wir sie entlasten. Unsere Hunde brauchen uns, denn sie sind physisch und psychisch von uns abhängig. Auch sie brauchen mit uns einen Sozialpartner, Austausch, Nähe, Fürsorge und Liebe. Können wir nicht ganz und authentisch "da" sein, sind sie verunsichert oder geraten gar in existenzielle Not.

Viele Hundehalter werden mit diesen Erkenntnissen von Schuldgefühlen heimgesucht, dabei haben sie nicht wissen können, wie schwer das Zusammenleben auf ihrem Hund lastet bzw. wie sie ihm hätten helfen können. Wird ihnen der Zusammenhang bewusst und wenden sie sich dann ihrer Heilung zu, findet bereits in diesem Moment eine Entlastung für ihren Hund statt. Er spürt, dass sich etwas verändert, vielleicht sogar schon durch das Lesen dieses Buches. Dann öffnet sich quasi eine Tür, durch die das Verdrängte an die Oberfläche kommen darf (mit Begleitung und gut dosiert), wodurch der immense Druck nachlässt, den der Hund bei seinem Menschen wahrnimmt. Kommt darunter immer mehr das wahre Wesen seines Menschen zu Vorschein, kann der Hund diesen wahrscheinlich erstmals wirklich wahrnehmen und eine Verbindung spüren, die ihm vorher so sehr gefehlt hat. Und genau diese Verbindung ist wichtig für eine vertrauensvolle und nährende Beziehung.

Zu 6.: Wir fühlen uns wieder verbunden mit der Quelle und uns selbst.

Die eigene Verbundenheit zu uns macht erst eine echte Verbindung zu anderen Menschen und zu unserem Hund möglich. Diese Verbundenheit wieder fühlen zu können, braucht einen entspannten Zustand, in den wir erst finden können, wenn unsere Traumata gelöst sind und wir ganz im gegenwärtigen Moment sein und uns sicher fühlen können. Dies geschieht nicht von heute auf morgen, auch nicht bei unserem Hund. Vielmehr braucht es Zeit sowie eine Begleitung, der wir vertrauen können, und viele Mini-Schritte, in denen das Nervensystem lernt, sich wieder zu orientieren und zu regulieren.

Dann können wir und unsere Hunde einander sogar auch dann wahrnehmen, wenn wir nicht einmal im selben Raum sind. Unsere Hunde beherrschen dies schon längst, aber auch wir finden dann den Zugang zu dieser unsichtbaren Verbindung.

Meine Hunde haben mir dies wiederholt vorgeführt. Kaum denke ich, dass es Zeit ist für einen Spaziergang, hebt einer von ihnen den Kopf und schaut mich an oder geht schon zur Tür. Linus war unser Pathfinder. Gerne bin ich seiner Navigation gefolgt. Beim gemeinsamen Spaziergang ging Linus daher oft einige Meter vor, was vollkommen in Ordnung war, denn ich konnte mich blind auf ihn verlassen und sehen, wie sehr er diese Aufgabe liebte. Er checkte alle Hunde, die uns entgegenkamen, und klärte das Feld, denn Merlin war eher unsicher bei Hundebegegnungen. Merlin lief mit großem Abstand hinter Linus, aber direkt vor mir. Blieb ich als letztes Glied dieser Karawane stehen, ging unmittelbar ein unsichtbares Funksignal von mir und Merlin zu Linus und er hielt ebenfalls unvermittelt an, ohne dass er gesehen oder gehört hatte, dass wir gestoppt hatten.

Ebenso können wir spüren, wenn einer unserer Lieben ein Problem hat, selbst wenn sie nicht im Raum sind. Vielleicht hast du das auch schon erlebt. Auf diesen sechsten Sinn können wir uns verlassen, denn er empfängt Hinweise, die den anderen Sinnen meist verborgen bleiben.

Als unser Kater Clarence alt wurde und immer mehr abbaute, spürte ich, dass etwas nicht stimmte. Der konsultierte Tierarzt konnte jedoch nichts Ungewöhnliches ausmachen. Eines Morgens wurde ich wach und wusste, dass in Clarence Bauch ein pflaumengroßer Tumor saß. Ich sah ihn vor meinen inneren Augen und konnte ihn auch genau lokalisieren. Sofort rief ich den Arzt an und bat um eine Ultraschalluntersuchung. Obwohl er sehr irritiert über meine Vermutung war, durften wir umgehend in die Praxis kommen, wo sich meine Eingebung leider bestätigte.

Sind wir mit uns verbunden, können wir einander in unserem ganzen Sein wahrnehmen.

Wenn das Lebensende uns trennt

Bleibt diese Verbindung auch noch bestehen, wenn unsere Hunde ihren Körper verlassen?

Für viele Menschen, die eine sehr innige Beziehung zu ihrem Hund haben, kann der Tod ihres geliebten Begleiters traumatische Folgen haben, und/oder alte Traumata reaktivieren. Daher ist es mir wichtig, nachdem ich dieses Thema bereits in *Fühlende Wesen* behandelt habe, auch in diesem Buch darauf einzugehen und anhand eines besonders dramatischen Falles auch die nicht zu vermutenden Chancen, die in einem Verlust liegen können, aufzuzeigen.

Drohende oder erlittene Verluste auf der Bindungs- und Beziehungsebene können einen solch hohen Stress auslösen, dass wir ihn als lebensbedrohlich erleben. Haben Betroffene einen vorigen Verlust nicht betrauern und verarbeiten können, so kann dieser, ausgelöst durch den aktuellen Verlust, zusätzlich auch wieder an die Oberfläche kommen.

Dass wir trauern, wenn wir unseren Hund verlieren, ist wohl für jeden Hundeliebenden nachvollziehbar. Der Verlust eines Tieres kann eine solch große Lücke in unser Leben reißen, dass einige Menschen wirklich nicht wissen, wie sie weiterleben können und sollen. Ist uns unser Hund außerdem noch plötzlich und unerwartet entrissen worden, stehen wir unter Schock und können noch gar nicht mit dem Trauern beginnen. Damit die natürliche Trauer einsetzen kann, ist es daher immer wichtig, zunächst das Trauma, das durch den Schock entstanden ist, aufzulösen.

Ich selbst habe eine solche Erfahrung machen müssen, als mir meine Hündin Lissy auf dramatische Weise entrissen wurde. Anschließend lebte ich drei Jahre in einer Art Nebel und habe nur noch funktioniert, aber nichts mehr gefühlt. Leider gab es niemanden in meinem Umfeld, der meinen Zustand hätte erkennen oder mir hätte helfen können. Diese Erfahrung wünsche ich niemandem, weshalb ich heute Menschen begleite, die nach dem Verlust ihres Tieres in einem solchen Schock gefangen sind.

Stirbt ein Hund unerwartet oder hinterlassen die Umstände seines Todes extrem belastende Eindrücke, die nicht verarbeitet werden können, befindet sich sein Mensch in einem unerträglichen Zustand, in dem die Gedanken darum kreisen, ob und wie er diese Situation hätte verhindern können. Dies erlebe ich auch häufig dann bei meinen Klienten, wenn sie ihr geliebtes Tier haben einschläfern lassen.

Den trauernden Hundehalter quälen Fragen wie:

- War es der richtige Zeitpunkt?
- Habe ich richtig entschieden?
- Wie geht es ihm?
- Ist er mir böse?

Oft finden sie keine Antworten. Im schlimmsten Fall hören sie Sätze wie: “Es war doch nur ein Hund! Kauf dir einfach einen neuen!”

Viele plagen sich im Nachhinein mit tiefen Schuldgefühlen, die so weit führen können, dass sie sich selbst bestrafen, indem sie sich das eigene Glück sowie ihre Lebensfreude versagen. Manchmal kann es sogar sein, dass sie über ihr Schuldgefühl die Verbindung zu ihrem Hund halten möchten. So paradox dies klingen mag, das Unterbewusste sucht immer nach einem Strohhalm, der uns irgendwie stabilisieren könnte.

Solltest du in einer solchen Situation sein, dann möchte ich dir sagen, dass wir unmöglich jeden Tag zu hundert Prozent aufmerksam sein und jedes Unheil von unseren Lieben fernhalten können. Manchmal stehen wir auch vor Entscheidungen, bei denen wir uns für eine entscheiden müssen, ohne zu wissen, ob sie wirklich die richtige ist. Wir können uns nicht für etwas verurteilen, was wir nicht besser wissen konnten. In vielen Kontakten zu verstorbenen Tieren, bei denen dies ein Thema war, sagten mir die Tiere: “Liebe macht keine Fehler.” Damit ist gemeint, dass wir, wenn wir unseren Hund lieben, zu jedem Zeitpunkt unser Bestes geben. Geht dann doch etwas “schief”, dann kann es vielleicht auch daran liegen, dass eben nicht alles in unserer Macht liegt.

Menschen, die noch nie ein Tier geliebt haben, können sich nicht ansatzweise vorstellen, wie tief eine solche Bindung sein kann. Nicht selten ist sie sogar noch inniger als zu einem Menschen.

Ich habe viele Menschen in meiner Praxis begleitet, die sich in ihrer Trauer hilfesuchend an mich gewendet haben. Dabei sind mir einige besonders in Erinnerung geblieben, denn sie waren ähnlich dramatisch wie meine Erfahrungen bei meinem Verlust von Lissy.

Auch diese Menschen kamen selbst nach Jahren nicht über den Tod ihres Tieres hinweg. Als ich mit den Seelen ihrer Tiere mental Kontakt aufnahm, um zu schauen, wie es ihnen ging und ob sie gut hinübergegangen sind, begegneten mir nicht selten sehr alte und souveräne Seelen, die ihre Menschen bereits seit vielen Leben begleiten und auch weiterhin begleiten werden. Die Beziehung zu ihren Menschen war und ist nicht auf ein Leben beschränkt. Man könnte hier auch von Seelenpartnerschaften sprechen.

Meine Klienten beschrieben es so: "Wir lieben uns so sehr, dass ein Weiterleben ohne ihn/sie unerträglich ist." Als ich ihnen dann die Botschaften ihrer Tiere übermittelt habe und sie die Wärme und die Liebe ihrer Gefährten wieder wahrnehmen konnten, fühlten sie, dass ihre Hunde auf einer Ebene niemals weggehen werden und dass es auch niemals wirklich eine Trennung geben kann.

Die Verbindung beider Seelen besteht ewig. Und auch die Liebe bleibt und verbindet uns bis über den Tod hinaus miteinander, und wir werden uns nach dem Übergang alle wiedersehen.

Wenn ich meine Klienten dann darauf aufmerksam mache, dass sich die Seelen ihrer Tiere auf verschiedene Weisen bemerkbar machen können, erzählen sie erleichtert darüber, dass sie den Atem ihres Hundes oder auch sein Fußtapsen bereits gehört hätten, sich aber nicht getraut hatten, dies mit jemandem zu teilen. Sie hatten Sorge, für verrückt erklärt zu werden, dabei ist dieses Phänomen nicht ungewöhnlich.

Einige Menschen jedoch sind durch den Schock der abrupten Trennung von ihren Hunden so sehr gelähmt, dass sie zu ihnen keinen Zugang mehr bekommen können. In solchen Fällen lade ich sie zu einer systemischen Tieraufstellung in meine Praxis ein. Diese Arbeit bietet meinen Klienten die Gelegenheit, das Energiefeld ihres (verstorbenen) Hundes selbst wahrzunehmen, indem sie sich mitten hineinstellen.

Nun, da sie ihn selbst sehen, hören, riechen und fühlen können, werden sie dieser Wahrnehmung auch eher trauen und müssen mir nicht einfach nur glauben, dass es ihrem Hund gut geht, wenn ich ihnen nach einem Tierkontakt berichte. Das macht einen großen Unterschied, denn dann können sie sich endlich beruhigen und wieder entspannen, da sie die Verbindung zu ihrem Hund wieder fühlen können.

▪ Was aber, wenn die Verbindung ganz abreißt?

Ein besonders schwerer Fall ereignete sich im Leben von Beate, denn ihre Hündin Mary war durch einen Menschen so schwer verletzt worden, dass sie dies nicht überlebt hat.

Beate hat mir erlaubt, ihre Geschichte zu erzählen, denn was diese Frau ertragen und geleistet hat, ist übermenschlich. Sie hätte daran zerbrechen können, aber mit ihrer Geschichte möchte sie alle Menschen, die nach dem Verlust ihres Hundes glauben, dass ihr Leben nie wieder lichtvoll werden kann, ermutigen durchzuhalten.

Ihr Mann bat mich wenige Tage nach Marys Tod, mit Beate zu arbeiten. Es ginge ihr sehr schlecht. Ich zögerte zunächst, da mich seine Erzählungen vom Vorfall selbst sehr geschockt haben, sagte aber zu, dass ich eine Erstversorgung vornehmen könne. Für die intensive Arbeit mit dem Schocktrauma empfahl ich, anschließend eine Kollegin aufzusuchen, weil ich mir nicht sicher war, ob ich aufgrund meiner Betroffenheit Beate auf Dauer gut genug begleiten könnte.

Schon am nächsten Tag stand Beate vor meiner Tür. Als ich sie begrüßte, sah ich einen Menschen vor mir, der eindeutig unter Schock stand. Sie war bleich, ihre Mimik und ihr Körper waren eingefroren und es war deutlich erkennbar, dass sie eine viel zu schwere Last mit sich trug. Ich weiß nicht, ob ich zu diesem Zeitpunkt oder jemals wieder die Kraft hätte aufbringen können, mein Bett zu verlassen.

Ich begleitete Beate in meinen Praxisraum und sorgte dafür, dass sie auf meinem Sofa Platz nehmen konnte. Sie war sehr wackelig auf den Beinen. Beate saß mir gegenüber und rang um Fassung. Was sie erlebt hatte, hatte sie so geschockt, dass sie dafür keine Worte fand, und ich lud sie ein, einfach nur ihren Gefühlen und ihren Tränen freien Lauf zu lassen, während ich nah bei ihr blieb. Der Druck, unter dem sie stand, war unerträglich. Das Schlimmste für sie war, dass Mary ihr so plötzlich entrissen worden war, dass sie sie nicht mehr fühlen konnte. Beide waren vorher eng verbunden gewesen, aber die Verbindung zu ihrem Hund war für sie nun abgerissen.

Ich stimmte mich auf Mary ein und nahm augenblicklich ihre souveräne Präsenz im Raum wahr. Ich konnte sehen, wie sie (ihr Energiefeld) sich an mir vorbei in Beates Richtung bewegte, und fragte sie, ob sie sie auch wahrnehmen könne. Zu meiner Überraschung war ihr dies möglich!

Das, was dann geschah, lag nicht mehr in meinen Händen. Ab hier haben die Engel übernommen und ich wurde Zeugin einer Szene, die ich als Wunder bezeichnen möchte.

Mary ging direkt auf Beate zu und sie konnte ihre Hündin sehen, fühlen, riechen und vor allem selbst wahrnehmen, dass es ihr gut ging! Ihre Energiefelder verschmolzen wieder miteinander und die unerträgliche Anspannung ließ von Beate ab. Erstaunlicherweise war Marys Seele nicht ansatzweise irritiert von ihrem plötzlichen Tod. Vielmehr gab sie Beate deutlich zu verstehen, dass alles gut sei und dass ihre Verbindung niemals unterbrochen werden könne. Beate konnte all dies selbst wahrnehmen – sie musste es mir nicht einfach nur glauben.

Ich konnte beobachten, wie die Lebensenergie wieder zurück in Beates Körper strömte. Sie konnte sogar lachen, ihr Gesicht bekam wieder Farbe und ihr Körper taute aus der Starre auf, in der sie sich seit Marys Tod befunden hatte.

Diese gesamte Sequenz dauerte nur 10 Minuten!

Im weiteren Verlauf lud ich Beate ein, ihren Körper wahrzunehmen. Mir war wichtig, dass sie wieder mehr im gegenwärtigen Moment ankommen und sich sicher fühlen konnte.

Noch in dieser Sitzung sagte Beate zu mir: "Ich bin diesem Menschen, der mir das Liebste genommen hat, nicht böse. Ich weiß, dass dies ein wichtiger Wendepunkt in meinem Leben sein wird. Wie genau sich dies zeigen wird, werde ich sehen. Aber ich weiß, dass nichts zufällig geschieht."

Bitte frag mich nicht, woher sie diese Kraft genommen hat, aber aus ihr sprach ihre große Seele von einer höheren Ebene. Von Hass und Verbitterung keine Spur.

Wir blieben in Kontakt, so dass ich Beates Transformation miterleben durfte. "Grenzverletzung" war Beates Lebensthema und traf sie durch Marys Tod mit einer solchen Wucht, dass sie sich diesem nun zuwenden musste.

Nachdem Beate in den Tagen nach dem Vorfall nicht wusste, wie sie weiterleben sollte, hat sie sich dann aber bewusst *für* das Leben entschieden. Natürlich setzte nach der Lösung des Schocks die Trauer über ihren Verlust ein, aber sie war wieder mit Mary und sich selbst verbunden und konnte die Trauerphasen in den nächsten Monaten gut überstehen.

Eine lange und beschwerliche Reise liegt mittlerweile hinter ihr und ich sehe heute in Beate eine Frau vor mir, die schwer erschüttert, aber gleichzeitig auch wachgerüttelt wurde, wie sie selber sagt. Sie hat ihr Leben dadurch in die Hand genommen und es in den letzten Jahren so gestaltet, wie es ihr gemäß ist. Weder funktioniert sie noch in irgendeinem Hamsterrad noch verrät sie ihre Werte oder lässt sich von irgendwem sagen, was sie zu tun hat. Sie lebt selbstbestimmt, geht ihren Weg, ihrer inneren Führung folgend, genießt jeden Moment, freut sich an den kleinen Dingen des Lebens und gehört zu den strahlendsten Menschen, die ich kenne.

Als ich ihr vor der Veröffentlichung dieses Buches ihre Geschichte vorlegte, damit sie den Inhalt noch einmal überprüfen konnte, sagte sie zu meiner Überraschung: *"Ich habe nach meiner Session bei dir keine weitere Therapie gemacht."*

Was war hier passiert? Dieses schreckliche Erlebnis hatte Beates Schutzschale geknackt, durch deren Spalt ihr Seelenlicht hindurchscheinen konnte. Beate hat ihr tiefes Leid transformieren können und ist daran gewachsen. Heute ist diese Schale nahezu vollkommen verschwunden und Beate lebt genau das Leben, das sie sich als Seele vorgenommen hatte. Die tiefe Erschütterung hat sie am Ende "nach Hause" geführt.

> Die Wunde ist der Ort, wo das Licht eintritt.
>
> Rumi

Ihre Geschichte zu erzählen, kostet mich heute noch viel Kraft, denn sie hat auch mich sehr mitgenommen. Werden wir Zeuge eines Unfalls, von Gewalt oder Krieg, laufen wir Gefahr, ein Sekundärtrauma zu erleiden. Daher ist es immens wichtig, in solchen Fällen auch gut für sich selbst zu sorgen.

Wenn dich die letzten Seiten sehr bewegt haben, dann lass auch deinen Körper sich bewegen. Leg das Buch zur Seite, hol dir einen Tee, öffne das Fenster und atme tief durch. Es ist wichtig, Pausen zu machen und das Gelesene zu verarbeiten.

Nutze dieses Buch für dich als Achtsamkeitsübung. Es ist nicht einfach nur zum Lesen gedacht, sondern möchte dir während der Lesezeit wirklich etwas mit auf den Weg geben.

Zeit, ehrlich in den Spiegel zu schauen

Was mich in meinem Mitgefühl für die Tiere immer wieder tief bewegt, ist das mangelnde Bewusstsein und das fehlende Verständnis von uns Menschen. Kürzlich hatte ich noch ein Telefonat mit einer Kundin, deren Hündin Ängste zeigt. "Bitte sagen Sie ihr, dass sie doch keine Angst haben muss!", bat sie mich. Trotz mehrfacher Erklärungen, wie Angst entsteht und dass sie auf diese Weise nicht zu beeinflussen ist, konnte sie das Verhalten ihres Hundes nicht nachvollziehen, bezog es persönlich auf sich und erwartete, dass ihr Hund ihr vertrauen sollte. Ich hatte tiefes Mitgefühl mit ihrem inneren Kind, das so sehnlich nach einer Bindung suchte, weil es sich verlassen fühlte. Sie konnte weder sich selbst noch ihren Hund wirklich wahrnehmen.

Als ich zuletzt in Holland am Strand saß und mein Blick über das Meer glitt, fiel mir schmerzlich auf, wie viele Menschen ihre Hunde an der Leine hinter sich herzogen, während diese gerade an etwas schnüffelten oder Kontakt zu einem anderen Hund aufnehmen wollten. Es scheint selbstverständlich zu sein, dass wir über diese wundervollen Wesen herrschen dürfen, als wären sie unser Eigentum, das immer funktionieren und uns das Leben versüßen soll. Obwohl wir alle wissen, wie Tiere gehalten werden, essen wir weiter Fleisch, kaufen Stühle aus Leder und Hundekinder beim Züchter. Wir beuten Tiere gnadenlos aus und finden auch immer Erklärungen dafür.

In einem Gespräch mit meiner Tochter Jana über dieses Thema erzählte sie mir, dass sie sich gefragt habe, ob wir *überhaupt* Hunde halten dürften. Die Tatsache, dass unsere Hunde, Blümchen und Nuria, aus dem Tierschutz kommen und weiter auf der Straße gelebt hätten, beschäftigte sie sehr. Sie fragte sich, wieso wir Menschen Tiere überhaupt einsammeln und vermitteln würden. Im weiteren Verlauf sagte sie: "Wie kommt es dazu, dass wir glauben zu wissen, was für andere gut ist? Wie kann es sein, dass wir uns so ausgebreitet haben, dass für die Tiere kein Raum mehr da ist und sie als störend empfunden werden? Warum können wir nicht friedvoll mit ihnen zusammenleben, ihren Raum respektieren und mit ihnen in Kontakt treten, wenn sie ihn von sich aus herstellen? Warum fällt es uns so schwer, sie in Freiheit leben zu lassen?"

All diese Fragen finde ich berechtigt. Wir ziehen Zäune, verscheuchen Katzen aus unseren Gärten, versprühen Gift auf "Unkräuter", stören uns am Gezwitscher der Vögel und daran, dass Bäume "Dreck" machen. Scheinbar haben wir vergessen, dass diese Erde unser Lebensraum ist, den wir mit vielen anderen Wesen teilen, und kommen nicht auf die Idee, dass unser Verhalten für andere gravierende Folgen haben könnte. Wie auch? Uns ist ja häufig nicht einmal bewusst, welche Folgen unsere Gedanken, unsere Gefühle und unser Handeln auf uns selbst und unsere Liebsten haben könnten.

Während ich das Buch *Fühlende Wesen* geschrieben habe, in dem es um unseren Umgang mit unseren Tieren geht, war ich über Monate noch näher im Energiefeld der Tiere, als ich es sowieso schon bin. Diese Monate des Schreibens haben mich abgeschält und mich mich schutzlos fühlen lassen, denn ich fühlte ihren Schmerz tief in meinem Herzen. Monatelang konnte ich kein Restaurant betreten, weil die Auflistungen tierischer Körperteile in Rahmsauce mich bis ins Mark getroffen hätten und in Tränen hätten ausbrechen lassen. Das Buch erschien kurz vor Ostern und ich wurde eines Nachts wach, weil ich die Not der Schafe und ihrer Lämmer fühlte, die ihren Müttern entrissen wurden, damit Menschen sie essen können. Auf den umliegenden Wiesen habe ich besorgt die Lämmer gezählt und war jedes Mal erleichtert, sie vollzählig vorzufinden, auch wenn mir klar war, dass an anderer Stelle tausende ihr Leben ließen, um für Minuten zart auf einer menschlichen Zunge zu zergehen.

Es braucht dringend ein Erwachen des Bewusstseins in vielen Menschen, um wieder sensibel für sich und alle fühlenden Wesen werden zu können. Weil uns die Verbindung zu uns selbst fehlt, beteiligen wir uns daran, dass andere leiden. Dies können wir nur ändern, wenn wir uns zunächst darum kümmern, dass wir uns selbst wieder fühlen können. Dann kommt auch das Mitgefühl für alle fühlenden Wesen zu uns zurück.

Daher bin ich dir so dankbar, dass du dieses Buch liest, daran mitwirken möchtest und dich schon mit dem Eintauchen in die Inhalte auf deinen Weg begibst.

5. KAPITEL

DEINE HELDENREISE

Mir gefällt der Begriff des Helden im Rahmen der Heilreise. All diejenigen, die sich auf diesen Weg begeben, sind in meinen Augen die wahren Helden, denn sie überwinden ihre schlimmsten Ängste zu ihrem eigenen Wohl, dem ihres Hundes und zum Wohle aller. Der Held steht sinnbildlich für das Potenzial, das in jedem Menschen wie in einer Schatzkiste schlummert und sich unbedingt entfalten möchte. Wir nennen es auch Berufung oder Seelenauftrag. Aus meiner Sicht geht es im Leben darum, wirklich ganz der Mensch zu sein, den sich unsere Seele ausgesucht hat, damit sie ihren Auftrag für das große Ganze mithilfe dieses Potenzials ausführen kann. Bleibt die Schatzkiste aus Angst verschlossen oder wird sogar völlig vergessen, kann das Potenzial nicht entsprechend seiner Bestimmung eingesetzt werden. Unbewusst spüren die Betroffenen, dass sie mit einem Fuß auf der Bremse stehen und sich selbst blockieren, wissen aber nicht, was genau sie tun können. Wenn Menschen erkennen können, dass ihre Hunde sich nach Leibeskräften bemühen, sie auf ihre Schatzkiste aufmerksam zu machen, wird ihnen beim Erinnern ihres Potenzials bewusst, dass in ihrem Leben noch viel mehr möglich ist. Dadurch mobilisiert sich in ihnen eine gewaltige Phönix-aus-der-Asche-Kraft, die sie nicht nur zu einem Befreiungsschlag befähigt, der meist längst überfällig ist, sondern auch dazu, mutige Schritte zu gehen und wahre Wunder zu bewirken, die sie schon nicht mehr für möglich gehalten hätten.

Im Folgenden erhältst du nun viele Anregungen, die dir dabei behilflich sein könnten. Auch möchte ich in dir die Neugierde auf die Therapie wecken, indem ich dir erkläre, auf was du dabei hoffen darfst. Ich kann dir nur sagen, dass sie die schönste Reise war, die ich je angetreten habe, denn sie hat mich zu mir geführt. Für mein Empfinden ist dies auch die einzig wichtige Reise, auf die sich ein Mensch begeben kann.

Im Anschluss daran erhältst du eine konkrete Reiseroute, die dir, angelehnt an die klassische Heldenreise nach dem gleichnamigen Buch von Paul Rebillot, die einzelnen Schritte aufzeigen möchte, mit denen du dein Leben und das deines Hundes in eine heilsame Richtung lenken kannst.

Wir selbst können, parallel zu der Unterstützung durch einen Therapeuten, unser Leben umgestalten und dadurch unserer Seele den roten Teppich ausrollen, auf dem sie sich mit jedem Schritt voll entfalten kann.

Warum eine Therapie so wichtig ist

▪ Der IST-Zustand einer traumatisierten Gesellschaft

Unser Stammhirn ist mit ca. 500 Millionen Jahren der älteste Teil unseres Gehirns und zuständig für das Sichern unseres Überlebens. Das limbische System, welches für unsere Emotionen und den Aufbau von Bindungen und Zugehörigkeit zuständig ist, ist erst 200 Millionen Jahre alt. Der Neokortex, die Großhirnrinde, beherbergt u. a. unseren Verstand und ist erst ca. 100.000 Jahre alt.

Man könnte sagen, unserer Seele wurde zusammen mit unserem wunderbaren Körper ein geniales Team für dieses Leben zur Verfügung gestellt.

Wie aber hat der Mensch es eingesetzt? Nachdem die westliche Welt sich zur Krönung der Schöpfung erhoben hat, Gefühle für überbewertet hält und lediglich den Verstand vergolden will, fällt mein persönliches Fazit eher niederschmetternd aus. Schauen wir uns um! Was haben wir durch den Einsatz unseres Verstandes erreicht? Kein Säugetier hat seit Anbeginn der Zeit diesen Planeten und seine Bewohner in nur wenigen hundert Jahren so zerstört und ausgebeutet wie der Mensch. Wir sollten uns daher demütig daran erinnern, die genialen Geschenke der Natur sinnvoll und zum Wohle aller einzusetzen.

Als einzige Erklärung für diese Entfremdung sehe ich die Folgen kollektiver Traumatisierungen durch Kriege und diverse andere Krisen. Man weiß heute, dass Traumata über acht Generationen weitergegeben werden. Wir kommen schon allein dadurch vorbelastet zur Welt, noch bevor unsere eigenen Erfahrungen hinzukommen. Welche zusätzlichen Auswirkungen die zurückliegende Pandemie langfristig auf die Psyche aller Menschen haben wird, können wir nur erahnen. Insbesondere um unsere Kleinen mache ich mir große Sorgen. Ausgerechnet die für unser Sicherheitsempfinden elementar wichtigen Faktoren, nämlich sozialer Kontakt und Verbundenheit zu unseren Mitmenschen, haben nicht nur sie als gefährlich vermittelt bekommen. Es ist zu befürchten, dass allein dies schon zu nachhaltigen Irritationen führen wird.

So erschütternd diese Erkenntnisse auch sein mögen, wir dürfen nicht auch die Möglichkeiten und Chancen hinter all dem verkennen. Alle Seelen, die sich für eine Inkarnation in dieser turbulenten Zeit entschieden haben, haben aus meiner Sicht einen großen Auftrag angenommen! Kümmern wir uns um unsere Heilung, so kann dies schon Teil des Auftrags sein, den wir dann mit unserer zurückgewonnenen Fähigkeit zu fühlen sowie der Entfaltung unseres Potenzials ausführen können.

▪ Vorsichtig wieder fühlen lernen

Die Folgen traumatischer Erfahrungen lösen sich leider nicht wie eine Erkältung in wenigen Tagen wieder auf. Vielmehr können die neuronalen Folgen von Traumata laut Bessel van der Kolk, Professor für Psychiatrie, sogar im Gehirnscan nachgewiesen werden.[9] Hirnareale, die für die Eigenwahrnehmung und Körperwahrnehmung zuständig sind, weisen nach seinen Erfahrungen bei Menschen mit PTBS (Posttraumatischer Belastungsstörung) häufig eine Schrumpfung auf. Ihr Körper agiert quasi nur noch im Notstrom, was sehr traurig ist, denn dieselben Areale sind auch für Freude, Lust, Sinnhaftigkeit und die Verbundenheit mit anderen zuständig. Es lohnt sich also, diesem Thema mehr Aufmerksamkeit zu schenken.

Vielleicht erinnerst du dich noch an den Anfang des Buches? Wir wissen jetzt, dass 80 % der Informationen aus dem Körper an das Gehirn gesendet werden. Nach einem Trauma aber fehlt uns häufig der Bezug zum Körper. Wenn wir uns besser fühlen möchten, liegt es daher nahe, sich insbesondere darum zu kümmern, ein besseres Körperbewusstsein zu entwickeln. Das Ziel einer Therapie

[9] Buchquelle: Trauma und Gedächtnis - Peter A. Levine

ist es, das Toleranzfenster zu weiten, also den sicheren Raum im Inneren wieder zu vergrößern, so dass Betroffene auch mit schwierigen Gefühlen besser umgehen können. Die durch das Abspalten der Gefühle reduzierte Lebendigkeit und das verlorene Sicherheitsempfinden können dadurch wieder zurückkehren, und der entspannte Kontakt zu sich selbst, zum eigenen Hund und anderen Menschen kann wieder möglich werden. Bevor er sich nicht sicher genug fühlt, wird ein Mensch nicht in der Lage sein, sich seiner Potenzialentfaltung zuwenden zu können (s. Bedürfnispyramide).

Dies möchte ich dir anhand meines Umgangs mit traumatisierten Hunden näherbringen: Mit Mitte zwanzig habe ich meine freie Zeit in einem Tierheim verbracht, um mich dort mit um die Hunde zu kümmern. Viele Stunden verbrachte ich damit, bei traumatisierten Hunden im Zwinger zu sitzen. Dabei habe ich großen Abstand gehalten und sie weder angesehen noch angesprochen noch berührt. Es ging lediglich darum, dass ihr Gehirn die neue Erfahrung machen konnte, dass die Gegenwart eines Menschen auch ungefährlich sein kann. Manchmal dauerte es Tage, bis der Hund nicht mehr in die Ecke starrte, sondern sich interessiert im Raum umsah und seine Nase einsetzte. Zu keiner Zeit habe ich ihn ungefragt berührt, sondern erst dann vorsichtig Kontakt aufgenommen, wenn er seine Bereitschaft dazu signalisiert hatte, und das konnte Wochen bis Monate dauern. Unsere Hunde können genauso im Trauma feststecken wie wir auch. Es ist so wichtig, dass wir alle lernen, achtsamer mit uns, mit unseren Hunden und miteinander umzugehen, damit es gar nicht erst so weit kommt.

Meinen Kunden mit Angsthunden erkläre ich dies immer so: Stell dir vor, dein Hund lebt auf einer winzig kleinen einsamen Insel. Dies ist er einzige Ort, der ihm halbwegs sicher erscheint. Nur dorthin konnte er sich in seiner Angst retten.

Du stehst gegenüber am Ufer und möchtest ihm helfen. Würdest du mit einem Boot übersetzen, würde dein Hund vor Angst wahrscheinlich kollabieren, weil er selbst auf seiner Insel nicht mehr sicher wäre. Würdest du dich aber am anderen Ufer niederlassen, geduldig warten, dabei entspannt ein Buch lesen oder schlafen und ihm mit deinem Herzen signalisieren, dass du ihm zugetan bist, würde er sich auf seiner Insel mit der Zeit entspannen und sich an deinen Anblick gewöhnen können. Er würde deinen Geruch wahrnehmen, dich studieren sowie deine Mimik und Gestik kennenlernen - vor allem immer dann, wenn du gerade nicht hinschaust. Eines Tages wäre er relativ entspannt, so dass er vielleicht an den Rand seiner Insel treten würde. Du bliebest weiterhin sitzen. Zu keinem Zeitpunkt würdest du dich in seine Richtung bewegen oder ihn anderweitig drängen.

Brächtest du diese Geduld auf, würde dein Hund eine Brücke von seiner Insel zum Ufer bauen und jeden Tag einen Schritt näherkommen. Nur *er* kann den tiefen Angst-Graben, der ihn vom Leben trennt, in seinem eigenen Tempo überwinden. Was du tun kannst, ist, ihm dein Herz zu öffnen, Geduld aufzubringen und ihn so anzunehmen, wie er ist. Sein Nervensystem funktioniert genauso wie deins und braucht genügend Sicherheit, bevor irgendetwas anderes möglich wird.

Vielleicht kannst du nun noch etwas besser verstehen, was auch du brauchst, um dein Trauma zu überwinden und wieder ein entspanntes Leben führen zu können.

Dass ein Trauma auf unserer Festplatte gespeichert wird, weil dieses Gehirnareal immer versuchen wird, unser Leben zu sichern, wissen wir bereits. Das ist und bleibt immer wichtiger als alles andere.

Das autonome Nervensystem reagiert jedoch leider gar nicht auf die Ansprache durch den Verstand. Unser eigener und der Verstand anderer könnten sich den Mund fusselig reden, würden das ANS aber nicht ansatzweise erreichen können. "Du brauchst keine Angst zu haben", das wird nicht helfen. Vielleicht hast du dies bei deinem Hund oder bei dir selbst schon erlebt.

Wenn das ANS in Notsituationen die Führung übernimmt, löst es in uns reflexartig entweder Flucht, Kampf oder Erstarrung aus. Bei traumatischen Erfahrungen speichert das Gehirn alle Einzelheiten der jeweiligen Situation ab. Diese können im Nachhinein immer wieder als sogenannte Flashbacks, also Erinnerungen in Form von z. B. Bildern, Gerüchen, Gefühlen, auftauchen, wodurch die Betroffenen von ihrer Vergangenheit eingeholt werden. Erzählen Klienten immer wieder, was ihnen widerfahren ist, können diese gespeicherten Erinnerungen an die Oberfläche kommen und zu einer Dissoziation[10] durch die Überwältigung der dadurch aktivierten Gefühle führen. Daher ist es wichtig, sich immer gut dosiert und achtsam an ein Trauma heranzutasten.

Dissoziation erkennen wir z. B. an einer starren Körperhaltung, starrer Mimik, fehlendem Augenkontakt, einer tonlosen Stimme und auch, wenn das Erlebte schnell, emotionslos oder mit einem Lachen erzählt wird, obwohl der Inhalt der Erzählung sehr traurig oder verstörend sein kann.

So berichtete mir einmal ein Freund, dass er als Kind von seinem Vater mit einem Gürtel regelmäßig windelweich geprügelt wurde, wenn der Vater Alkohol getrunken hatte. Seine Mimik und Gestik passten dabei nicht ansatzweise zur Dramatik seiner Erzählung, denn er lachte und wirkte so, als wäre all dies nicht ihm passiert. Erst an meiner Reaktion, ich hatte Tränen des Mitgefühls in

[10] Abspaltung von Gedanken, Gefühlen und Körperempfindungen

den Augen, konnte er ein wenig Bezug zu dem herstellen, was ihm widerfahren war.

In einer meiner Fortbildungen in Somatic Experiencing durfte ich an einer Demo-Sitzung mit unserem Dozenten teilnehmen. Der Dozent hatte uns eingeladen, mit einem eigenen Thema zu ihm nach vorne zu kommen, um den Teilnehmern die Arbeit mit Traumata zu demonstrieren. Ich nahm neben ihm Platz. Uns gegenüber saßen fünfzig Kollegen. Dies allein jagte mir schon Angst ein, denn fünfzig Augenpaare meiner Kollegen schauten mich direkt an.

Während der Dozent mit mir arbeitete, war ich innerlich in größter Not und hatte Mühe, überhaupt neben ihm sitzen zu bleiben, weil mich nicht nur die Kollegen, sondern auch meine aufkommenden Gefühle maximal aktiviert haben. Ich wollte aber bleiben, denn ich kannte seine Arbeit und wusste, dass dies ein wichtiger Moment für mich sein würde, der mich auf meinem Heilungsweg weiterbringen könnte. Die Interventionen des Therapeuten waren legendär, denn er navigierte mich durch meine Angst an einen äußerst schmerzhaften Punkt, der mir bis zu diesem Tag verborgen geblieben war. Ich durfte dabei die Erfahrung machen, dass ich bei ihm und in der Gruppe sicher aufgehoben war, während die unerträglichen Gefühle in meinem Inneren ihren Ausdruck fanden und die Spannungen in meinem Körper endlich nachlassen konnten.

Nach der Sitzung war ich völlig erschöpft und brauchte eine Weile, bis ich mich wieder gesammelt hatte.

Die gesamte Sequenz war für unsere Studiengruppe auf Video aufgezeichnet worden. Als ich mir einige Tage später die Aufnahme anschaute, konnte ich nichts von meiner inneren Not in meinem Gesicht erkennen. Ich war überrascht und fassungslos zugleich. Wie konnte das sein? Meine Mimik ist doch sonst eher lebendig.

In diesem Moment konnte ich erstmals von außen beobachten, dass ich anfangs eingefroren gewesen war und wie sich dann die Spannungen lösten.

Unser Körper fungiert wie der bereits erwähnte Dampfkochtopf, in dem die verdrängten Gefühle unter Verschluss gehalten werden. Auch wenn wir vielleicht lächeln und sie überspielen wollen, so ist unsere innere Not für andere unbewusst oder auch bewusst über unser Energiefeld, unsere Körperhaltung, unsere Stimme und unsere Mimik wahrnehmbar. Wir senden dann widersprüchliche Signale aus, die für andere irritierend sein können. Ihr Radar meldet direkt, dass wir nicht authentisch sind. Unsere Hunde sind Spezialisten darin, dies zu erkennen und melden "den Fehler" sofort.

Wir haben das alle auch schon selbst erlebt, wenn wir gespürt haben, dass uns jemand z. B. bewusst belügen oder etwas "andrehen" wollte. Unser Bauch meldet, dass die gehörten Worte nicht mit dem Rest der empfangenen Informationen übereinstimmen, nur trauen wir meist unserer eigenen Wahrnehmung nicht mehr.

In dem Beispiel von meiner Sitzung konnte nur ein wirklich guter Beobachter anhand meiner subtilen Signale erfassen, welcher Sturm in mir tobte. Der Dozent hatte sie offensichtlich bemerkt und mich sicher durch diesen Sturm hindurchbegleitet.

Sich den Gefühlen im Inneren, die häufig viele Jahre verdrängt werden mussten, schließlich zuzuwenden, erfordert wirklich Mut. Ich möchte dir davor aber ein wenig die Angst nehmen, denn tatsächlich ist es häufig so, dass die Angst vor dem Aufkommen der verdrängten Gefühle meist schlimmer ist als die Gefühle selbst. Ja, wir begegnen unseren schlimmsten Ängsten, aber wir begegnen ihnen heute nicht mehr allein und schutzlos, wenn wir uns mit einem Therapeuten einen zuverlässigen Reiseleiter hinzuziehen, der sich mit den Unwägbarkeiten auf einer solchen Reise auskennt. Diesen Weg zu gehen ist kräftezehrend, und dennoch möchte ich nicht einen einzigen Schritt missen.

Der Dozent hatte mich nicht viel erzählen lassen. Er wollte lediglich in zwei Sätzen mein Anliegen geschildert bekommen und begann sofort, mich die dadurch aktivierten Gefühle in meinem Körper wahrnehmen zu lassen. Hätte er im weiteren Verlauf mein Gefühlsleben auf der Verstandesebene analysieren wollen, hätte ich möglicherweise eine neue und auch interessante Erkenntnis erlangt. Wahrscheinlicher wäre aber gewesen, dass ich irgendwann dissoziiert und er dann den Kontakt zu mir verloren hätte. Das intensive Sprechen über meine Erinnerungen hätte zu diesem Zeitpunkt den gleichen Effekt gehabt, als hätte er die Herdplatte, auf der mein Dampfkochtopf stand, zwei Stufen höher gedreht, ohne dabei das Ventil zu öffnen. Da ich bereits vorher schon durch die Anwesenheit der Kollegen aktiviert war, hätte dadurch der Druck in meinem Inneren noch weiter zunehmen können. Meine Gefühle wären zwar durch ein solches Gespräch vielleicht auch auf einer tieferen Ebene berührt worden. Ebenso hätte aber durch den steigenden inneren Druck auch die Explosion des Dampfkochtopfs leicht ausgelöst werden können, weil der innere Druck in einem Gespräch, bei dem der Körper nicht berücksichtigt worden wäre, kein Ventil gefunden hätte, aus dem er hätte entweichen können. Kommen wir in Kontakt mit unseren verdrängten Gefühlen, benötigen wir emotionalen Beistand, bei dem wir uns sicher aufgehoben fühlen, während wir den inneren Druck nach und nach über gezielte Interventionen entweichen lassen können.

Hätte der Dozent mir diese Sicherheit nicht vermitteln und ich meine Gefühle über meinen Körper nicht gut dosiert entladen können, hätte ich entweder fluchtartig den Raum verlassen oder wäre noch an Ort und Stelle von meinen angestauten Gefühlen überwältigt worden und möglicherweise kollabiert. Ich hätte mich mit diesem unerträglichen Zustand in meinem Inneren alleingelassen gefühlt, wodurch sich mein Trauma noch hätte vertiefen können. Mir wäre es ähnlich ergangen wie dem ängstlichen Hund auf der Insel, wenn sein Mensch ihn dort bedrängt hätte, denn mangelnde Unterstützung und Grenzüberschreitung können durch die dadurch ausgelöste Überforderung denselben Effekt haben.

Für die Heilung ist es nicht notwendig, jede Erinnerung an die Oberfläche zu holen. Wir wären ansonsten den Rest unseres Lebens nur noch damit beschäftigt, uns an alles zu erinnern. Das wirkliche Leben findet aber immer jetzt und in diesem Moment statt, weshalb wir uns in einer Therapie darum kümmern, was sich hier und jetzt gerade zeigen möchte. Tauchen bei der Arbeit mit Traumata während der Wahrnehmung der inneren Vorgänge verdrängte Erinnerungen auf, dann kümmern wir uns natürlich um sie. Jedoch liegt der Fokus immer mehr auf der Wiederherstellung der Selbstregulation und dass die Betroffenen den Kontakt zu sich selbst wieder wahrnehmen. Sie sollen ihr Gefühl von Sicherheit sowie ihre Lebendigkeit wiedergewinnen können. Im Grunde brauchen wir dieselbe Zuwendung wie unsere Hunde, wenn sie Angst haben. Erinnerst du dich noch an das Ampelsystem in dem Beispiel, in dem der Hund Angst vor Gewitter hatte? Durch unseren Beistand kann er sich wieder regulieren, weil wir ihm Sicherheit vermitteln. Dies ist allerdings nur möglich, wenn wir selbst reguliert sind, ansonsten würden wir ihn zusätzlich verunsichern. Kannst du immer mehr erkennen, wie wichtig es für deinen Hund ist, dass du wieder in deine Mitte zurückfindest?

Therapie in der Praxis

Meist entscheiden sich Menschen für eine Therapie, damit sie entweder ihre Probleme besprechen oder ihre Symptome wieder loswerden können, um weiter funktionieren zu können. Sie kommen quasi aufgrund des pfeifenden Ventils ihres Dampfkochtopfes und können verständlicherweise dessen Ursache, nämlich den Druck, der sich unter dem Deckel verbirgt, nicht erkennen. Will der Klient nachhaltig eine positive Veränderung in seinem Leben und dem seines Hundes bewirken, ist es wichtig, dass der Therapeut sich nicht daran beteiligt, die Ursachen weiter zu unterdrücken.

Wie wir an meiner Sitzung mit dem Dozenten sehen konnten, wird es Traumatisierten wenig helfen, die Gründe ihrer Probleme in der Vergangenheit zu suchen und lediglich die passenden Memory-Karten zu finden. Ich hatte die Ursachen für meine chronischen Schmerzen vorher zwar schon ausmachen können, aber in meinem Inneren herrschte dennoch immer noch ein hoher Druck. Vielleicht könnten auch andere Betroffene dadurch zwar ihr Verhalten besser verstehen und oberflächlich ein wenig aktualisieren, jedoch bliebe in vielen Fällen der Druck in ihrem Inneren ebenfalls weiterhin bestehen. Kümmern wir uns nur um die Lautstärke des Pfeiftons, dann hätte dies den ähnlichen Effekt, als würde man das Ventil vom Dampfkochtopf aufpimpen und hoffen, dass es nun einen schöneren Ton von sich gibt. Über kurz oder lang muss der hohe Druck aus dem Inneren aber irgendwohin entweichen und wird sich einen anderen Weg suchen, bei dem, um bei dem Beispiel zu bleiben, ein sehr unschöner und vor allem ohrenbetäubender Ton entstehen oder der Topf explodieren würde. Wird ein Symptom verschoben, ist die Ursache längst nicht behoben, und es wird sich ein neues Symptom ausbilden müssen, welches meist heftiger auf die Dysbalancen aufmerksam macht als das bisherige. Dies kennen wir bereits von den vielen hilflosen Versuchen, mit denen wir das Verhalten oder die Krankheit unserer Hunde therapieren wollten, obwohl die Ursache nicht bei ihnen zu finden war. Selbst wenn die Bemühungen scheinbar gefruchtet hatten, tauchte nach einiger Zeit an derselben oder an anderer Stelle ein neues Problem auf.

Für die Regulation des Druckes, der im Inneren eines Traumatisierten herrscht, müsste man die Herdplatte ausschalten, den Dampf kontrolliert entweichen lassen, anschließend den Deckel behutsam öffnen und sich dann um die im Topf verdrängten Gefühle kümmern.

Bevor ich dir einen Einblick in die therapeutische Begleitung vermitteln werde, möchte ich dich fragen:

Was bräuchtest du, um dich mit einem guten Gefühl für eine Therapie entscheiden zu können?

Nehmen wir einmal an, du triffst diese Entscheidung und möchtest einen Therapeuten anrufen, um mögliche Fragen zu stellen und vielleicht schon einen Termin zu vereinbaren. Wie müsste dich der Mensch am anderen Ende begrüßen und auf dich eingehen?

Hast du dich dann für die Therapie entschieden, welche Befürchtungen könnten auftauchen? Was darf auf gar keinen Fall passieren?

Und was genau würde dich erleichtern, wenn du in deiner ersten Sitzung deinem Therapeuten gegenübersitzt?

Ich weiß von der Aufregung meiner Klienten, wenn sie das erste Mal anrufen. Daher möchte ich dir einen kleinen Einblick geben, wie eine Therapie üblicherweise aussieht, um dir vielleicht ein wenig die Angst davor zu nehmen. Vor allem aber möchte ich in dir die Vorfreude auf die Begegnung mit dir selbst und auf deinen glücklichen und gelösten Hund wecken, denn die darfst du wirklich haben.

Woran du einen guten Therapeuten erkennen kannst, beschreibe ich später noch ausführlich im Rahmen der einzelnen Phasen deiner Heldenreise. Vorausschickend sei gesagt: Ein Therapeut ist kein Retter, sondern eher ein Reiseleiter, der seinen Klienten als eigenständiges und unabhängiges Wesen betrachtet, welches die Verantwortung für sich selbst tragen kann.

Entscheidet sich ein Hundehalter aus Liebe zu seinem Hund für eine Therapie, um diesen zu entlasten, hat er bereits die erste Hürde genommen. Wie oft habe ich meine Klienten schon sagen hören: "Warum habe ich nur so lange gewartet? Das kann ja sogar Spaß machen!"

Damit ein Klient so etwas sagen kann, muss er sich sicher aufgehoben und begleitet fühlen. Dafür kann der Therapeut sorgen, indem er seinem Klienten zunächst genügend Möglichkeiten zur Orientierung bietet. Dazu gehört, dass er ihm z. B. erklärt, wie die Terminvergabe funktioniert, dass der Therapeut der Schweigepflicht unterliegt, was in der Therapie geschieht, wie lange die jeweiligen Sitzungen dauern und in welchem Abstand sie stattfinden.

In der Therapie entscheidet und geht der Klient jeden einzelnen Schritt selbstbestimmt, denn nur so kann er mit seiner Selbstwirksamkeit experimentieren, seine eigenen Grenzen erspüren lernen und sich seinen Anlagen gemäß entfalten. Dabei nimmt der Therapeut eine neutrale Haltung ein und bietet dem Klienten auf diese Weise die Möglichkeit, für die Lösung seiner Probleme verschiedene Blickwinkel einzunehmen.

Während der Sitzungen darf der Klient jederzeit sagen, wenn Unsicherheiten aufkommen, und äußern, was er eventuell noch bräuchte. Ich habe dazu einmal das Angebot meiner Therapeutin dankend angenommen, ihre Behandlungsliege von innen vor die Praxistür zu schieben, weil Handwerker im Haus waren und ich mich unsicher fühlte. Normalerweise macht mir dies nichts aus, aber wenn wir uns unseren Gefühlen zuwenden, können wir uns sehr verletzlich fühlen.

Hat der Therapeut einen sicheren Raum für seinen Klienten schaffen können, kann sich dieser für seine Heilung öffnen.

Im weiteren Verlauf klärt der Therapeut seinen Klienten immer wieder darüber auf, welche nächsten Schritte hilfreich sein könnten und was die jeweiligen Interventionen in dessen Innerem bewegen. Dies ist wichtig, damit der Klient die Vorgänge verstehen und einordnen kann (Psychoedukation). Du merkst schon, wie wichtig Transparenz ist, oder? Die kannst du auch jederzeit einfordern, sollte sie einmal vergessen werden oder der Therapeut zu schnell vorgegangen sein. Auch Therapeuten sind nur Menschen.

Weil häufig in der Kindheit die Spiegelung und Regulation durch eine Bezugsperson gefehlt hat, nimmt dafür stellvertretend der Therapeut den Platz eines Gegenübers ein und stimmt sich dazu auf sich selbst und seinen Klienten ein. Dabei kann er das, was im Körper seines Klienten vorgeht, in seinem eigenen Körper spüren. Das ist kein Hexenwerk, sondern auch in dir angelegt und wird sich wieder zeigen, sobald du dich selbst wieder fühlen kannst. So nimmt der Therapeut z. B. wahr, ob sein Klient einen Kloß im Hals hat, seine Herzgegend eng wird oder ob sein Bauch sich zusammenzieht. Dann ermuntert er sein Gegenüber, diese Wahrnehmung auch in seinem eigenen Körper zu fühlen und darüber Kontakt zu seinem inneren Erleben herzustellen. Dabei begegnen den Betroffenen häufig ihre inneren verletzten Kinder. Die traumatisierten Kinder von damals haben sich seinerzeit in ihrer Not aus ihrem Körper in ihren Kopf geflüchtet, weil sich die Gefühle in ihrem Inneren zu bedrohlich anfühlten. Als Erwachsene bezeichnen sich diese Menschen selbst gerne als "Kopfmenschen". Wie wir wissen, ist die längste Reise diejenige, die vom Kopf ins Herz führt. Die Betroffenen brauchen daher zunächst erst einmal viel Zeit, um die inneren Vorgänge wieder wahrnehmen zu lernen.

Bei einer Aufstellung in meiner Praxis war deutlich erkennbar, dass eine Teilnehmerin zu diesem Zeitpunkt noch keinen Bezug zu ihrem inneren verletzten Kind herstellen konnte, das in Form eines Stellvertreters vor ihr zusammengerollt am Boden kauerte. So schlimm dies auch war, es war in diesem Moment die absolute Wahrheit und kein Versagen ihrerseits. Diese Abspaltung hatte stattgefunden, damit ihr ein Weiterleben möglich war. Sie konnte dadurch nicht nur sich selbst, sondern auch ihre Katze nicht wahrnehmen, die sich aufgrund der fehlenden Verbindung zu ihr permanent kratzte, ohne dass eine medizinische Ursache gefunden werden konnte. Besonders schmerzvoll für sie war, im weiteren Verlauf der Therapie zu erkennen, dass nicht nur sie sich seinerzeit so gefühlt hatte wie das verzweifelte Kind vor ihr auf dem Boden, sondern auch ihre Katze befand sich in einer ähnlich ausweglosen Situation.

Im Verlauf einer Therapie kann der Bezug zum inneren Erleben nach und nach wiederhergestellt werden. Nähert der Klient sich bei der Wahrnehmung der inneren Vorgänge seinen verdrängten Gefühlen, unterstützt ihn der Therapeut, die dabei aufkommenden Aktivierungen zu regulieren, damit immer so viel Abstand zu den Gefühlen bestehen bleibt, dass der Klient weitestgehend stabil bleiben kann. Durch die zunächst noch leichten Anspannungen und die folgende Entspannung im Nervensystem kann sich mit der Zeit ein besserer Umgang mit Erregung entwickeln, wodurch sich das Toleranzfenster wieder mehr ausweiten kann. Auf diese Weise lernt der Klient, mit sich und seinem Körper in Kontakt zu kommen und sich wieder selbst zu regulieren und zu entspannen. Schon über diese kleinen Fortschritte wird sich dein Hund sehr freuen, denn es hat auch einen direkten Einfluss auf ihn, wenn du dich wieder ein wenig mehr entspannen kannst. Sein Nervensystem orientiert sich an deinem, und er wird im Laufe der Therapie daher auf indirekte Weise dieselbe Erleichterung in sich wahrnehmen können, die sich in dir ausbreitet.

Dieses "Aufwärmprogramm" ist vergleichbar mit einem Muskel- und Konditionstraining, bei dem wir den Körper stärken. Von dieser neuen, stabileren Ebene aus, die sich durch das Training ergibt, kann der Klient sich dann den belastenden Emotionen, Sinneserfahrungen und Empfindungen in tieferen Ebenen achtsam nähern und zwischen ihnen und seinen ihn stabilisierenden Ressourcen hin- und herpendeln (Methode aus Somatic Experiencing).

Da wir mittlerweile wissen, dass das Alltagsbewusstsein lediglich das Pfeifen des Dampfkochtopfes (Symptom) wahrnimmt, kannst du erahnen, wie viel Druck der unbewusste Teil macht, der im Dampfkochtopf (Unterbewussten) verborgen liegt. Das Ziel des Pendelns ist es daher, über die bewussten Erinnerungen die mit ihnen verwobenen verdrängten Gefühle achtsam aus dem Dampfkochtopf an die Oberfläche zu befördern, ohne dass der Klient von ihnen überwältigt wird. Dies ist wie ein Tauchausflug, bei dem wir mit jedem Tauchgang etwas, das wir gut bewältigen können, aus der Tiefe hervorholen und uns anschließend erst ausruhen, um wieder ausreichend Luft zu holen, bevor wir erneut abtauchen.

Durch das Pendeln zwischen Oberfläche und Tiefe kann auf sanfte Weise das Ventil des Dampfkochtopfes geöffnet und die immense im Körper gestaute Energie wieder freigesetzt und fein dosiert entladen werden. Dieser Wechsel zwischen Anspannung und Entspannung ermöglicht es dem Klienten, die Wahrnehmung der inneren Prozesse immer länger zuzulassen, ohne erneut fliehen, kämpfen oder einfrieren zu müssen. Dies zu erleben, ohne wie bisher in große Not zu geraten, kann zu einer völlig neuen und befreienden Erfahrung werden, die natürlich auch direkt deinem Hund zugutekommt.

Weil bei traumatischen Erlebnissen die zur Sicherung des Überlebens reflexartigen Verteidigungsreaktionen nicht erfolgreich zu Ende geführt werden konnten und regelrecht im Körper stecken geblieben sind, ist es wichtig, dass diese endlich vollendet werden können. Dazu erkundet der Klient seine körperlichen Empfindungen und beobachtet, wie sich die bislang zurückgehaltene Schutzreaktionen z. B. durch Treten oder Rennen ausdrücken möchten (du erinnerst dich an mein Beispiel mit der Faust).

Die häufig über viele Jahre andauernde innere Anspannung, die durch das Gefühl allgegenwärtiger Bedrohung ausgelöst wurde, kann sich nun über das achtsame und bewusste Ausagieren der inneren Impulse lösen. Dies macht sich im Anschluss direkt durch eine tiefere Atmung, einen Seufzer und/oder Gähnen bemerkbar. Auch bei unseren Hunden können wir dies gut beobachten. Hatten sie eine unangenehme Begegnung mit einem anderen Hund oder anderweitig Stress, dann schütteln sie sich, seufzen tief und entspannen sich wieder. Der innere Stresspegel nimmt nach und nach wieder ab. Ist der Hund meiner Klienten bei solchen Sitzungen anwesend, können wir zeitnah bei ihm eine Reaktion auf die Vollendung der Schutzreaktionen seines Menschen beobachten. Hunde entladen umgehend auch ihre angestaute Spannung aus der Spiegelung und gähnen, grunzen genüsslich oder laufen freudig zu ihren Menschen, um Kontakt aufzunehmen. Manches Mal habe ich dabei schon gedacht, dass sie ihre Menschen für das, was diese geleistet haben, feiern.

Ein Klient erhält durch die Zugewandtheit des Therapeuten die Form von Aufmerksamkeit, die er seit seiner Kindheit vermisst hat, ohne dass es aber zu einer Abhängigkeit kommt. Sein inneres Kind wird im therapeutischen Kontext durch die Aufmerksamkeit und das Mitgefühl des Therapeuten, aber vor allem durch den Klienten selbst sozusagen nachgenährt bzw. nachbeeltert. Dadurch fühlt es sich endlich gesehen und kann das Gefühl entwickeln, das ihm schon so lange fehlt, nämlich, dass es willkommen ist und es einen großen Unterschied für uns alle macht, dass es da ist und bis hierhin durchgehalten hat.

Indem die unterversorgten kindlichen Bedürfnisse nachgenährt werden, wird sich das verletzte Kind von damals wieder sicherer fühlen können und mit ihm auch der Hund des Betroffenen. Das seinerzeit abgespaltene Kind reift durch die Fürsorge quasi nach und holt den heute erwachsenen Teil ein. Dadurch kann sich auch noch im Erwachsenenalter ein reguliertes und beziehungsfähiges Nervensystem entwickeln. Die Spiegelungen des Hundes werden von nun an nicht mehr aus der Sicht des hilflosen Kindes als Überforderung oder Ablehnung wahrgenommen. Der Klient kann die traumatische Erfahrung als vergangen erkennen und der Hund seine Bemühungen einstellen.

Erinnerst du dich noch an den Beziehungsvertrag zwischen Tom und Ramses? Es ist wichtig, den jeweiligen Hund auf diese Reise mitzunehmen und seine Reaktionen auf unsere Heilungserfolge zu beobachten. Wenn sich unsere Spannungen lösen, ist dies für unseren Hund in erster Linie immer entlastend. Dennoch kann unsere Veränderung aber auch Irritationen hervorrufen und z. B. Verlassensängste in unserem Hund auslösen oder reaktivieren, die es dann gilt aufzufangen.

Lernen Menschen, sich selbst wieder wahrzunehmen, werden sie sich selbst geben können, was sie brauchen. Geraten sie noch einmal unter Stress, erkennen sie seinen Auslöser und werden leichter mit ihm umgehen, sich schneller wieder beruhigen und sogar an ihren Herausforderungen wachsen können (Resilienz). Auf dieser Basis können sie sich wieder entspannter auf andere Menschen einlassen und sogar Bindungen sowie intime Partnerschaften eingehen. Mit der Zeit entstehen neue, hilfreiche Muster, denn die Betroffenen machen die Erfahrung, dass der Kontakt zu anderen und auch das Leben an sich sicher für sie sein kann.

Das Nervensystem, welches vorher nach einem ungesunden Muster "gestrickt" war und den Klienten behindert und belastet hat, wird in einer Therapie aufgeribbelt, neu aufgefädelt und zu einem neuen, gesunden Muster gestrickt, das es ihm ermöglicht, sein Leben nach seinen Wünschen zu gestalten sowie die Liebe zu seinem Hund frei fließen zu lassen.

Die aufgeribbelte Wolle bleibt anfangs noch eine Weile in der bisherigen Strickform gebogen und muss sich erst einmal an das neue Muster anpassen. Dies braucht Zeit, und manchmal gibt es ein paar Maschen, die bleiben dauerhaft verdreht, weil die Wolle vorher vielleicht zu eng gestrickt war. Wir und auch unsere Hunde benötigen Zeit, um uns in unserem neuen Muster zurechtzufinden, und auch kann nicht immer alles verändert bzw. geheilt werden. War eine Verletzung zu tiefgreifend, kann ihre Wunde häufig dennoch gut verarztet werden und abheilen und wird vermutlich eine sensible Stelle hinterlassen.

Auch ihr werdet vermutlich schwierige Zeiten in eurem Leben erlebt und sie gemeistert haben. Das zeigt dir, wie stark ihr seid und wie stark eure Liebe und euer Lebenswille ist. Stell dir nur einmal vor, was für euch beide alles möglich wird, wenn du deine Lebenskraft entfesselst und deinen Hund daran teilhaben lässt!

Lerne dich kennen und lieben, mit all deinen Schrulligkeiten. So, wie dein Hund dich liebt. Er kann das und zeigt dir, wie es geht.

> Wenn wir uns unserer Heilung zuwenden,
> dann kann alles auf wundersame Weise
> ganz von selbst an seinen vorgesehenen Platz
> innerhalb der natürlichen Ordnung fallen und
> wir wieder zurück in den Einklang von Geist, Körper,
> Psyche und Seele finden.

Können wir unseren bisherigen Blickwinkel ändern und eine neue Haltung einnehmen, wird uns das helfen, die Opferrolle zu verlassen.

> Wenn man vergibt, verändert man nicht die
> Vergangenheit, aber auf jeden Fall die Zukunft!
>
> Bernhard Meltzer

Ein wichtiger Schritt ist auch, vergeben zu können. Ich weiß, dies ist für dich jetzt wahrscheinlich nur schwer vorstellbar, aber wenn du einen Teil deines Heilungsweges zurückgelegt hast, wird dies irgendwann von ganz allein geschehen. Bitte zwinge dich niemals dazu und überhole dich nicht selbst!

Was du dadurch aber dann zurückgewinnst, sind dein innerer Frieden, deine Lebendigkeit und deine Selbstermächtigung.

Du musst diejenigen, die dir möglicherweise Leid zugefügt haben, dafür nie wiedersehen und nie wieder mit ihnen sprechen.

Therapiemethoden für die Arbeit mit Traumata

Es kann durchaus etwas schwierig sein, sich als Laie in dem riesigen Angebot der Therapiemethoden zurechtzufinden. Daher führe ich hier zwei Methoden an, die bei der Heilung von Traumata eingesetzt werden.

Bitte entscheide selbst, ob du den Weg deiner Heilung allein gehen oder ob du dir therapeutische Hilfe gönnen möchtest. Ich kann es dir aber sehr ans Herz legen.

1. Somatic Experiencing

Somatic Experiencing® (SE) ist ein körperorientierter Ansatz zur Lösung von traumatischem Stress. Diese Methode ist das Lebenswerk des international anerkannten Traumaforschers und -therapeuten Peter A. Levine.

SE eignet sich zur Überwindung von Schocktraumata und zur Transformation von frühen Bindungs- und Entwicklungstraumata. Das Ziel von Somatic Experiencing ist es, die natürliche Selbstregulation im Nervensystem (wieder-)herzustellen und dadurch die im Körper als Folge von Schock und Trauma entstandenen Symptome zu wandeln.

Quelle: www.somatic-experiencing.de

Auf dieser Internetseite findest du weitere Informationen und Therapeuten in deiner Nähe.

Ich selbst wende in meiner Praxis u. a. diese Methode an, denn sie hat mir selbst sehr geholfen und mich überzeugt.

2. EMDR

EMDR ist die Abkürzung für **E**ye **M**ovement **D**esensitization and **R**eprocessing (Desensibilisierung und Verarbeitung durch Augenbewegungen).

Mit dieser Methode, die von Dr. Francine Shapiro entwickelt wurde, werden die Folgen von psychischen Traumata behandelt, vor allem die Posttraumatische Belastungsstörung (PTBS).

Zur Bearbeitung der Erinnerung wird der Klient wiederholt angeleitet, kurzzeitig mit der belastenden Erinnerung in Kontakt zu gehen, während gleichzeitig eine bilaterale Stimulation (durch Augenbewegungen, Töne oder kurze Berührungen, z. B. des Handrückens, sogenannte "Taps") durchgeführt wird.

Quelle: www.emdr.de

Auf dieser Internetseite findest du weitere Informationen und Therapeuten, die mit EMDR arbeiten.

Weitere Möglichkeiten zur Beruhigung des vegetativen Nervensystems

Atmung

Zur Entspannung des Nervensystems kann die Atmung sehr hilfreich eingesetzt werden.

Du erinnerst dich an den Vagusnerv, den ich zu Beginn des Buches besprochen habe. Ist er aktiv, sind wir entspannt, unsere Atmung ruhig und unser Herz schlägt ausgeglichen in seinem eigenen Takt.

Der Abstand zwischen zwei Herzschlägen kann mithilfe der Herzratenvariabilität (HRV) gemessen werden und gibt einen Hinweis darauf, wie ausgeprägt der ventrale Vagus ist. Dies ist der Teil des Vagusnervs, der für Entspannung und den Kontakt zu anderen wichtig ist.

Und jetzt kommt eine wirklich gute Nachricht: Wir können mit unserer Atmung diesen Zweig des parasympathischen Nervensystems beeinflussen!

Stehen wir unter Stress, atmen wir mehr Luft ein als aus. Dadurch können sich Schlacken in der Lunge bilden, die wiederum in das Blut weitergegeben werden und zu Müdigkeit und Erschöpfung führen können. Üben wir, länger aus- als einzuatmen, können wir unseren Parasympathikus positiv beeinflussen und entspannen.

Wenn es dir möglich ist zu atmen, ohne aktiviert zu werden, dann könnte folgende Übung für dich interessant sein:

- Beim Einatmen bis 3 zählen,
- kurz den Atem anhalten und
- beim Ausatmen bis 6-8 zählen,
- kurz die kleine Atempause wahrnehmen und
- wieder einatmen.

Wiederhole dies Atmung mindestens 3 Mal.

Du kannst das Ausatmen durch das Verengen der Stimmritze (Ujjayi-Atmung aus dem Yoga), wie du es vom Flüstern kennst, etwas verlängern. Durch das lange Ausatmen regulieren wir unseren Flucht-/Kampfmodus.

Beobachte bei der Atmung deinen Körper, indem du auf die kleinen Atempausen vor dem Ein- und Ausatmen achtest, der Atmung durch den Körper folgst und deinem Atem lauschst.

Achtsamkeit & Meditation

Jon Kabat-Zinn ist einer der bekanntesten Autoren zum Thema "Achtsamkeit" und hat MBSR (ein wissenschaftlich evaluiertes Programm zur achtsamkeitsbasierten Stressreduzierung) entwickelt. Er definiert Achtsamkeit als das Gewahrsein, das durch absichtliche Aufmerksamkeit im gegenwärtigen Augenblick entsteht, ohne zu urteilen. Du kannst also in jedem Moment deines Lebens achtsam sein, wie z. B. beim Streicheln deines Hundes, in einem Gespräch, beim Kochen, bei der Arbeit, während du nichts tust oder während du dich nach dem Duschen abtrocknest. Du nimmst dabei lediglich wahr, was im jeweiligen Moment im Außen und in deinem Inneren vor sich geht, ohne es zu kommentieren oder zu bewerten.

Das Trainieren der Achtsamkeit ist eine gute Vorbereitung für die Arbeit mit Traumata, denn wir lernen dadurch, uns besser wahrzunehmen. Dazu empfehle ich dir, zunächst mit der Wahrnehmung deiner äußeren Welt zu beginnen, bevor du dich deiner Innenwelt zuwendest.

Solltest du darin schon Erfahrungen gesammelt haben und bist bereit, auch allein nach innen zu schauen, dann kommt gleich eine kleine Anleitung für dich dazu.

Erinnerst du dich noch an die Bedürfnispyramide[11] von Abraham Maslow zu Beginn dieses Buches? Ist eines unserer Bedürfnisse nicht erfüllt, fühlen wir uns verunsichert. Vielleicht fällt dir spontan etwas ein, das dir Sorgen bereitet, wie z. B. dass dein Hund krank ist, und du hoffst, dass er wieder gesund wird. Hast du ein anderes Anliegen, dann kannst du natürlich auch damit gleich die Übung machen.

Um ein Gefühl von mehr Sicherheit in unserem Inneren herzustellen, lenken wir unsere Aufmerksamkeit nach innen, indem wir beobachten, was wir denken, was wir fühlen und wie unser Körper darauf reagiert. Wenn wir es schaffen, als Beobachter präsent zu sein, werden wir feststellen, dass ein Gefühl zu dem, was uns beschäftigt, auftaucht, sich zunächst in uns ausbreitet und

---

11 Siehe Seite 53.

dann wieder abebbt. Es fließt sozusagen durch unseren Körper hindurch, wenn wir es nicht festhalten, bewerten, ausschmücken oder eine Geschichte daraus machen. Manchmal aber rasen unsere Gedanken in alle mögliche Richtung und denken die diversen Eventualitäten durch.

Wenn wir dies bemerken, ist unsere Angst aktiv. Ist sie noch nicht mit uns durchgegangen, können wir innerlich ein Stoppschild hochhalten und dann versuchen, den Gedankengang sofort wieder auf die Wahrnehmung umzuleiten.

Damit dich die inneren Vorgänge nicht überfordern, kannst du zunächst mit der Wahrnehmung deiner körperlichen Prozesse beginnen. Dazu kommt nun eine klitzekleine Anleitung, der du bitte nur folgst, wenn du dich stabil genug fühlst, sie allein durchzuführen:

Stelle für die nächsten Schritte zunächst sicher, dass deine Füße einen guten Kontakt zum Boden haben. Finde nun einen Bereich in deinem Körper, der entspannt ist, wie z. B. deinen linken Unterschenkel oder den kleinen Zeh, und nimm die Entspannung deutlich wahr. Wenn du, ausgelöst durch z. B. die Erkrankung deines Hundes, Anspannung oder Unruhe in dir spüren solltest, dann schau einmal, wo in deinem Körper du diese wahrnehmen kannst. Damit dich der innere Stress nicht überfordert, pendelst du nun mit deiner Aufmerksamkeit ganz langsam zwischen dem angespannten und dem entspannten Bereich hin und her. Achte dabei darauf, dass aufkommende Gefühle dich nicht überwältigen, sondern wechsle direkt immer wieder zurück zu dem entspannten Bereich. Wahrscheinlich wirst du dabei feststellen können, dass das unangenehme Gefühl mit der Zeit besser auszuhalten ist und sich die Stressreaktion in deinem Körper verändert bzw. nach und nach sogar ganz auflöst.

Deine rationale und deine emotionale Seite im Gehirn werden durch dein Gewahrsein miteinander verbunden, wodurch ein neues Muster mit entsprechend neuen Gefühlen entstehen kann. Sind wir zunehmend achtsam, werden wir bemerken, dass wir innerlich stabiler werden und mit den Herausforderungen des Lebens besser umgehen können. Das merkst du daran, dass du z. B. gelassener auf deinen Hund reagierst. Praktizieren wir Achtsamkeit regelmäßig, kann sich auch unsere Fähigkeit der Selbstwahrnehmung und der Selbstregulation verbessern und wir werden uns dadurch in unserem Körper immer mehr zu Hause fühlen.

Indem wir mit dieser Praxis lernen, uns im Hier und Jetzt zu orientieren, werden wir immer öfter realisieren, dass wir in Sicherheit sind. Über das Praktizieren von Achtsamkeit nehmen wir den Platz des Fahrers in unserem Lebensbus (Körper) wieder ein, mit dem wir entspannt durch unser Leben cruisen, während vorher noch das ANS am Steuer saß und durch diverse Trigger abwechselnd auf das Gas- und das Bremspedal getreten hat.

Während Achtsamkeit eine Wahrnehmungstechnik ist, ist Meditation der Überbegriff für Konzentrationstechniken. Bei Meditationen geht es darum, den Geist zur Ruhe zu bringen und zurück zur inneren Mitte zu finden. Dazu kann man ihn anfangs zur Übung auf etwas im Außen, wie z. B. eine Kerzenflamme, oder im Innen, wie z. B. auf den Atem, ausrichten. Als Kinder haben wir noch viel meditiert, nämlich immer dann, wenn wir uns z. B. beim Malen so sehr in den Moment haben hineinfallen lassen, dass wir unsere Umgebung nicht mehr wahrgenommen haben.

Es gibt stille, bewegte, dynamische und geführte Meditationen. Ich sitze bzw. liege am liebsten still an einem ruhigen Ort, wenn ich meditiere. An Tagen, an denen ich mich lieber bewegen möchte, wähle ich eine bewegte Meditation, wie z. B. die Heart-Chakra-Meditation von Karunesh.

Probiere einfach verschiedene Möglichkeiten aus, und finde heraus, was für dich die passende Meditation ist.

Entspannungstechniken

Lernen wir, durch progressive Muskelentspannung, autogenes Training und andere Techniken unseren Körper zu entspannen, können wir auch einen positiven Einfluss auf unser vegetatives Nervensystem nehmen.

Für diese Methoden findest du bei der VHS und anderen Anbietern Kurse, es gibt aber auch Hörbücher und Videos, die dich anleiten können.

Ich habe zu Beginn meiner Arbeit in meiner Praxis Psychomotorik- und Entspannungskurse mit meinen Hunden Lissy und Linus angeboten. Einige Teilnehmer konnten sich tief entspannen und andere wurden unruhig, sobald es still wurde. Insbesondere ist mir dies bei einigen Kindern aufgefallen. Ruhig zu liegen, der Atmung zu folgen, durch den Körper zu reisen oder die Augen zu schließen, war ihnen nicht möglich, ohne dadurch aktiviert zu werden. Da meine Hündin Lissy immer gerne mit im Raum war, legte sie sich intuitiv genau zu diesen Kindern, die dann durch die entspannte Energie, die Körperwärme sowie die ruhige Atmung des Hundes und auch das Streicheln ihres weichen Fells etwas mehr Beruhigung finden konnten.

Mit den eigenen Körperwahrnehmungen und unserer Atmung in Kontakt zu kommen, kann verdrängte Gefühle aktivieren, die noch in unserem Inneren schlummern. Wenn du also merkst, dass du (noch) nicht entspannen kannst, dann machst du nichts falsch. Vielmehr ist dein Sympathikus noch aktiv. Kümmerst du dich mit einer guten Begleitung um die verdrängten Gefühle, die ihn wachsam bleiben lassen, wird dir die Entspannung mit der Zeit leichter fallen.

Es kann daher für den Anfang einfacher sein, über Bewegung den Körper zu entspannen und einen besseren Bezug zu ihm herzustellen. Tai-Chi, Qigong und Yoga wären hierfür die geeigneten Methoden.

Etwas Stabilität kann dir vielleicht schon diese kleine Übung geben:
Stehe aufrecht und stell dir vor, du bist ein Baum. Auch wir sind als natürliche Wesen mit der Erde verbunden und nehmen über unseren Körper ihre Energie in uns auf. Wir können uns daher vorstellen, wie aus unseren Fußsohlen kleine, feine Wurzeln in die Erde wachsen und uns einen stabilen Halt geben. Mit jedem Einatmen ziehst du die Energie von Mutter Erde hinauf in deinen Körper, lässt sie immer weiter aufsteigen und sich in dir ausbreiten. Mit jedem Ausatmen lässt du jegliche Anspannung los.
Spüre, wie sich dein Körper anfühlt, während du diese Übung machst. Vielleicht werden deine Füße warm oder kribbeln. Vielleicht spürst du auch eine bessere Standfestigkeit in deinen Beinen oder mehr Stärke in deinem Rücken. Auch kann deine Atmung tiefer werden und deine Beweglichkeit zunehmen. Beobachte nur, was in deinem Körper vor sich geht, während du mit deiner Aufmerksamkeit präsent bist.

Diese Übung wirkt am besten, wenn du sie barfuß mitten in der Natur durchführst - und dein Hund hat auch gleich noch etwas davon. Dass die Natur einen ausgleichenden Einfluss auf uns hat, wirst du durch eure Spaziergänge längst bemerkt haben. Für mich ist der Wald meine energetische Waschstraße. Hatte ich einen bewegenden Tag in der Praxis, gehe ich in den Wald und komme nach einer Stunde runderneuert wieder aus ihm heraus. Würden alle Menschen täglich mindestens eine Stunde in die Natur gehen, wären die Praxen von Ärzten und Therapeuten mit ziemlicher Sicherheit deutlich leerer.

Schnelle Hilfe

Hier kommen ein paar kleine Übungen, die du sofort anwenden kannst, wenn du unter Stress stehst, dich erschreckt hast oder aus anderen Gründen angespannt bist:

- **Schütteln:** Hast du einmal beobachtet, was dein Hund macht, wenn er mit einem anderen aneinandergeraten ist? Er schüttelt den entstandenen Stress regelrecht ab.

Hierfür kannst du ein Trampolin (ich empfehle das Bellicon) benutzen oder einfach auf der Stelle stehen, die Arme und den Unterkiefer locker hängen lassen und leicht in den Knien auf und ab wippen.

Wenn du dir angewöhnst, einmal am Tag deine Lieblingsmusik aufzudrehen und zu ihr zu tanzen, wirst du dich danach gelöster fühlen.

Auch gibt es Meditationen, die körperliche und psychische Spannungen abbauen, wie z. B. die Kundalini-Meditation von Osho.

• **Für eine bessere Regulierung und Orientierung** kannst du einmal deinen Blick im Raum schweifen lassen und fünf Objekte finden, die du siehst (z. B. deinen Hund, eine Lampe, das Sofa ...)

Dann achtest du auf fünf Geräusche, die du hörst und anschließend auf fünf Empfindungen an oder in deinem Körper (z. B. Kleidung/Magenknurren), die du wahrnimmst.

Diese drei Schritte wiederholst du mit jeweils vier, drei, zwei und einem Ding, das du siehst, Geräuschen, die du hörst, und Empfindungen, die du wahrnimmst.

Spüre nach, was sich für dich verändert hat.

Dies ist die von Yvonne Dolan entwickelte 5-4-3-2-1-Übung, eine Stabilisierungstechnik im Rahmen der Traumatherapie.

• **Strecke und dehne dich regelmäßig:** Erobere dir deinen Raum zurück und strecke dich genüsslich in alle Himmelsrichtungen. Auch dies machen uns unsere Hunde vor, wenn sie länger geruht haben. Dehnung löst Spannungen in unseren Muskeln. Jedes aufkommende Gähnen ist ein Hinweis, dass sich eine Anspannung auch auf emotionaler Ebene gelöst hat.

• **Atme:** Du nimmst den Fuß wieder vom Gas, wenn du bewusst atmest. Atme dazu drei Sekunden ein, halte den Atem für fünf Sekunden an und lasse ihn 6-8 Sekunden ausströmen, bis alle Luft aus deinem Körper gewichen ist. Wiederhole dies mindestens dreimal, aber bitte achte darauf, dass diese Übung dir guttut. Vielleicht ist sie zum jetzigen Zeitpunkt zu viel und lässt dich eher unruhig werden.

• **Nachspüren:** Schließe deine Augen, wenn du eine dieser Übungen gemacht haben solltest, und spüre nach, wie sich dein Körper jetzt anfühlt und ob sich die Entspannung noch ein wenig mehr ausbreiten möchte. Gönne dir dazu ein paar Minuten Ruhe.

Inspirationen für deine Heilung

Auf den nächsten Seiten erfährst du, was du neben Achtsamkeit, Entspannung und Meditation selbst tun kannst, um dein Leben und das deines Hundes in neue Bahnen zu lenken und eure Lebensqualität zu verbessern. Die Umsetzung der Inspirationen kann zwar nicht die tiefe und heilsame Wirkung einer Therapie ersetzen, aber dich zumindest dabei unterstützen, dein Toleranzfenster ein wenig zu erweitern, wodurch sich vielleicht schon etwas in dir und somit auch in deinem Hund wieder mehr entspannen kann.

Wir starten zunächst mit etwas Basiswissen, damit du die anschließende Anleitung für deine eigene Heldenreise verstehen und umsetzen kannst.

Gehirn-Herz-Kohärenz

Du erinnerst dich noch: Die längste Reise ist die vom Kopf ins Herz. Wenn wir uns liebevoll um unsere Heilung kümmern, dann begeben wir uns auf diese Reise. Dabei lernen wir uns sowie unsere Bedürfnisse immer besser kennen und verstehen. Dadurch können wir den Kontakt zu uns wieder besser wahrnehmen und der Liebe für uns selbst begegnen. Unser Herz, das wie Dornröschen so viele Jahre zugemauert war und sich meist nur für unseren Hund öffnen konnte, wird mit dem Fluss unserer in ihm zurückgehaltenen Liebe die einengende und trennende Begrenzung einreißen und sich vorsichtig auch wieder für andere öffnen.

Während unsere Seele eng mit ihm verbunden durch unser Herz hindurch in die Welt strahlen und wirksam sein möchte, "funkt" unser rationaler Verstand weiter oben auf einer völlig anderen Frequenz. Dennoch können und sollten wir ihn sinnvoll einsetzen und ihn als wichtiges Teammitglied betrachten, denn das Heart-Math-Institut[12] hat sich intensiv mit der Kohärenz zwischen Gehirn und Herz beschäftigt und dabei spannende Entdeckungen gemacht. Die Forscher fanden nämlich heraus, dass wir diese Kohärenz bewusst selbst erzeugen können und damit Einfluss auf unsere Lebensqualität nehmen können.

Dazu kannst du folgende Übung ausprobieren, die ich vor vielen Jahren bei einem Seminar von Gregg Braden kennengelernt habe:

- Fokussiere dich zunächst auf deine Herzregion.
- Stell dir vor, du atmest durch dein Herz ein und aus.
- Atme 3-mal hintereinander für 5 Sekunden ein und für 8 Sekunden aus.
- Nun kombinierst du die eintretende Ruhe mit einem positiven Gefühl, z. B. mit der Liebe zu deinem Hund.
- Fühle dieses Gefühl und lass es sich im gesamten Körper ausdehnen.

Nun bist du im kohärenten Zustand. Fühlt sich gut an, oder?

Wenn du diese Übung erweitern und für eine positive Manifestation einsetzen möchtest, dann kannst du, sobald du im kohärenten Zustand bist, deinen Wunschzustand visualisieren und mit dem entsprechenden Gefühl (z. B. Freude, Dankbarkeit, Erleichterung) aufladen. Fühle, schmecke, rieche, sieh und höre diesen Zustand, als wäre er schon eingetreten.

12 https://www.heartmathdeutschland.de

Beispiel: Dein Hund reagiert ängstlich auf andere Hunde und zieht sofort in eine andere Richtung, wenn euch ein Artgenosse entgegenkommt. Dein Wunschzustand ist aber ein Spaziergang, bei dem ihr beide entspannt anderen Hunden begegnen könnt.

Du verbindest dich mit deiner Herzregion und fühlst, wie du ruhiger wirst und tiefe Dankbarkeit dafür empfindest, dass dein Seelenhund an deiner Seite ist. Deine Liebe zu ihm lässt dein Herz überlaufen.

Als Nächstes manifestierst du, wie ihr entspannt an anderen Hunden vorbeigeht, ohne dass er wieder panisch reagieren muss. Nimm dazu mit allen Sinnen die Zielszene wahr, in der ihr locker an dem anderen Hund vorbeigeht, dein Hund diesen nur kurz anschaut und dann entspannt am Gras schnüffelt.

Fühle die Erleichterung, die Freude und den Stolz darüber, dass ihr es geschafft habt. Was nimmst du in deinem Körper wahr? Wie bedankst du dich bei deinem Hund für seine tolle Reaktion? Was siehst du? Was riechst du? Was hörst du?

Zweifelst du noch, dass das wirklich möglich sein kann? Du bist zu noch viel mehr fähig!

Das Gesetz der Resonanz

Wir sind mit dem Magnetfeld unserer Herzen in der Lage, das Magnetfeld der Erde zu beeinflussen, während die Erde wiederum uns beeinflusst. Ist das nicht sensationell?

Als am 11. September 2002 die Medien über New York berichteten, sollen Wissenschaftler einen überproportional hohen Messwert im Magnetfeld der Erde gemessen haben. In diesem Fall waren Angst und Schrecken über das Ereignis der Auslöser.

Stell dir nur einmal vor, was möglich wäre, wenn acht Milliarden Menschen zeitgleich ihre Herzen öffnen und Dankbarkeit und Liebe für alle fühlenden Wesen empfinden würden!

Klingt das utopisch? Was wäre, wenn es doch möglich wäre?

Allein der Gedanke daran sprengt die Vorstellungskraft der meisten Menschen. Noch als Kinder hätten sie ein Wunder niemals infrage gestellt, sondern es mit leuchtenden Augen freudig erwartet. Im Laufe der Zeit aber haben sie ihre Visionen, Ideen und Wünsche resigniert begraben und sich gefügt, weil viele Menschen um sie herum selbst ihren Glauben an Wunder verloren hatten. Heute sind sie mehr oder weniger zufrieden mit dem, was sie haben, und wollen lieber nicht zu sehr daran rütteln, weil es sich scheinbar sicher anfühlt. Selbst wenn ihnen der aktuelle Zustand nicht wirklich gefällt, wollen sie ihn lieber nicht auch noch gefährden. Das ist verständlich, zumal sie nicht wissen, wie sie ihr Leben zum Positiven hin verändern können. Möglicherweise haben sie auch einige Versuche unternommen, sind aber immer wieder gescheitert. Es ist daher zu verständlich, wenn sie irgendwann resigniert aufgegeben haben, denn sie können nicht wissen, dass ihr Unterbewusstsein im Laufe der Jahre alle Erfahrungen ihres Lebens gesammelt und entsprechende Reaktionsmuster gebildet hat, die sie unbewusst beeinflussen. Ihr heutiges Leben ist das Ergebnis aus diesen Mustern. Wenn sie immer die gleichen Gedanken denken, werden sie auch immer dieselben Handlungen vornehmen, und dann kann sich auch wirklich nichts ändern.

Hast du Lust auf ein kleines Experiment? Dann denke jetzt einmal an etwas, das dich im Moment emotional beschäftigt, z. B. dass dein Hund dich nicht ernst nimmt und völlig ignoriert,

wenn du ihn rufst oder von etwas abhalten willst. Wie reagiert dein Körper darauf?
Und nun stell dir vor, du hättest das Problem mit Leichtigkeit schon gelöst: Dein Hund reagiert umgehend und interessiert auf deine Ansprache und tritt freudig mit dir in den Austausch. Wie reagiert dein Körper jetzt?
Kannst du wieder tiefer atmen und dich freier bewegen? Nimmst du vielleicht Erleichterung wahr und empfindest sogar Freude? Oder funkt dein Verstand dazwischen? Wenn ja, dann höre ihm jetzt besonders aufmerksam zu. Was sagt er? Wie lautet sein Kommentar? Sagt er z. B. so etwas wie: “Das schaffst du sowieso nicht!”?

Kommt dir dies bekannt vor? Hast du schon öfter einen Schritt wagen und etwas Neues ausprobieren wollen, wurdest aber immer wieder ausgebremst? Dann ist dies vermutlich ein altes Muster, bei dem Anteile aktiv werden, die du versucht hast zu verdrängen. Die folgende Geschichte verdeutlicht dies sehr gut:

Welchen Wolf fütterst du?

Sicher hast du schon von der Geschichte gehört, in der ein alter Indianer eines Nachts mit seinem Enkel am Feuer sitzt. Er erklärt ihm, dass das Licht des Feuers und die Dunkelheit der Nacht vergleichbar sind mit zwei Wölfen, die beide in den Herzen der Menschen wohnen und gegeneinander kämpfen. Er will damit seinem Enkel zu verstehen geben, dass, abhängig von der Art und Weise, wie man sie füttert, entweder der weiße und freundliche Wolf oder der aggressive schwarze Wolf den Kampf gewinnen wird. Damit aber beide zufrieden sein können, so fügt er hinzu, sei es wichtig, beide gleichermaßen zu beachten.

Damit sich unsere Muster dauerhaft auflösen können, ist es zunächst wichtig, allem, was in uns ist, die Erlaubnis zu geben, sich zu zeigen. Aber genau das fällt uns so schwer, weil es sich dabei um Gefühle handelt, die wir nicht fühlen wollen oder können. Wenn wir im Leben nicht weiterkommen, dann gibt es in uns eine Instanz, die gute Gründe hat, uns am Fühlen zu hindern. Allerdings sind diese Gründe meist in unserer Vergangenheit entstanden und wurden nie wieder auf ihre Sinnhaftigkeit hin überprüft.

Das Leben aber möchte uns bei dieser Überprüfung behilflich sein und hat daher deinen Hund zu dir geschickt. Nichts passiert dir rein zufällig, sondern dein Hund spiegelt lediglich, wie du in gewissen Bereichen denkst und fühlst. Du ziehst die entsprechenden Ereignisse dadurch wie ein Magnet in dein Leben. Erwartest oder befürchtest du ein entsprechendes Ereignis, ob positiv oder negativ, und es tritt ein, dann sprechen wir von der "self fulfilling prophecy" - der sich selbsterfüllenden Prophezeiung.

Ein kleines Beispiel: Denke jetzt nicht an den nächsten Tierarztbesuch, sondern an deinen letzten Urlaub! Was hast du gerade gedacht und wie hat dein Körper darauf reagiert? Hast du an deinen letzten Urlaub gedacht oder die Bilder der Arztpraxis vor dir gesehen, während dein Bauch sich zusammengezogen hat, obwohl du gar nicht dort bist und der letzte Besuch schon lange vorbei ist?

Dein Gehirn hat das "nicht" überlesen und sofort reagiert, indem es Bilder, Geräusche und Empfindungen vom letzten Tierarztbesuch abgerufen hat. Was glaubst du, in welchem Zustand dein Hund beim nächsten Mal diese Praxis betreten wird, wenn er spürt, was in dir vorgeht? Du kannst dir vorstellen, dass all die frühen Erinnerungen auch noch in dir schlummern und heute noch wirken - auch auf deinen Hund.

Dein Umfeld begegnet dir immer auf der Frequenz, die du aussendest. Sendest du z. B. Wut aus, wirst du noch mehr Gründe erhalten, wütend zu sein bzw. die Wut zu überwinden.

Bekommst du allmählich eine Ahnung davon, wie wichtig du bist und welchen Einfluss du mit deinen Frequenzen auf dein Umfeld und dein eigenes Leben hast? Wenn du negative Frequenzen aussenden kannst, dann kannst du auch positive und liebevolle aussenden, oder?

Wie aber sendest du liebevolle Frequenzen aus?

Die Antwort auf diese Frage führt zunächst über eine weitere Frage, nämlich: Fühlst du dich frei?

Wenn wir uns noch durch innere oder äußere Umstände begrenzt fühlen, können wir nur schwer ein reines Gefühl der Liebe in den Äther schicken, richtig?

Wirkliche Freiheit beginnt nicht im Außen, wie sich viele von uns erhoffen, sondern zunächst in uns, und zwar durch das Empfinden emotionaler Freiheit. Die gute Nachricht ist: Für diese Freiheit können wir selbst sorgen.

Was aber ist Freiheit überhaupt? Sich frei zu fühlen beinhaltet, in den eigenen Entscheidungen und Handlungen frei von inneren und äußeren Beschränkungen zu sein und gleichzeitig die Verbindung zu sich selbst und anderen zu fühlen.

Wenn du diese Worte liest und sie auf dich wirken lässt, dann schau bitte auch einmal auf deinen Hund. Wirkt er frei auf dich? Oder haben Verhaltenstrainings, Dressuren und andere Methoden oder auch dein Energiefeld möglicherweise dazu geführt, dass er sich angepasst oder gar total unterworfen hat? Ich habe Hunde gesehen, die sich ihren Menschen mit gesenktem Kopf nur ganz vorsichtig nähern und sie unterwürfig von unten anschauen.

Wie muss sich ein solcher Hund fühlen? Kennst du ein solches oder ähnliches Verhalten von dir selbst oder deinem eigenen Hund?

Das krasse Gegenteil dazu sind Hunde, die sich grenzenlos in der Welt bewegen, indem sie z. B. wildern oder die Grenzen anderer überschreiten, weil ihre Menschen ihre eigene ungelebte Freiheit über ihre Hunde ausagieren.

Wie also könnt ihr, du und dein Hund, frei sein, ohne euch begrenzt zu fühlen?

Jeder Mensch und auch jeder Hund möchte seine Möglichkeit entdecken und sein Potenzial entfalten. Dies ist durchaus möglich, ohne die Grenzen anderer zu verletzen. Auch hier verweise ich noch einmal auf ein Hunderudel. Unsere Freiheit endet dort, wo die Grenze des anderen beginnt, und dies gilt es im Miteinander achtsam herauszufinden.

Wie viele Menschen und Hunde kennst du, die sich wirklich frei fühlen?

Willst du überhaupt wirklich frei sein und kannst du auch deinen Hund frei lassen? Wenn nein, wovor hast du Angst? Oder gibt es andere unsichtbare Hürden, die dich zwar einengen, aber die lieber dort stehen bleiben sollten, weil du Angst vor dem Unbekannten dahinter hast?

Was wäre, wenn dahinter das Paradies auf dich/euch wartet?

Wie würdest du dich fühlen, wenn du ganz du sein und dein mitgebrachtes Potenzial voll entfalten könntest?

Und wie würde dein Hund sich fühlen, wenn du frei wärest?

Könnte es sein, dass allein diese Vorstellung verunsichernd ist, weil es keine Grenzen mehr geben könnte, die dir Halt geben und an denen du dich orientieren könntest?

Dann ist das in diesem Moment die Wahrheit, und das ist in Ordnung. Es geht lediglich darum, dass du es erkennst und auch anerkennst, dass es dafür einen guten Grund geben wird.

Aber warum ist es eigentlich so, dass nur wenige Menschen ihre Hürden überwinden?

Dazu fällt mir die Geschichte von dem kleinen Elefanten ein: Als Baby wurde er von einem Zirkus gekauft und mit einer kurzen Kette an einem Pflock angebunden. Anfangs hatte er täglich noch mehrere Stunden damit verbracht, an der Kette zu zerren, um seinen Fuß zu befreien und davonlaufen zu können. Aber ohne Erfolg. Nach einigen Wochen gab er auf und fügte sich seinem Schicksal. Heute ist dieser Elefant erwachsen und wiegt mehrere hundert Kilo. Mit Leichtigkeit könnte er durch einen einzigen Ruck den Pflock aus der Erde reißen und sich befreien. Aber er versucht es nicht einmal mehr.[13]

Was glaubst du, wie vielen Menschen es ähnlich geht? Auch sie realisieren nicht, dass sie heute eigentlich stark genug wären, um sich von ihren Ketten zu befreien.

In vielen Ratgebern finden wir Hinweise, wie wir unser Leben verändern können.

Was hast du dir z. B. zu Silvester vorgenommen?

Welche Wünsche und Ziele hattest du formuliert?

Und? Hast du sie erreicht?

[13] Aus dem Buch von Jorge Bucy “Komm, ich erzähle Dir eine Geschichte”

Hattest du dir schon einmal vorgenommen, mit deinem Hund an irgendeiner Stelle konsequenter zu sein, oder manipuliert er dich immer noch erfolgreich? Herrlich, was sie sich alles einfallen lassen, oder? Tiere erreichen ihr Ziel. Sie wissen, wie sie bekommen, was sie wollen. Wie aber machen sie das? Sie denken an den Kauknochen bzw. erinnern sich an den leckeren Geschmack und bekommen Appetit. Ihr Gehirn sieht den Kauknochen vor dem inneren Auge und sendet ein Signal an die Speicheldrüsen, die sofort anfangen zu arbeiten. Der Kauknochen ist energetisch schon da! Dann überlegt der Hund, wie er an den Knochen kommt, und er bearbeitet dich so lange, bis du ihn herausrückst. Unser Hund Linus bleibt bis heute in der Rangliste meiner vierbeinigen Manifestatoren der unangefochtene Meister auf diesem Gebiet! Nuria übt aber schon fleißig.

Unter uns:

Hattest du an Silvester einen knackigen Grund für dein Vorhaben? War es dir wirklich ernst?

Hattest du bei der Formulierung deines Wunsches auch deinen Körper aktiviert?

Konntest du deine mit der Veränderung verbundenen Zweifel oder Ängste vorher lösen?

Hast du den erfüllten Zustand mit all deinen Sinnen wahrnehmen und erkennen können, was sich für dich zum Positiven verändern wird?

Hast du eine Vorfreude dafür empfinden können, dass sich dein Wunsch in Kürze manifestieren wird?

Nein?

Dann kannst du nun vielleicht etwas besser verstehen, warum dein Vorhaben möglicherweise nicht funktioniert hat. Hat dein Hund dir den Kauknochen abringen können, ist er dir einen elementaren Schritt voraus, denn er ist bei dir gut aufgehoben und glücklicherweise nicht blockiert, sondern folgt frei seinen inneren Impulsen.

Und damit kommen wir wieder zurück zur Freiheit. Emotional frei können wir uns dann fühlen, wenn Frieden in uns einkehren konnte. Die meisten von uns befinden sich jedoch entweder persönlich oder zumindest mit ihrer Aufmerksamkeit auf äußeren Schlachtfeldern (z. B. Auseinandersetzungen mit ihrem Hund, Familienstreitigkeiten oder Nachrichtensendungen). Diese Schlachtfelder aber sind der Spiegel für die Schlachten, die in uns selbst und kollektiv zu finden sind. Wer, und sei es nur mit seiner Aufmerksamkeit, mit dieser Energie in Kontakt ist, kann nicht gleichzeitig vollumfänglich sein Herz offen halten und Liebe empfinden. Das kannst du selbst überprüfen, indem du in dich hineinspürst, während du die Nachrichten hörst oder anschaust.

Auf unsere inneren Schlachtfelder macht uns auch wieder unser Umfeld aufmerksam:

- Regst du dich beispielsweise darüber auf, dass dein Chef ungerecht ist?
  - Wo bist du ungerecht (mit dir selbst und anderen)?
- Ärgerst du dich, wenn du beobachtest, wie jemand Müll in den Wald wirft?
  - Wo beteiligst du dich an Verschmutzungen (in dir selbst und der Umwelt)?
- Sollte dein Hund entspannter in der Begegnung mit anderen Hunden sein?
  - Was triggert er durch seine Aggression oder Angst in dir?
  - Drückst du aus, was du fühlst?

Jeder von uns wurde und wird insbesondere in diesen Zeiten vom Leben herausgefordert, sich um seine Heilung und damit um seine eigene und unser aller Freiheit zu kümmern. Wenn wir uns im Außen Freiheit und Frieden ersehnen, so können wir durch unsere innere Arbeit viel dazu beitragen.

Während der Fortbildung in Traumatherapie saß ich einmal nach einer sehr anstrengenden und bewegenden Sequenz im Innenhof unseres Institutes und betrachtete meine Kollegen, wie sie einer nach dem anderen das Gebäude verließen, um ebenfalls frische Luft zu tanken. Ich konnte ihnen ansehen, wie viel Kraft sie die vorangegangenen Stunden gekostet hatten. In diesem Moment war ich tief berührt und dankbar. Mir wurde bewusst, dass sich all diese wunderbaren Menschen mit so viel Mut und Hingabe aktiv an der globalen Friedensarbeit beteiligten.

Dr. Joe Dispenza[14] hatte im Alter von 23 Jahren durch einen schweren Fahrradunfall sechs gebrochene Wirbel davongetragen und war querschnittsgelähmt. Die Aussichten, jemals wieder gehen zu können, waren sehr gering. Er entschied sich dennoch gegen die von seinen Ärzten empfohlene Operation. Stattdessen verließ er das Krankenhaus, um sich zu Hause selbst zu heilen. Dazu visualisierte er mehrere Stunden täglich den geheilten Zustand seiner Wirbelsäule. Es dauerte nur wenige Wochen, bis er wieder gesund war. Anschließend erforschte er das Phänomen, das seine Heilung möglich gemacht hatte. Dabei fand er heraus, dass Menschen, die auf ähnliche Weise wie er selbst Heilung erfahren hatten, ihren Körper als Wunderwerk der Natur betrachteten, durch den eine Kraft wirkt, die größer ist als sie selbst. Weil sie glaubten, dass diese Intelligenz ihre Körperfunktionen regulierte

[14] Dr. Joe Dispenza ist Biochemiker, Chiropraktiker und Neurophysiologe.

und sie am Leben hielt, haben sie sich bewusst mit ihr verbunden und sie um Unterstützung für ihre Heilung gebeten. Sie hatten selbst die Verantwortung für ihren Zustand und dessen Veränderung übernommen und ihre Opferhaltung aufgegeben. Ihnen war außerdem bewusst geworden, dass Erinnerungen an frühere Bilder entsprechende Gefühle aufkommen lassen und die Gefühle wieder entsprechende Bilder und so weiter. Dadurch hatten sie einen Teufelskreis angestoßen, durch den sie in einen Dauerstress geraten waren, der wiederum in der Folge ihre Krankheit ausgelöst hatte.

Ein solcher Teufelskreis programmiert den Körper auf den unangenehmen Zustand und lässt dadurch ein Muster entstehen. Um dort auszubrechen, braucht es eine neue Sicht auf das Leben, denn wir sehen die Dinge nicht, wie sie sind, sondern wie wir sind. Wir müssen dazu den alten Film anhalten und einen neuen Film starten. Aber wie?

Dr. Joe Dispenza sagt dazu: "*Die immer gleichen Gedanken erzeugen in unserem Körper die immer gleichen Gefühle, Frequenzen und chemischen Botenstoffe. Indem du wie ein Wächter an deinem Tor darüber wachst, welchen Gedanken du täglich deine Aufmerksamkeit schenkst, kannst du diesen Prozess durchbrechen.*"

Dies umzusetzen, benötigt enorme Kräfte, die stärker sind als die alten Programmierungen/Muster. Wir müssen sehr bewusst sein, um uns selbst zu beobachten und jeden Gedanken, jedes Gefühl und jede Handlung mitzubekommen. Darüber können wir dann unser Muster erkennen, aufribbeln und neu stricken.

Weil ein solches Muster meist über viele Jahre entstanden und entsprechend tief verankert ist, kann der Strickprozess einige Zeit dauern. Wir können währenddessen natürlich auch immer wieder in das alte Muster zurückfallen, aber die Wiederholungen der neuen Schritte werden es nach und nach verändern können. Ein Therapeut kann uns dabei unterstützen, unser Muster "umzustricken", denn viele der "schräg" gestrickten Maschen sind für unsere Wahrnehmung unsichtbar.

Wenn du das bisherige Muster schließlich mit Abstand von außen betrachten kannst, bist du nicht mehr mit ihm identifiziert. Dies sind die Momente, in denen Erkenntnisse zu nachhaltigen Veränderungen führen können und in denen ein neues, hilfreiches Muster entsteht.

Die Heldenreise durch das innere Tränenmeer

> Ein Held, ob im Mythos oder in der heutigen Welt, ist jemand, der einen Ruf hört und ihm folgt.
>
> Paul Rebillot

▪ Einladung zu deiner Heldenreise

Nun möchte ich dich und deinen Hund auf eine Reise über dein inneres Meer der Tränen einladen, damit du endlich die in seinen Tiefen versenkten Gefühle nach und nach befreien kannst. Die hängen dort noch fest in den Wirrungen und Verknotungen deiner inneren Muster, die sich wie Fischernetze über die Jahre verheddert haben. Aus der Tiefe werfen sie hohe Wellen auf, die dich überfluten können, wenn es einmal stürmisch wird. In diesen Mustern kann man sich leicht verirren und sich irritieren, verunsichern und täuschen lassen, wenn sie nicht bewusst sind - weshalb du sie bislang vielleicht weder sichten noch entheddern konntest.

Mit den einzelnen Stationen in diesem Kapitel, die aufeinander aufbauen, kannst du vielleicht schon das ein oder andere Muster entwirren und etwas mehr Ruhe in das Miteinander mit deinem Hund bringen. Sie eignen sich als Begleitung zu einer Therapie und beinhalten Schritte, die du nach eigenem Ermessen und eigenverantwortlich selbst gehen kannst, so du schon die Kraft dazu hast. **Sprich dies aber unbedingt vorher mit deinem Therapeuten ab. Wenn du diese Übungen umsetzen möchtest, dann achte bitte darauf, dass du jemanden hast, der dir zur Seite steht und mit dem du besprechen sowie aufarbeiten kannst, was in dir berührt wird. Du übernimmst die volle Verantwortung für dich und machst die Übungen bitte nur, wenn du keine psychischen oder physischen Erkrankungen hast, die dadurch negativ beeinflusst werden könnten.**

> Wollen wir unser Leben von Grund auf ändern, dann hat das ungefähr das gleiche Ausmaß wie das Wenden eines Hochseetankers bei Windstärke 8.

Für diese Innenreise möchte ich dir zunächst eine weitere Metapher zur Verfügung stellen:

Soll ein Tanker auf hoher See gewendet werden, braucht es zunächst erst einmal die Erkenntnis, dass er vom Kurs abgekommen ist. Umgehend kümmert sich der Kapitän dann um die genaue Ermittlung der neuen Reiseroute, denn der Tanker möchte schließlich am Zielort ankommen.

Dabei stellt der Kapitän zu seinem Entsetzen fest, dass für das Erreichen des Zielhafens eine waghalsige Wendung vorgenommen werden muss. Er hat große Sorge, dass das Schiff kentern könnte, weil der Seegang aufgrund des Sturms meterhohe Wellen auftürmt. Außerdem hat er auf seinen vielen Reisen eine solch enorm heikle

Situation zuvor noch nie erlebt, weshalb ihm die Erfahrungen, auf die er zurückgreifen könnte, fehlen.

Da er diese Herausforderung nicht allein stemmen kann und möchte, holt er die Expertise und Zustimmung seiner Kollegen auf der Kommandobrücke ein, fordert das entsprechende Know-how eines Spezialisten an, der per Funk zugeschaltet wird, vergewissert sich, dass genügend Sprit und Proviant an Bord sind und kümmert sich um die Sicherheit der Crew und die Sicherung der Ladung, damit im Wendeprozess nichts und niemand über Bord gehen kann. Als Nächstes muss die gesamte Besatzung auf Position gehen und daran mitwirken, dass dieses herausfordernde Vorhaben gelingen kann. Weil der Kapitän sich immer sehr freundlich um jeden Einzelnen seiner Kollegen bemüht, wird er von ihnen sehr geschätzt und kann sich auch in dieser Ausnahmesituation auf sie verlassen.

Als Nächstes bremst er das Schiff langsam ab und richtet den Bug Meter für Meter vorsichtig auf den neuen Kurs aus. Als das Schiff quer zu den Wellen steht, wird es im tosenden Sturm hin- und hergeworfen. Daher muss jetzt unbedingt darauf geachtet werden, dass es nicht zur Seite kippt oder womöglich sogar kentert. Mittlerweile hängen einige der Mitreisenden über der Reling, weil sie seekrank geworden sind. Am liebsten würden sie von Bord gehen. Der Schiffsarzt aber ist zeitnah zur Stelle und kann ihren Zustand wieder stabilisieren.

Nach einer aufreibenden Stunde hat es der Kapitän schließlich geschafft, den Tanker ohne Zwischenfälle zu wenden. Das Schiff ist nun auf das neue Ziel ausgerichtet, der Kapitän gibt wieder Gas und kann dafür sorgen, dass der neue Kurs trotz hohen Wellengangs sicher eingehalten wird.

Am Ende der Reise gleiten sie im seichten Wasser erleichtert in den Zielhafen ein. Am Abend feiern die Besatzung und alle Mitglieder der Crew miteinander im Hafengasthaus ihre erfolgreiche

Tour. Dabei tauschen sie sich darüber aus, welche immensen Kräfte sie mobilisieren konnten und was sie während ihrer Reise lernen durften.

Die 7 Stationen deiner eigenen Heldenreise durch das innere Tränenmeer

Zunächst ist es wichtig zu wissen, dass Traumatisierte in einen Konflikt geraten können, wenn sie ihr Leben verändern möchten. Einerseits möchten sie so nicht mehr weiterleben, aber andererseits haben sie große Angst vor Veränderungen, selbst wenn sie erkennen, dass diese dringend angebracht wären, weil sie so z. B. ihren Hund entlasten könnten. Ihre Sicherheit hatte für sie bislang oberste Priorität, weshalb sie häufig z. B. in Beziehungen, an ihrem Arbeitsplatz oder in ihrem Wohnumfeld viel zu lange ausgeharrt haben, selbst wenn sie sich schon lange nicht mehr wohlgefühlt haben. Allein die Vorstellung, ihre unbequeme Sicherheitszone zu verlassen, kann in ihnen bereits Stress auslösen, und dies gilt es zu berücksichtigen. Daher ist es wichtig, immer nur kleine Schritte zu gehen, damit die Veränderungen nicht erneut zu einer Überforderung und einer möglichen Destabilisierung führen. Dieser Weg braucht daher Achtsamkeit, Langsamkeit und viel Zeit. Ich bin der Meinung, dass nichts wirklich helfen kann, wenn es Schmerzen verursacht. Eine solche Reise sollte der Freude die Tür öffnen und Spaß machen!

Wenden wir uns unserer Heilung zu, dann beinhaltet dies, dass wir uns dem Bereich nähern, der immer noch wehtut. Haben wir Leid erfahren müssen, weil wir z. B. enttäuscht, gedemütigt, verlassen, nicht gesehen, absichtlich verletzt wurden oder einen unserer Liebsten verloren haben, fühlen wir häufig heute noch einen tiefen Schmerz, der uns traurig macht, und wissen meist nicht, wie wir ihn überwinden können.

Jede erlebte Trauer, Hilflosigkeit oder Ohnmacht möchte sich über Tränen ausdrücken, weil sich dadurch die innere Anspannung lösen kann. Dürfen oder können diese Tränen jedoch nicht geweint werden, stauen sie sich mit den Jahren hinter der Staumauer an, die wir um unser Herz errichtet haben, und bilden mitunter ein riesiges Meer von Tränen. Der enorme Wasserdruck engt unser Herz ein und gerät jedes Mal erneut in Wallung, wenn das mit den Tränen im Meer versenkte Gefühl berührt wird.

Wir können entscheiden, ob wir die Staumauern weiter verstärken oder ob wir es den Tränen erlauben möchten, endlich abfließen zu dürfen. Entscheiden wir uns für Letzteres, können wir uns auf eine Reise über dieses innere Tränenmeer begeben, die Muster entwirren, unsere Gefühle befreien und die Wassermassen abfließen lassen.

Weil viele nicht wissen, wie dies möglich ist und welchen Weg sie gehen könnten, stelle ich dir

mein 7-Stationen-Programm

vor.

Die einzelnen Stationen können eine Art Reiseroute für euch ergeben, mit der du euren Weg (für ein einzelnes kleines Thema oder auch dein gesamtes Leben) leichter erkennen und gehen kannst.

Vielleicht magst du dir dazu ein weiteres Blatt Papier nehmen und die Fragen, bezogen auf ein aktuelles Thema, das dich im Miteinander mit deinem Hund beschäftigt, beantworten. Solltest du selbst nicht weiterkommen, kannst du mit deinem Therapeuten/Mentor, der dich begleitet, die Thematik auf tieferen Ebenen besprechen und lösen.

Ich leite dich nun anhand eines Beispiels, bei dem der Hundehalter mit seinem ängstlichen Hund überfordert ist, erst durch die einzelnen Stationen hindurch, so dass du besser verstehen kannst, wie du sie für die Klärung eures Themas anwenden kannst. Im Anschluss gehe ich auf jede der Stationen ausführlich ein.

1. Station:

Bereite dich auf diese Reise vor, indem du erst einmal lernst, gut für dich zu sorgen und Kräfte für eure Reise zu sammeln.

2. Station:

Du spürst, dass du etwas verändern möchtest.

- Was ist das Thema, bei dem du nicht weiterkommst?
  (Fang mit einem kleineren Thema an, wie z. B. dein Hund zeigt Ängste vor anderen Menschen.)
- Was genau willst du verändern/erreichen?
  (Du möchtest, dass dein Hund sich bei dir sicherer fühlt.)
- Wovon träumst du?
  (Du möchtest wieder stressfrei Besuch empfangen.)
- Was sind deine Sehnsüchte?
  (Dass du selbst vollkommen geheilt bist und er dich nicht mehr spiegeln muss.)

3. Station:

Du begegnest auf diesem Weg deinen Ängsten und Widerständen.

- Vor welchem Hindernis bist du bisher immer wieder umgedreht?
  (Die Angst deines Hundes hat dich überfordert und getriggert.)

- Was hast du schon alles versucht?
  (Du hast Bachblüten und Beruhigungsmittel gegeben und mit einem Trainer versucht, deinem Hund die Angst zu nehmen, und dennoch hat sich nichts geändert.)
- Was blockiert dich? Z. B. Angst, dass ...
  (Die Angst deines Hundes triggert Ängste in dir, so dass du nicht mehr klar denken kannst und nicht weißt, was du noch tun sollst.)

4. Station:

Du findest einen Mentor (z. B. einen Therapeuten), der dich unterstützt.

- Wen wünschst du dir als Begleiter an deiner Seite?
  (Suche dir jemanden, der dir sympathisch ist und dem du vertraust.)
- Wen kennst du, der ein ähnliches Thema hatte wie du, der es lösen konnte und dich beratend unterstützen könnte? (Dein Mentor sollte sich in der Thematik wirklich auskennen, damit er dir weiterhelfen kann.)

5. Station:

Du aktivierst deine Fähigkeiten und bereitest dich auf Widrigkeiten während deiner Weiterreise vor.

- Wie sieht der Plan aus, den du mit deinem Mentor entwickelt hast, um diesmal dein Hindernis zu überwinden? (Du arbeitest zunächst an deinen eigenen Ängsten, um deinem Hund mehr Sicherheit vermitteln zu können.)
- Was sind deine besonderen Fähigkeiten, die dir jetzt dienlich sein können? (Du hast bis hierher durchgehalten und kannst offensichtlich immer wieder Energien mobilisieren.)

- Welche inneren und äußeren Kräfte haben dich bis hierher gebracht? (Durchhaltevermögen, Zuversicht, Lebenswille, Ideenreichtum, dein Hund und liebe Menschen)
- Was kann dir dabei helfen, um dir das Auflösen der Hindernisse zu erleichtern? (Zeit, Ruhe, eine unterstützende Gemeinschaft, die eure Thematik kennt, mehr Wissen über die Entstehung und Therapie von Ängsten usw.)
- Welches mögliche Etappenziel möchtest du feierlich zelebrieren? (Dass du gelassener auf deinen Hund reagierst und er z. B. nicht mehr bei jedem Besuch aufspringt und zittert.)
- Tauchen unerwartete Herausforderungen auf, welche Tricks entwickelst du und welche Ressourcen aktivierst du, um deinem Weg diesmal treu bleiben zu können? (Dein Hund erleidet einen Rückfall, weil er sich bei einem Besucher sehr erschreckt hat. Du hast mittlerweile gelernt, dass du ihm helfen kannst, wenn du entspannt bist, und wendest eine Entspannungstechnik an, legst ruhige Musik auf, während du dich auf den Boden legst und dein Hund sich in deiner Nähe wieder regulieren kann.)

6. Station:
Du begibst dich gut ausgerüstet auf die Weiterreise durch dein inneres Tränenmeer.

- Welche Hindernisse begegnen dir, die du jetzt leichter überwinden kannst?
  (Du merkst bei dir selbst, dass du bei neuen Besuchern keine Angst mehr, sondern nur noch ein Magengrummeln wahrnimmst und entspannter bleiben kannst. Reagiert dein Hund noch einmal unsicher, kannst du ihm jetzt helfen und erlebst seine Angst selbst nicht mehr als Überforderung.)

7. Station:

Transformation – du erreichst dein Ziel! Erntefest!!!

- Was hast du alles erreicht?
  (Du bist selbstsicherer und entspannter geworden und bemerkst auch an deinem Hund, dass er sich immer öfter für Neues interessiert.)
- Welche Hindernisse hast du überwinden können? (Deine eigene Angst und die vor der Angst deines Hundes.)
- Wie hat sich dein Selbstvertrauen verändert?
  (Du merkst, dass du jetzt noch viel größere Probleme lösen kannst, und fühlst dich nicht mehr ohnmächtig.)
- Welche Fähigkeiten hast du aktiviert, die du noch gar nicht kanntest?
  (Du hast Hilfe von jemanden annehmen können, den du vorher nicht gefragt hättest, und viel Mut aufgebracht, dich deinen Ängsten zu stellen. Dadurch und weil du durchgehalten hast, konntest du dein Toleranzfenster dehnen, deine Freiheit zurückgewinnen und deinen Hund von seiner Last, dich zu spiegeln, befreien. All das hättest du dir vorher vielleicht nicht einmal vorstellen können.)
- Feiere dein erreichtes Ziel!
  (Du machst mit deinem Hund einen ausgedehnten Ausflug zu einem eurer Lieblingsplätze, genießt dort ein Picknick mit allen Leckereien, die ihr am liebsten mögt, und ihr freut euch darüber, dass ihr eure Ängste hinter euch lassen könnt.)

Damit du den tieferen Sinn dieser Stationen besser nachvollziehen kannst: Sie orientieren sich an der klassischen Heldenreise nach Paul Rebillot (Gestalttherapeut). Dieses Transformationsritual dient der Potenzialentfaltung und beschreibt den Weg, wie Sehnsüchte und Schutzbedürfnis zusammenfinden und der Weg in ein tieferes und erfüllteres Leben frei wird. Ich habe dir die Stationen der klassischen Heldenreise hier in vereinfachter Form zusammengefasst:

- Der Held hört den Ruf (aus seinem Inneren oder als Hinweis/Einladung/Weckruf von außen).
- Er hat eine Vision/einen tiefen Wunsch,
- scheitert aber mit seinen bisherigen Strategien an inneren und äußeren Herausforderungen/Widerständen (Dämon).
- Um diese zu überwinden, findet er einen Mentor (Therapeut oder jemand anderen, der den Weg kennt),
- aktiviert mit dessen Hilfe seine inneren Kräfte/Ressourcen und entwickelt mit ihm gemeinsam Strategien, die ihm auf seiner Reise hilfreich sein sollen.
- Er begegnet seinem Dämon gut ausgerüstet erneut, integriert die im Dämon gebundenen Kräfte (abgespaltene Lebensenergie) und überwindet auf diese Weise seine Herausforderungen.
- Der Held erreicht sein Ziel und kehrt transformiert von der Reise zurück.

Ich weiß, das klingt erst einmal sehr dramatisch, weshalb die Heldenreise nicht ohne Grund als Strickmuster für große Hollywood-Blockbuster dient.

Gehen wir die einzelnen Schritte, die auf die Umgestaltung deines gesamten Lebens ausgerichtet sind, nun gemeinsam durch, damit du sie für dich und deinen Hund umsetzen kannst, so du das möchtest. Solltest du erst einmal mit einem kleinen Thema starten wollen, dann kannst du die Fragen für dich entsprechend umwandeln.

Bist du bereit für DEINE HELDENREISE?
Dann geht es jetzt los:

1. Vorbereitung:

In deinem Alltag könnten zunächst folgende Maßnahmen hilfreich sein, um euren jetzigen Zustand schon ein wenig zu verbessern. Sie dienen der Vorbereitung für die eigentliche Reise. Du würdest ja auch nicht einfach in den Bus steigen und ans Meer in ein unbekanntes Land fahren, ohne dich entsprechend vorzubereiten, oder?

Natürlich kannst du diese Liste mit eigenen Ideen, die euch guttun, immer weiter ergänzen. Finde heraus, was euch entspannt, stärkt und guttut. Wenn ihr damit ab sofort anfangt, könnt ihr euch schon ein wenig mehr entspannen und dabei die nötigen Kräfte sammeln, mit denen ihr eure Reise leichter umsetzen könnt:

- liebevolle Zuwendungen, die du dir selbst gibst (z. B. Ruhepausen, wenn du sie brauchst, oder essen, wenn du Hunger hast),
- die Zeit mit deinem Hund bewusst erleben und genießen,
- den Fokus von deinem Hund abziehen und auf etwas anderes umlenken, wie z. B. ein neues Hobby oder Freunde,
- längere Spaziergänge im Wald, allein und ohne Handy,
- ein Dankbarkeitstagebuch führen,
- regelmäßige Meditation morgens und/oder abends,
- Achtsamkeit im Alltag, z. B. wenn du deinen Hund bürstest, dir die Schuhe anziehst oder duschst,
- genügend Schlaf und Schlafhygiene (z. B. WLAN und Handy aus),

- Pausen im Alltag (z. B. jede Stunde 5 Minuten die Arbeit unterbrechen, an die frische Luft gehen und bewusst atmen),
- Entspannung (z. B. auf dem Teppich mit deinem Hund kuscheln, Musik hören, Malen, geführte Entspannungsreisen),
- gesunde Ernährung für dich und auch deinen Hund (Umstellung von Fertigprodukten auf die Nahrung, die in der Natur zu finden und frei von Chemie ist),
- reines Wasser (z. B. Quellwasser, Osmosewasser)
- *nein* sagen üben (z. B. beobachte, wann ihr, du und auch dein Hund, etwas nicht möchtet, und entwickle dafür ein Gespür).

Wenn du nur einen Teil davon umsetzt, dann *kann* sich nur etwas verändern, richtig? Es geht auf einer Heilreise nicht darum, sich selbst und auch die Hunde zu überholen und erneut zu überfordern. Das kennt ihr schon. Im Gegenteil: Auf dieser Reise erntet ihr schneller die Früchte deiner Saat, wenn du langsam und achtsam vorgehst. Nimm dir daher vielleicht erst einmal nur einen Punkt auf dieser Liste vor. Erst wenn dieser in deinen Alltag integriert ist, machst du mit dem nächsten weiter.

Ich weiß, du möchtest am liebsten sofort euer Problem lösen, aber dafür gibt es keine Pille oder einen Knopf, den man drücken könnte. Auch zu versuchen, ein Symptom zu unterdrücken, wird die Ursache für dein und das Unwohlsein deines Hundes nur verschieben, aber nicht beheben. All das hast du wahrscheinlich schon ausprobiert, und wenn es euch nicht weitergebracht hat, dann macht es vielleicht Sinn, einmal etwas Neues zu versuchen, oder?

Um den Tanker auf hoher See wenden zu können, braucht man neben einem guten Plan, vor allem aber Zeit, Geduld und Achtsamkeit. Allein für das Wenden deines Tankers solltest du, je nach Thema, mehrere Wochen oder sogar Jahre einplanen. Für die Weiterreise in euren Zielhafen kann es noch einmal so lange dauern. Dies ist immer abhängig davon, wie viele Gefühle in deinem Meer von Tränen verborgen liegen und wie lange es dauert, sie zu bergen. Ich weiß, dies klingt erst einmal sehr aufwändig und lang, aber wir können Themen, die über Jahre entstanden sind, nicht in wenigen Wochen in der Tiefe auflösen. Beginne diese Reise daher entweder direkt mit vollem Einsatz, oder warte lieber, bis du die nötige Aufbruchsenergie in dir wahrnimmst, weil du ansonsten wieder frustriert am Ausgangspunkt landen würdest - und auch das kennst du schon.

Wie jede Reise, so beginnt auch diese mit dem ersten Schritt! Sobald du dich fest entschlossen auf dein neues Ziel ausrichtest und deinen Kurs dementsprechend änderst, kannst du bereits mit kleinen Veränderungen ab dem ersten Tag rechnen.

Um herauszufinden, was du wirklich brauchst, damit du dich wohlfühlst, kannst du dir einmal z. B. den nächsten freien Sonntag reservieren. Wenn du möchtest, kannst du dir an diesem Tag die folgenden Fragen beantworten. An dieser Stelle empfehle ich dir, die Antworten zu den Fragen der nächsten Seiten wirklich aufzuschreiben. Durch das Schreiben erreichst du leichter die Bereiche, die in deinem Unterbewusstsein schlummern.

Wenn du könntest, wie du wirklich wolltest, wie würde dein freier Tag aussehen?

Um welche Zeit wachst du morgens ohne Wecker auf?

Wie fühlst du dich, wenn du deine Augen öffnest und weißt, dass dieser Tag nur dir und deinem Hund gehört?

Planst du diesen Tag, oder möchtest du ihn sich selbst entfalten lassen?

Springst du aus dem Bett, oder bleibst du lieber noch ein bisschen liegen und kuschelst mit deinem Hund, bis bei einem von euch der Hunger anklopft?

Oder krabbelst du mit deinem Kaffee noch einmal zurück unter die Decke und ihr genießt euer kuscheliges Nest noch eine Weile?

Meditierst du vielleicht?

Oder liebst du es, wenn ihr in die Natur geht?

Wann und wo gehst du am liebsten mit deinem Hund Gassi?

Möchtest du heute an deinem perfekten Tag gerne jemanden um dich haben, oder bist du lieber mit deinem Hund allein?

Woraus besteht dein Frühstück, das du magst und das deinem Körper wirklich guttut?

Wie verbringst du den Vormittag?

Liest du etwas bei einer Tasse Tee, oder hast du ein Hobby, dem du nachgehen möchtest?

Ist diese Zeit am Vormittag deine aktive Phase, oder bist du eher am Nachmittag oder Abend aktiv?

Bereitest du dir mittags eine Mahlzeit zu, die dich mit allem versorgt, was du brauchst?

Sind die Zutaten aus der Natur oder aus der Dose?

Oder lässt du dich lieber bekochen - und wenn ja, von wem und wo?

Ruhst du anschließend ein wenig oder schläfst sogar?

Was würde dir gefallen?

Triffst du am Nachmittag Freunde, oder machst du mit deinem Hund einen Ausflug?

Worauf hast du Lust und worauf nicht?

Was macht dir Freude und wovon möchtest du noch mehr erleben? In welchem Bereich möchtest du vielleicht deine Kreativität mehr ausleben?

Wenn der Abend anbricht, wie nimmst du deine Stimmung wahr?

Wirst du eher gemütlich oder noch einmal aktiv?

Was würde dir jetzt guttun?

Und was möchtest du zum Ausklang des Tages essen?

Möchtest du den Abend alleine oder in Gesellschaft verbringen?

Bist du lieber zu Hause oder unterwegs?

Wie lässt du den Abend ausklingen?

Was hat dir heute besonders gutgetan und wofür bist du dankbar?

Wann wirst du von selbst müde und gehst zu Bett?

Bist du eher eine Nachteule?

Wenn ja, was liebst du an dieser Zeit?

Und?

Wie sieht dein perfekter Tag aus?

Was müsste sich ändern, damit du noch mehr perfekte Tage genießen kannst?

Vielleicht ist dir dabei auch aufgefallen, was dein Hund am liebsten mag bzw. tut.

Was kannst du dafür tun, dass es euch beiden besser gehen kann?

Und was solltest du dafür besser bleiben lassen?

Tun wir jeden Tag dasselbe, werden die nächsten Tage ähnlich ausfallen. Wenn wir aber nach und nach kleine Änderungen vornehmen, wird sich auch unser Leben ändern.

> Die Definition von Wahnsinn ist, immer wieder das Gleiche zu tun und andere Ergebnisse zu erwarten.
>
> Albert Einstein

2. Du spürst, dass du etwas in deinem Leben verändern möchtest, und findest heraus, was dein Wunsch ist

Ich könnte mir vorstellen, dass du möglicherweise überlegst, wo du anfangen und wie du all das angehen kannst. Daher habe ich zunächst einen Vorschlag für dich:

> Erkenne, dass du dich schon längst
> auf deiner eigenen Heldenreise befindest!

Du hast schon so viel geschafft, ausgehalten und überwunden. Ich finde, es ist an der Zeit, das einmal zu würdigen. Meist vergessen wir nämlich, was wir alles schon bewegt haben, und rennen dem hinterher, was scheinbar noch fehlt. Lehn dich doch einmal zurück und vergegenwärtige dir, was sich in den letzten Jahren in deinem Leben alles zum Positiven verändert hat. Was ist alles schon da und was hast du schon geschafft? Was in der Beziehung mit deinem Hund klappt schon richtig gut?

Vielleicht magst du an dieser Stelle des Buches einmal eine kleine Lesepause einlegen, ein bisschen mit deinem Hund kuscheln oder eine Runde durch die Natur drehen und dir bewusst machen, dass du der Mensch warst, der für all diese Veränderungen gesorgt hat. Nimm diese Kraft in dir wahr, die dir das ermöglicht hat, und feiere dich dafür!

Bist du schon wieder bereit weiterzumachen? Mit dieser Kraft in dir, die dich bis hierhergebracht hat, wirst du auch die nächsten Schritte auf deiner Heldenreise gehen und dich dem Leben nähern können, das dir und deinem Hund gemäß ist. Es geht nicht darum, das Glück mit einem Porsche oder einer neuen Handtasche aufzupimpen. Solche Dinge werden dich nur vorübergehend glücklich machen. Es geht um viel mehr! Alles, was dir begegnet, möchte dich daran erinnern, dass du auf deinen Seelenweg zurückfindest. Wenn du im Einklang mit deiner Seele durch dieses Leben wandelst, weil du ganz in deinem Körper angekommen bist, dann wirst du nicht nur Glück empfinden, sondern dein Leben als ein Wunder erleben. Du wirst erkennen, wie liebevoll du unterstützt wirst, indem sich auf magische Weise der Weg vor dir wie ein roter Teppich ausrollt und du dafür nichts tun musst, außer so oft wie möglich präsent zu sein.

Wie du auf deinen Weg finden kannst und was du dafür aus dem Weg räumen möchtest, schauen wir uns jetzt an. Nimm dir auch dazu am besten ein Blatt Papier und beantworte die folgenden Fragen ganz ehrlich für dich. Schreibe mindestens fünf Antworten zu jeder Frage auf:

Was willst du nicht mehr?

Was willst du stattdessen?

Wie möchtest du dich fühlen?

Wie möchtest du, dass sich dein Hund mit dir fühlt?

Was ist deine größte Angst?

Wovon hält sie dich ab?

Was würdest du bereuen, wenn du so weitermachst wie bisher?

Was sind deine Werte, die dir wichtig sind und die du noch mehr leben möchtest?

Was ist dir so elementar wichtig, dass du spürst, wie dein Herz berührt wird, wenn du daran denkst?

Was ist das, was du gerne geben bzw. in der Welt verbessern möchtest?

Worauf möchtest du zurückschauen, wenn du 123 Jahre alt bist?

Was möchtest du auf gar keinen Fall verpasst haben?

Wovon träumst du wirklich?

Glaube ruhig einmal an ein Wunder!

Und jetzt kommt eine wirklich gute Nachricht! Neurowissenschaftler haben nachgewiesen, dass wir die Zukunft gedanklich vorwegnehmen können. Unser Gehirn kann nicht unterscheiden, ob die inneren Bilder aus der Vergangenheit stammen, in der Zukunft liegen oder jetzt schon Realität sind, und es wird die entsprechenden Hormone ausschütten. Wenn du heute daran denkst, dass du morgen mit deinem Hund einen Termin beim Tierarzt hast, wird dein Körper vielleicht mit Stress reagieren, obwohl du noch gar nicht dort bist. Ebenso wird er Glückshormone produzieren, wenn du die inneren Bilder, die du dir für euer Leben wünschst, mit allen Sinnen wahrnehmen kannst.

Dazu kommt hier eine kleine Anleitung, mit der du deine Zukunft kreieren kannst. Schreibe auch hier am besten zu jeder Frage mindestens fünf Antworten auf:

Stell dir in den schillerndsten Farben vor, wie z. B. euer Leben aussieht, wenn du geheilt bist und dich emotional frei fühlst.

Wie würdest du morgens aufstehen?

Was siehst du?

Was hörst du?

Was riechst du?

Wo würdest du leben?

Wer ist an deiner Seite?

Wie fühlt sich dein Hund mit dir?

Woran würdest du merken, dass es ihm gut geht?

Woran würdest du erkennen, dass du geheilt und frei bist?

Wie würdest du deine Freiheit zelebrieren?

Wie würdest du deinen Fähigkeiten entsprechend wirksam sein?

Welchen Platz hat dein Hund in dieser Vision?

Was hat sich alles verändert?

Wie würdest du dich fühlen?

Lies dir deine Antworten noch einmal durch, schließe dann deine Augen und lass dazu deinen inneren Film entstehen.

Diesen inneren Film deiner Zukunft kannst du ab sofort schon morgens beim Aufwachen mit den entsprechenden Gefühlen aufladen und so jeden Tag einen Schritt in Richtung Heilung gehen. Dadurch gehst du immerhin 365 Schritte in einem Jahr! Zusätzlich kannst du ein Visionboard erstellen, auf das du Bilder aus deiner Vision klebst und das du beschriftest. Dies hängst du irgendwo auf, wo du es immer wieder anschauen kannst.

Du lenkst mit diesen Maßnahmen deinen Fokus um, indem du ihn aus der belastenden Vergangenheit abziehst und auf deine freudvolle Zukunft ausrichtest.

Da ich vermute, dass dir bei dieser Übung deine Hürden begegnet sind, kommt jetzt der nächste Schritt.

3. Du begegnest auf diesem Weg deinen Ängsten und Widerständen

Hand aufs Herz! Was hast du gedacht, während du die letzten Seiten gelesen hast? War da wieder diese Stimme, die dir immer wieder wie ein Traktor durch dein wunderschönes Blumenbeet fährt, dabei alles plattmacht und dir einreden will, dass andere vielleicht etwas verändern können, aber du ganz sicher nicht?

Bitte schreibe jetzt einmal alles auf, was sie sagt, denn hier spricht dein altes Muster. Es ist hilfreich, wenn du lernst, es zu entschlüsseln.

Al Capone sagte einmal: "Hinter jeder Ecke lauern ein paar Möglichkeiten." Dies finden einige total spannend, während diese Tatsache anderen Angst einjagt. Du weißt jetzt zumindest schon einmal, dass es einen Weg geben kann, und kannst für dich entscheiden, ob du dieser Stimme noch glauben oder vielleicht doch einen kleinen neuen Schritt wagen möchtest.

Ich stelle dir jetzt weitere Fragen, die dir dabei helfen möchten, das alte Muster zu erkennen. Ist das in Ordnung für dich? Bitte schreibe auch hier am besten jeweils mindestens fünf Antworten auf. Los geht's:

Was empfindest du, wenn du darüber nachdenkst, einen kleinen Schritt zu gehen?

Kommt ein wenig Freude auf, oder nimmst du wahr, dass du Angst davor hast?

Welche Angst könnte das sein? Woher kennst du sie? Bitte nimm sie ernst und kümmere dich um sie (evtl. mit Unterstützung).

Welche Aussagen anderer über dich hast du geglaubt und glaubst sie immer noch? Überprüfe auch sie!

Wie würdest du dich fühlen, wenn du heute sicher wüsstest, dass du immer gut genug warst und sein wirst?

Was wäre, wenn du vollkommen geboren wurdest, deine Eltern aber diese Vollkommenheit aufgrund ihrer eigenen Begrenztheit nicht erkennen konnten und dich deshalb mit besten Absichten in dieselbe Form pressen wollten, in der sie ihrer eigenen Angst vor Unvollkommenheit entkommen wollten?

Welche von all den Überzeugungen, aus denen dein Leben sich zusammensetzt, würde einer Überprüfung auf ihren Wahrheitsgehalt standhalten? Überprüfe diejenigen, die dich hindern: Ist das wirklich wahr?

Wie würden sich deine Stimmung und deine Zuversicht verändern, wenn dir jemand schriftlich versichern würde, dass du dein Leben innerhalb von wenigen Jahren vollkommen ändern könntest?

Wenn du all dies wirklich erforschen möchtest, dann beobachte dich und deine Reaktionsmuster sehr genau und stell dir dabei immer wieder folgende Frage: Und was wäre, wenn ich es doch kann und alles möglich wäre?

Ich verstehe zutiefst die Angst davor, den inneren und äußeren Hindernissen zu begegnen, sie zu überwinden und sich auf das unbekannte Land dahinter zu wagen, vor allem wenn man vorher immer an diesen Hindernissen gescheitert ist. Ein solcher Weg ist wahrlich eine Heldenreise und erfordert unglaublich viel Mut. Aber es lohnt sich, denn hinter der Angst wartet das Leben auf dich und deinen Hund. Gehe daher langsam und immer in deinem Tempo. Solltest du selbst nicht weiterkommen, dann nicht, weil du unfähig bist, sondern weil dich entweder deine Angst oder dein Widerstand unbewusst bremsen. Jemand von außen kann beides leichter erkennen und dich unterstützen. Außerdem ist es angenehmer und vor allem heilsam, diesen Weg nicht allein gehen zu müssen. Und wie du weißt, wird das Leben dir auch dabei helfen.

Mit den vielen neuen Schritten wirst du deine Enge nach und nach hinter dir lassen und schon in wenigen Jahren erstaunt und erleichtert zurückblicken können.

> Wir müssen bereit sein, uns von dem Leben zu lösen, das wir geplant haben, damit wir das Leben finden, das auf uns wartet.
>
> Joseph Campbell

Hätte mir vor Jahren, als der Satz *"Wer oder was bist du, wenn alles andere wegbricht?"* zu mir kam, jemand gesagt, dass mein Leben bereits vier Jahre später ein völlig anderes sein würde, hätte ich ihm nicht geglaubt. Ich hatte große Angst, bin aber dennoch diesem Ruf gefolgt und habe in den wenigen Jahren mein Leben vollkommen umgekrempelt. Dass meine innere Wandlung diesen Veränderungen vorausgegangen ist, habe ich erst an meinen Entscheidungen und den daraus resultierenden Handlungen erkennen können, denn damit wurden sie sichtbar.

Entscheidungen fallen wie Äpfel vom Baum, sobald sie reif sind.

Ich möchte betonen, dass wir weder unseren Job kündigen noch unseren Partner verlassen müssen, um heilen zu können. Die Bereiche unseres Lebens, in denen wir glücklich sind, sollen und dürfen natürlich genau so bleiben, wie sie sind. Sie sind das Ergebnis unserer vorherigen Entscheidungen und der entsprechenden Veränderungen, die wir bereits vorgenommen haben. Und um die anderen, die noch eine Aktualisierung benötigen, kannst du dich in Ruhe kümmern, so du das möchtest.

Ja, du wirst auf deinem Weg hinter der ersten Hürde weiteren Hürden begegnen. Auch kann dein Hund rebellieren und vielleicht über Bord gehen wollen, wenn ihn deine Veränderung zu sehr irritiert. Um ihn musst du dich dann sofort kümmern, bevor eure Reise weitergehen kann. Wenn du ihn wieder an Bord geholt hast und du diesmal nicht umdrehst, sondern auch die nächsten Hürden (eventuell mit externer Hilfe) meisterst, wirst du mit der Zeit erkennen, dass es immer wieder weitergeht und ihr euch nach jeder genommenen Hürde erleichtert fühlt. Ich weiß, wie anstrengend, frustrierend und nervig das sein kann, weil es sich zwischendurch immer wieder so anfühlen kann, als würdet ihr niemals am Ziel ankommen. Es geht auch nicht darum, irgendwo anzukommen. Vielmehr geht es darum, etwas hinter sich zu lassen, nämlich all das, was du nicht bist und was dir nicht gemäß ist. Deine Sehnsüchte sind diejenigen, die dich aus deiner viel zu engen Rüstung herausziehen, sobald du dich deinen Wünschen zuwendest. Sie sind die Lichter am Wegesrand, die dich dem Strahlen am Horizont entgegengehen lassen, welches dein wahres Leben aussendet, das dort auf dich wartet. Dieser Prozess muss nicht einmal linear auf der Zeitlinie stattfinden, sondern kann sich manchmal sehr schnell entfalten, wenn wir den jeweiligen Moment wirklich bewusst erleben können.

Ich möchte dir dazu einen kleinen Auszug von meiner eigenen Reise erzählen, der dir Hoffnung machen möchte: Weil ich ein Leben ohne Schmerzen führen wollte, habe ich wirklich alle Hebel in Bewegung gesetzt. Ich war nicht bereit zu glauben, dass dies nicht möglich sein sollte. Auf meiner Heilreise habe ich dazu viele Methoden kennengelernt. Eine davon war die Heldenreise, die ich dir hier vorstelle. Angelehnt an das gleichnamige Buch von Paul Rebillot, habe ich vor 20 Jahren im Rahmen einer Fortbildung eine Woche lang an einer solchen Heldenreise teilgenommen.

Es ging in dieser Woche unter anderem darum, den inneren Dämonen zu begegnen, die uns daran hindern, unsere Träume und Visionen umzusetzen, sowie unser Potenzial voll zu entfalten. Diese Dämonen gilt es dann zu integrieren, indem man sich mithilfe eines Mentors auf eine Reise voller Herausforderungen begibt, auf der man am Ende seinen Schatz hebt - die Heldenreise.

Für die Begegnung mit den inneren Dämonen, damit sind innere Hürden wie Ängste und Widerstände gemeint, war ein ganzer Tag vorgesehen. In Dreierteams begleiteten wir uns gegenseitig an eine Schwelle, an der unser Dämon, stellvertreten durch einen der Teilnehmer, uns am Weitergehen gehindert hat - wie im realen Leben auch.

Ich bin sehr geduldig, kann es aber gar nicht leiden, wenn sich mir jemand in den Weg stellt. Also baute ich mich, wütend darüber, immer wieder an einem schmerzfreien Leben gehindert zu werden, vor meinem Dämon auf. Bereit für einen Kampf, blaffte ich ihn an: "Verzieh dich!" Er blieb zu meiner Überraschung völlig unbeeindruckt und wurde eher noch größer, anstatt den

Weg freizumachen. Ich tobte. Er aber blieb weiterhin ruhig und wich keinen Millimeter beiseite, auch nicht, als ich körperlich wurde und ihn wegschubsen wollte.

Ich kürze die Geschichte ab, denn diese Auseinandersetzung dauerte erschöpfende drei Stunden und wechselte im Verlauf in ein unglaublich zähes Verhandlungsgespräch über, welches ich mit knirschenden Zähnen führte. Dieser Dämon wollte einfach nicht weichen und ging mir mächtig auf die Nerven. Es gab bis dato nicht wirklich einen einzigen Schritt in Richtung Lösung. Ich war dabei zu verzweifeln. Meine Kampfbereitschaft zerbröselte allmählich, und ich sah meine Kräfte schwinden. Aber genau das brachte den Wendepunkt!

Irgendwann dämmerte mir etwas und ich fragte den Dämon müde und abgekämpft: "Wovor willst du mich eigentlich bewahren, dass du nicht ansatzweise bereit bist, Platz zu machen?" Augenblicklich wurde er weich, lächelte mich an und nahm mich beschützend in die Arme. Ich spürte eine tiefe Erleichterung, denn ich hatte in dem Moment erkannt, dass ich diesen zähen Kampf, den ich hier über Stunden zum Besten gegeben hatte, jahrelang innerlich gegen mich selbst geführt hatte und nun endlich beenden konnte.

Begegnest du inneren Schatten oder Dämonen, sieh sie nicht als deine Feinde an, auch wenn es zunächst schwerfallen sollte. Sie werden alles tun, um dich davor zu beschützen, schlimmen Gefühlen zu begegnen. Sieh sie daher eher als treue Gefährten auf deinem Weg und hole ihren Rat ein. Sie kennen dich sehr gut, denn die meisten von ihnen begleiten dich schon seit deiner Kindheit.

4. Du findest einen Mentor/Therapeuten, der dich unterstützt

Betrachtest du deine Heilung als eine Expeditionsreise, wirst du dich vorher wahrscheinlich entsprechend ausführlich darüber informieren wollen, wohin diese Reise führt, was dir dort begegnet und ob deine Erwartungen erfüllt werden können.

Du würdest ja vermutlich auch nicht allein mit einem Boot zu einem Ausflug auf einen großen, dir unbekannten See aufbrechen, ohne vorher abzuklären, wie das Wetter wird, was dir dort begegnen kann und worauf du achten solltest. Plötzlicher Wetterwechsel, Fallwinde, Strömungen und Untiefen können nämlich sehr unangenehm werden. Wahrscheinlich würdest du eher einen ortskundigen Skipper engagieren, der dich professionell anleitet, wie du mit deinem Hund an Bord sicher durch die Wellen gleitest, während er dir die seltene Schönheit der Umgebung zeigt, dich mit allem vertraut macht und alles, was ihr entdeckt, genau erklärt.

Möchtest du dich auf die Innenreise über dein Tränenmeer begeben, empfehle ich dir daher, für die Entwirrung deiner inneren Muster und die Bergung deiner in der Tiefe verborgenen Gefühle die Unterstützung durch einen Therapeuten hinzuziehen.

Gesetzliche Krankenkassen haben eine Liste von Therapeuten in deiner Nähe, die du dir zuschicken lassen kannst. Ansonsten findest du von der Kasse unabhängige Therapeuten in deiner Umgebung, jedoch wirst du ihre Leistung selbst bezahlen müssen, bekommst aber auch meist schneller einen freien Therapieplatz. Die Kostenübernahme kannst du vorher mit deiner Versicherung abklären, so du eine hast. Einige private Krankenversicherer übernehmen die Leistung von Heilpraktikern für Psychotherapie. Diese haben häufig dieselben Therapeutenfortbildungen besucht wie auch die Psychotherapeuten mit Kassenzulassung, nur fand ihr

Studium nicht an einer Universität, sondern an einer privaten Schule mit anschließender Prüfung vor dem Gesundheitsamt statt.

Bei der großen Auswahl von unterschiedlichen Therapieformen und Therapeuten ist es wirklich nicht leicht, sich zurechtzufinden. Die folgenden Hinweise möchten dir die Suche erleichtern:

- Weil ein Trauma durch Gespräche allein nur schwer aufzulösen ist, empfiehlt sich eine körperorientierte Psychotherapie, also eine Methode, die auch den Körper/das Nervensystem mit einbezieht. Zwei dafür geeignete Therapiemethoden habe ich ab Seite 240 f. für dich aufgelistet.
- Hol dir vielleicht Empfehlungen ein oder recherchiere verschiedene Therapeuten und achte einfach darauf, was dein Gefühl dir sagt. Brauchst du noch mehr Informationen, dann rufe dort einfach an und stelle all deine Fragen. Erst wenn du ein gutes Gefühl hast, vereinbarst du einen ersten Termin zum Kennenlernen.

Viele haben Angst vor einer Therapie, weil sie nicht wissen, was und wer ihnen dort begegnet. Solltest du dich nicht gut aufgehoben fühlen, kannst du den Therapeuten wechseln. Die Chemie zwischen euch sollte schon stimmen, damit du dich sicher fühlen und öffnen kannst.

Damit du mit einem besseren Gefühl in deine Therapie starten kannst, kommen hier ein paar Hinweise, an denen du einen guten Therapeuten erkennst.

Ein guter Therapeut wird

- sich immer weiterbilden, um seine Klienten bestmöglich begleiten zu können.
- dich niemals zu etwas drängen, wie z. B. jede Woche wiederzukommen, deinen Job zu kündigen oder eine Übung

zu machen. Er wird vielleicht Empfehlungen auf Grundlage seiner Einschätzung zu deinem Prozess geben, dir aber die Freiheit lassen, selbst zu entscheiden. Ganz sicher wird er dir nicht nahelegen, z. B. deinem Arbeitgeber die Kündigung auf den Tisch zu legen oder deinen Partner zu verlassen.

- dir aufmerksam zuhören und sich mit echtem Interesse in deine Welt einfühlen.
- deine Liebe zu deinem Hund ernst nehmen.
- nicht nach einem Schema vorgehen, sondern dich individuell in deinem Prozess begleiten.
- dir keine Ratschläge geben, sondern dich darin unterstützen, eigene Wege zu finden.
- dich sicher und in deinem Tempo durch das Tränenmeer begleiten.
- deine Grenzen achten und wahren.
- dich darin unterstützen, deine Grenzen zu erkennen und *nein* zu sagen.
- deine Fragen zum therapeutischen Prozess begrüßen.
- dich sanft herausfordern und ermutigen, neue Schritte auszuprobieren.
- dich und deine Gefühle niemals bewerten.
- seine eigenen Themen bearbeitet haben bzw. sich ihrer bewusst sein.

Was dich während einer Therapie erwartet, wenn du dich deinen Ängsten stellen möchtest, habe ich bereits ausführlich beschrieben. Die Therapie ist der Teil der Heldenreise, bei dem wir die Unterstützung durch einen Mentor hinzuziehen, um unsere Verletzungen zu heilen und nicht wieder in alte Verhaltensmuster zurückzufallen, die uns und möglicherweise auch unserem Hund geschadet haben, denn schließlich möchten wir ja die Beziehung zu uns selbst und zu unserem Hund klären, um ihn dauerhaft zu entlasten.

Aber mir liegt an dieser Stelle noch etwas auf dem Herzen, das ich hier erwähnen möchte: Frauen fällt es meist leichter, sich auf eine Therapie einzulassen, weil sie für ihre Rolle als Mutter von der Natur mit einem direkteren Zugang zu ihren Gefühlen ausgestattet wurden und ihre Gefühle auch eher zeigen dürfen, wobei auch sie leicht als übersensibel, weinerlich oder hysterisch betrachtet werden können. Bei Männern findet das Fühlen nicht selten im tiefsten Keller ihres Herzens statt, wenn sie schon früh Sätze gehört haben wie: "Reiß dich zusammen! Ein Indianer kennt keinen Schmerz! Weinen tun doch nur Mädchen!" Es ist daher nicht verwunderlich, dass sie auch im Erwachsenenalter noch denken, sie wären ein Weichei oder Waschlappen, wenn sie an ihre Grenzen stoßen und sich insgeheim Unterstützung wünschen. Weil sie aber gelernt haben, ihre Gefühle zu unterdrücken und sie dadurch häufig selbst nicht mehr wahrnehmen können, meinen sie, dass z. B. die Herzrhythmusstörungen, der Bluthochdruck oder die Magenschleimhautentzündung eine körperliche Ursache haben und sie diese Symptome mit Medikamenten schon in den Griff bekommen werden. Selbst wenn sie erkennen können, dass hier ihre verdrängten Gefühle am Werk sind, versuchen viele Männer lieber, ihrer selbst Herr zu werden, als jemanden um Hilfe zu bitten. In einigen Fällen mag dies auch durchaus möglich sein. Was die wenigsten dabei aber berücksichtigen, weil sie es nicht wissen, sind ihre alten Schutzmechanismen, die verschiedene Strategien anwenden, um die Betroffenen um jeden Preis von ihrem Keller fernzuhalten. Dazu wird entweder der Weg zu diesem Keller verschleiert, so dass sie ihn selbst nicht finden können, oder aber das Gefühl der Bedrohung wird bei einer Annäherung so groß, dass sie es schnell wieder verdrängen müssen.

Wenn du ein Mann bist und das Gefühl hast, dass dir eine Therapie helfen könnte, aber du zögerst noch, dann möchte ich dir sagen, dass es aus meiner Sicht ein Ausdruck von Stärke ist, sich den eigenen Verletzungen zuzuwenden und Hilfe hinzuzuziehen, denn dafür braucht es wirklich Mut. Du tust damit nicht nur etwas für dich, sondern auch für die Beziehungen zu deinem Hund und deinen Liebsten.

Ich habe dazu ein sehr schönes Beispiel, das dir vielleicht einen Vorgeschmack auf das bietet, was dich erwartet, wenn du dich für diesen Weg entscheiden möchtest. Der Kontakt zu einem lieben Freund pausierte für einige Jahre, denn wir haben uns gegenseitig immer wieder getriggert. Er war sich zwar seiner Themen schon sehr bewusst, spürte aber, dass er immer wieder an seine inneren Grenzen stieß. Mir erging es damals ähnlich. Daher hat er sich irgendwann für eine Therapie entschieden und sich seiner Heilung gewidmet. In dieser Zeit haben wir uns nicht gesehen, und ich tauchte ebenfalls noch tiefer in meine eigenen Themen ein.

Als er mir nach Jahren zufällig wieder begegnete und wir uns austauschten, saß zu meinem Erstaunen diesmal ein Mann vor mir, der sich seinen schmerzhaftesten Gefühlen gestellt, sie durchlebt und dadurch seine Verletzungen versorgt hatte. Heute ist er berührbar, aufmerksam, präsent, reflektiert und wirklich interessiert an seinem Gegenüber. Einer wahrhaftigen Begegnung auf freundschaftlicher Ebene steht nun nichts mehr im Weg und uns hat sich ein neuer Raum geöffnet, in dem wir beide ganz da sein können und uns nicht mehr triggern.

Seine Transformation hat mich wirklich sehr beeindruckt, weil ich weiß, wie viel Mut und Energie er dafür aufgebracht hat.

Ich kann nur erahnen, wie viele Paare aufgrund ihrer tiefen Verletzungen mit großen Herausforderungen in ihrer Beziehung zu kämpfen haben, und wünsche mir von ganzem Herzen, dass sie Wege zueinander finden können, denn niemand begegnet uns rein zufällig. Wir ziehen einander über unsere Herzen und auch unsere Wunden an. So kann z. B. ein Mann, der Angst vor Nähe hat, eine Frau anziehen, die als Kind immer wieder verlassen worden ist. Während sie bei ihm die fehlende Nähe sucht, wird sie durch seinen Rückzug getriggert, den er wiederum antreten muss, weil er Angst vor Nähe hat. Ihnen ist nicht bewusst, welche Dynamiken sich auf tieferen Ebenen zwischen ihnen abspielen. Daher verfangen sich die Partner leicht in ihren jeweiligen Mustern und finden sich in nicht enden wollenden Auseinandersetzungen wieder, obwohl sie eigentlich beide zueinander finden wollen.

Eine solche Begegnung kann aber, wenn die Bereitschaft dazu da ist, das Tor zur Heilung für beide öffnen. Wenden sich beide ihrer eigenen Heilung zu, wird ihnen möglicherweise bewusst, dass der andere zu einem Statisten in ihrem Kindheitsfilm geworden ist, der zwar ihre verdrängten Gefühle triggert, aber nicht für die Verletzungen von damals verantwortlich ist. Lassen die Partner über wahrhaftigen und respektvollen Austausch mutig ihre Hüllen fallen, weil sie selbst erkennen, dass die alten Rüstungen aus der Kindheit sie heute vom anderen trennen, kann wahre Nähe entstehen und sich bedingungsvolle in bedingungslose Liebe verwandeln.

Dieser kleine Exkurs war mir wichtig, weil ich die Hoffnung habe, dass sich auch zunehmend die Männer wieder trauen, ihre Gefühle zuzulassen.

Kommen wir aber nun zur nächsten Station deiner Heldenreise.

5. Du aktivierst deine Fähigkeiten und bereitest dich auf Widrigkeiten während deiner Weiterreise vor

Hast du mit deinem Therapeuten deine Gefühle aus dem Tränenmeer geborgen und deine Ängste bearbeitet, werden dir anschließend Fähigkeiten zur Verfügung stehen, die dir deine Weiterreise deutlich erleichtern können. Dazu gehören Fähigkeiten, die durch deine Ängste gehemmt waren, und auch jene, die du während der Therapie entwickelt oder neu entdeckt hast. Bitte schreibe einmal auf, welche dies sind, so du schon so weit sein solltest. Dies ist wichtig, damit sie dir bewusst werden. Und vergiss deine Fähigkeiten im Umgang mit deinem Hund dabei nicht, denn er geht mit dir auf diese Reise und wird enorm von deinen neuen Fähigkeiten profitieren, während auch er dich weiter unterstützt!

Ich bin mir ziemlich sicher, dass du in deinem Leben schon mindestens eine Heldenreise durchgestanden hast, dich aber nicht an sie erinnerst, weil sie dir nicht bewusst war. Ich möchte dich daher ermuntern, dich an wenigstens eine zu erinnern, damit du erkennen kannst, welche Kräfte in dir schlummern und dich auch von außen unterstützen.

Erinnerst du dich z. B. noch an den Wunsch nach deinem ersten Hund? Weißt du noch, was du alles unternommen hast, damit dieser Wunsch in Erfüllung gehen konnte? Ich habe meine Eltern dafür in den Wahnsinn getrieben! Meine Kraft bestand aus der nicht verhandelbaren Dringlichkeit meines Wunsches und meinem unerschütterlichen Durchhaltevermögen.

Achte in den nächsten Tagen einmal darauf, was dazu alles aus deinem Unterbewussten an die Oberfläche kommen möchte. Dann schreibe, angelehnt an die einzelnen Stationen, einmal deine liebste und erfolgreichste Heldenreise auf. Du wirst erstaunt sein, was du in deinem Leben schon an Kräften mobilisiert und alles geschafft hast!

Wenn du bereits einen weiteren Schritt auf deinem Weg gehen möchtest, dann kannst du schauen, was durch die letzten Stationen in dir geweckt wurde und dir vielleicht schon bewusst werden konnte. Jedes entdeckte und entwirrte Muster macht dich und deinen Hund wieder ein bisschen freier. Solltest du dies schon bemerken, dann spüre einmal in dich hinein, in welchem Bereich du dich vielleicht schon lebendiger und kraftvoller fühlst. Welche Fähigkeiten sind vielleicht zurückgekehrt oder haben sich weiter entfalten können?

Tauchen auf deinem weiteren Weg nun Widrigkeiten auf, wie z. B. neue Ängste, die durch deine mutigen Schritte an die Oberfläche gespült werden, dann bist du diesmal durch deine aktivierten Fähigkeiten besser ausgestattet als jemals zuvor.

Wenn du bemerken solltest, dass irgendetwas dich noch von dem Erreichen deines Ziels abhalten könnte - mit welcher Idee, welchem Ass im Ärmel oder welcher Unterstützung könntest du hier weiterkommen?

Ein kleines Beispiel: Ich habe neben Blümchen und Nuria auch noch einen Schweinehund, der mich konsequent daran hindert, mich freiwillig ausgiebig zu bewegen, was mich wirklich nervt. Er findet jederzeit schlagkräftige Argumente, wie z. B. Bauchweh, Rückenschmerzen oder bleierne Müdigkeit, um nicht die drei Schritte um die Ecke zur Yogastunde zu gehen oder wenigstens ein bisschen die Muskeln zu stärken - und sei es mit Hanteln zu Hause auf dem Sofa. Ich habe keine Chance gegen ihn! Daher bin ich sehr froh über den Bewegungsdrang meiner Hunde, denn dadurch sind sie für mich eine Art Gesundheitsversicherung. Würde ich nicht bei Wind und Wetter täglich mit ihnen spazieren gehen, was mir interessanterweise überhaupt nicht schwerfällt, sondern seit über 40 Jahren sogar zu meinen

Lieblingsbeschäftigungen gehört, wäre ich wahrscheinlich längst krank und übergewichtig, denn der Schweinehund liebt auch noch Schokolade und Pasta! Als ich vor einigen Jahren regelmäßig joggen wollte, habe ich es tatsächlich schaffen können, ihn zu überlisten. Dazu habe ich mir die Sportschuhe abends direkt neben mein Bett gestellt. Wurde er morgens wach, war ich schon längst weg. Hätte ich nach dem Aufwachen nur 5 Minuten länger im Bett verbracht, hätte er schon wieder gewonnen.

Sollten dich ähnliche Dinge immer wieder sabotieren, dann werden auch dir sicher ein paar Tricks einfallen, wie du deinen Schweinehund überlisten oder anderen Widrigkeiten entgehen kannst. Welche Situationen und welche Tricks könnten das sein? Schreibe sie auf, vielleicht sogar auf kleine Zettel, die du dir zur Erinnerung an die Stellen klebst, z. B. an den Badezimmerspiegel oder an den Kühlschrank, an denen die Sabotage stattfinden könnte.

Fühlst du dich nach vorangegangenen Stationen bereits ausreichend gestärkt, dann kannst du jetzt schauen, was du mit deiner zurückgewonnenen Energie auf deinem Weg aktiv klären, angehen oder umsetzen möchtest, um deinem Ziel noch näher zu kommen.

6. Du begibst dich gut ausgerüstet auf die Weiterreise

Beobachte zunächst einmal nur, wie du in der nächsten Zeit bei Herausforderungen mit inneren Widerständen und Ängsten umgehst, sofern sie auftauchen sollten, und erkenne mögliche Veränderungen, die dir an dir und deinem Hund auffallen.

Was gelingt dir inzwischen leichter?

Kannst du vielleicht besser *nein* sagen?

Hast du eventuell alte Überzeugungen hinter dir lassen und in einem Bereich einen anderen Blickwinkel einnehmen können?

Haben sich körperliche Beschwerden ein wenig verbessert?

Bist du etwas entspannter?

Ist dein Hund entspannter, oder hat er eine Verbesserung seiner Symptome erfahren dürfen?

Stehst du morgens wieder lieber auf und freust dich sogar auf den neuen Tag mit deinem Hund, der vor euch liegt?

Diese Reflexion ist wichtig, damit du erkennst, dass du Veränderungen tatsächlich selbst bewirken kannst. Schau einmal zurück und erkenne an, was du alles bewegt hast, um bis hierher zu kommen! Wie bzw. wodurch hast du für diese Veränderungen sorgen können? Und wie fühlst du dich, wenn dir das wirklich einmal bewusst wird?

Ich finde, das wäre der ideale Zeitpunkt, um zusammen mit deinem Hund ein Etappenziel zu feiern, oder?

Und was regt sich nach der bisherigen Vorbereitungsphase in dir, wenn du einen Blick auf die nächste Etappe wirfst? Konnte die Reflexion darüber, was du schon alles bewegt hast, neue Zuversicht in dir entstehen lassen? Fühlst du dich schon entsprechend gestärkt und bereit für die nun entscheidenden Schritte?

Wenn ihr diesen Zwischenerfolg gebührend gefeiert habt, kannst du dich nach einer Ruhepause gezielt auf den entscheidenden Schritt ausrichten, der euch endlich die Hürde überwinden lässt, an der ihr bislang immer wieder umdrehen musstet.

Möchtest du euer Thema angehen, dann beobachte einmal, welche Gefühle nun dazu auftauchen.

Willst du deinen Hund vielleicht dabei unterstützen, anderen Hunden entspannter zu begegnen, und hattest bisher Angst, dass dies wieder in einem Desaster enden könnte? Wie schätzt du nun eure Chancen ein?

Willst du z. B. ein Gespräch mit einem deiner Liebsten führen, bei dem du endlich ansprechen möchtest, was dich schon länger in eurem Miteinander belastet und wie ihr es schöner gestalten könntet? Wie hat dein Körper früher auf dieses Vorhaben reagiert und was nimmst du jetzt wahr?

Oder hast du vielleicht festgestellt, dass du mit deinem Hund lieber mehr in der Natur leben möchtest? Du hast dich auch schon öfter nach einer anderen Wohnung umgeschaut, in der ihr euch wohler fühlt, aber immer bemerkt, wie dich etwas zurückgehalten und dir schlaflose Nächte bereitet hat? Wie geht es dir jetzt, wenn dieser Gedanke aufkommt?

Überlegst du vielleicht, deinen Arbeitgeber um eine Gehaltserhöhung zu bitten, weil du erkannt hast, dass deine Leistung mehr wert ist, hattest aber bislang immer die Sorge, er könnte darauf ablehnend reagieren? Mit welcher Haltung würdest du heute in ein solches Gespräch gehen?

Nimm wahr, was du fühlst und ob du bereits gestärkt genug bist, um den nächsten Schritt zu gehen. Gibt es da noch Unsicherheiten, dann besprich diese mit deinem Mentor, damit du gut gerüstet weiterreisen kannst.

Nähern wir uns einer bereits bekannten Hürde, so braucht es immer wieder eine große Portion Mut, um nicht wieder umzudrehen. Etwas in uns erinnert sich, dass wir schon einmal oder öfter an ihr gescheitert sind. Es braucht daher unbedingt die Gewissheit, dass wir uns ihr diesmal besser ausgerüstet nähern, und vor allem auch die Erkenntnis, dass sie nicht unser Feind ist, sondern einen Teil in uns beschützen möchte. Darüber hast du viel in diesem Buch erfahren und vielleicht schon eine neue Haltung dazu einnehmen können. Erinnere dich auch an meine Ausführungen zu meinem dreistündigen Kampf mit meinem Dämon. Er hat mich schließlich in die Arme genommen.

Außerdem musst du diese Hürde diesmal nicht allein nehmen, sondern hast einen Mentor an deiner Seite, der dich unterstützt.

Der erste, entscheidende Schritt in eine neue Richtung bzw. über diese Hürde ist immer der schwerste. Wenn wir dann feststellen, dass uns und unserem Hund nichts Schlimmes dabei passiert, werden wir anschließend mutiger weitergehen können. Erkunden wir dann im Neuland gemeinsam mit unserem Hund einen uns bislang unbekannten Pfad, dann bildet sich dabei sozusagen ein kleiner Trampelpfad in unserem und auch in seinem Gehirn, der von dem bisherigen Hauptweg wegführt. Je öfter wir diesen Trampelpfad wählen, umso breiter wird er, während der Hauptweg nach und nach zuwächst. Meist gehen wir und auch unser Hund dabei zwei Schritte vor und einen zurück, damit sich jeder einzelne Schritt festigen kann. Wundere dich daher nicht, wenn du zwischendurch das Gefühl haben solltet, ihr hättet einen Rückfall. Dieser dient nur dazu, jeden einzelnen Schritt zweimal zu gehen, damit er "sitzt".

Was könnte nun der nächste Schritt sein, den ihr gehen möchtet und auch schaffen könnt?

Welche zurückgewonnenen Ressourcen könntet ihr für dieses Vorhaben einsetzen?

Welche Schritte bis zum Ziel stehen noch an und was brauchst du, um sie gehen zu können?

7. Ihr erreicht euer Ziel und feiert! Aber so richtig!

Ich erwarte nicht, dass du mit meinen kleinen Impulsen schon große Schritte bis hierher gegangen sein wirst. Die kannst du angehen, sobald du deinen Mentor gefunden hast. Solltest du aber vielleicht schon kleine Veränderungen vorgenommen haben und ihr beide fühlt euch bereits ein wenig besser, dann würde ich dies am liebsten jetzt mit dir und deinem Hund feiern!

Mutige Schritte zu feiern ist so wichtig, denn meist betrachten wir unsere erreichten Ziele als selbstverständlich, anstatt sie wirklich zu würdigen. Aber genau daraus folgt dann auch, dass wir uns unserer Fähigkeiten und Stärken nicht bewusst werden können.

In einer meiner Ausbildungen hatten wir einen Dozenten, der jede Gelegenheit nutzte, um die Korken knallen zu lassen und mit uns zu feiern. Anfangs hielt ich das für übertrieben, aber irgendwann erkannte ich, wie enorm wichtig die Würdigung unserer mobilisierten Energien und Kräfte ist.

Wie also möchtest du mit deinem Hund das erreichte Ziel eurer Reise feiern? Was würde euch gefallen? Ladet ihr Freunde und Hundekumpels ein, macht ihr einen Ausflug zu eurem Lieblingsplatz? Oder zelebrierst du dies lieber mit deinem Hund allein zu Hause?

Wenn ihr euer Ziel erreicht und gefeiert habt, egal, wie groß oder klein es auch sein mag, dann gönnt euch anschließend eine verdiente Pause. Diese Pausen sind wichtig für die Integration, in der alles an seinen Platz fallen kann.

Außerdem vernehmen wir, wenn wir entspannt sind, viel eher den nächsten Ruf. Während du also Federchen in die Luft pustest und mit deinem Hund zusammen die Seele baumeln lässt, bleibe offen für mögliche Impulse aus deinem Inneren und liebevolle Hinweise von deinem vierbeinigen Begleiter. Vielleicht erkennst du nach dem Lesen dieses Buches nun viel schneller, worauf er dich aufmerksam machen und wohin er dich leiten möchte.

■ Spiritualität

Meine Sicht auf das nicht Sichtbare

Spiritualität umfasst ein weites Feld und füllt bereits diverse Bücher. In diesem Kapitel möchte ich daher lediglich meine eigenen, spirituellen Erfahrungen und Sichtweisen mit dir teilen, weil sie vielleicht interessant für dich sein könnten. Ich habe über den Zugang zur Spiritualität eine immense innere Kraft erhalten oder erinnert, die mich auf meiner Heilreise sehr unterstützt hat.

Es gibt immer noch viele Menschen, die mit Spiritualität und alternativer Heilkunde entweder nichts anfangen können oder sie sogar für unseriös halten. Es gibt dazu ein paar Fakten, die ich sehr spannend finde. Lass sie einfach mal auf dich wirken:

Die spirituelle Tradition ist 5000 Jahre alt.

Die Wissenschaft ist 300 Jahre alt.

In der Heilkunde sehen die Zahlen ähnlich aus.

Die Entstehung der chinesischen, tibetischen und ayurvedischen Heilkunde ist jeweils mehrere 1000 Jahre her. Und auch Europa hat eine alte Tradition der Heilkunde, die den Menschen in seiner Ganzheit betrachtet.

Die moderne Schulmedizin steckt im Vergleich dazu immer noch in den Kinderschuhen.

Der Seelenplan

Meine ganz eigene Sicht auf unser Leben als Menschen auf Planet Erde ist gleichermaßen eine rein erdverbunden menschliche wie eine spirituelle, weshalb auch meine Arbeit über das Therapeutische hinausgeht. Vielleicht geht ja etwas in dir damit in Resonanz, so dass du daraus heilsame Impulse für dich entnehmen kannst:

Ich betrachte uns als Seelenwesen, Lichtwesen bzw. feinstoffliche Energiewesen, die zusammen mit den Tieren und unserer Erde aus derselben Quelle, nämlich dem Göttlichen, stammen. Wie die Wassertropfen, die ein Meer ergeben, sind auch wir mit allen anderen verbunden. Ab und an lösen wir uns aus der Einheit und inkarnieren als unendliches Bewusstsein in die Materie, den menschlichen Körper, um Erfahrungen zu machen und uns weiterzuentwickeln, aber auch um durch uns etwas in diese Welt zu bringen, das dem Wohle aller dienen möchte. Nach einer Weile verlassen wir unseren Körper wieder, um zu einem späteren Zeitpunkt vielleicht in einem anderen erneut zu inkarnieren. In jedem Leben sammeln wir entsprechende Erfahrungen, die wir mit in die nächsten Leben nehmen, ohne uns an sie oder an unser wahres Sein zu erinnern.

Auf Seelenebene entscheiden wir, welche Erfahrungen wir in der nächsten Inkarnation machen und wo wir mit unserem Potenzial wirksam sein möchten (Menschenpuzzle). Dafür bitten wir um die jeweils passenden Menschen, Tiere und Umstände, die uns dann im Laufe unseres Lebens "rein zufällig" begegnen, um uns bei unserer Entwicklung und unserer Mission zu unterstützen. Diese Unterstützung kommt durch sanfte Hinweise, aber auch in anderer Form von Hilfe daher, wie wir sie im eigentlichen Sinne verstehen oder erhoffen. Solche 'Weckrufe' können uns nämlich durchaus auch wehtun oder sogar erschüttern. Sie rütteln uns sozusagen wach, damit wir an den Herausforderungen wachsen und unser Potenzial entfalten können, das wir im Laufe der Jahre meistens vergessen haben. Daher nennt Robert Betz diese Unterstützer 'Arschengel', und ich finde, besser hätte man es nicht ausdrücken können, wobei wir den Engel in unserem Gegenüber dann nur selten erkennen können.

Für welche Erfahrungen und welchen Auftrag mag deine Seele wohl hier sein und welche Engel könnten bereits versucht haben oder noch versuchen, dich daran zu erinnern?

Es kann sehr lohnenswert und vor allem erfüllend sein, sich dieser Frage zu widmen und vielleicht festzustellen, dass rückblickend betrachtet alles einen Sinn ergibt. So wünschte sich meine Seele offenbar einen intensiven Kontakt zu Tieren und insbesondere zu Hunden, um nachempfinden zu können, wie sehr sie darunter leiden, dass Menschen von ihrer wahren Natur abgetrennt sind. Ich bin hier, um mit vielen anderen daran mitzuwirken, dass Menschen heilen können und dadurch ihr eigenes sowie das Leid aller fühlenden Wesen hoffentlich ein Ende finden kann. Um aber in der Tiefe wirklich verstehen zu können, wie es möglich ist, dass Menschen anderen fühlenden Wesen bewusst oder unbewusst Schaden zufügen können, brauchte es entsprechende Erfahrungen in meinem eigenen Leben, auf die mein Körper in den folgenden Jahren mit verschiedenen Beschwerden reagierte und die immer wieder meine Lebensfreude gedimmt haben. Diese Umstände haben mich nicht nur den Sinn des Lebens hinterfragen lassen, sondern auch weit über die Grenzen des Erträglichen gebracht. Ich konnte hinter diesen Grenzen erkennen, dass in einem solchen Zustand auch für andere Menschen schlichtweg keine Energie mehr übrig ist, um klare Gedanken zu fassen, wohlüberlegte Entscheidungen zum Wohle aller zu treffen, geschweige denn Mitgefühl mit sich selbst oder für andere zu empfinden.

Durch diese Erkenntnis, meine eigene Heilung sowie intensive, spirituelle Erfahrungen wurde mir bewusst, dass ich Tieren nur helfen kann, indem ich Menschen dabei begleite, von ihren traumatischen Erfahrungen zu heilen.

All das habe ich natürlich erst rückblickend verstanden und dadurch lernen dürfen, der Führung des Lebens zu vertrauen.

Wie du mittlerweile sicherlich festgestellt hast, liebe ich Metaphern. Weil sie mir nur so zufliegen, nutze ich sie gerne auch in meiner Arbeit, denn sie helfen uns, komplexe Zusammenhänge leichter zu verstehen.

Im Buch *Fühlende Wesen* habe ich daher seinerzeit mein Bild von der Hauptschlagader des Lebens vorgestellt, die durch uns hindurch pulsiert und uns mit Mutter Erde, dem Göttlichen und allem anderen verbindet. Durch sie fließt die Lebensenergie. Ein Trauma hinterlässt eine Blockade, kann diese Ader verstopfen und uns dadurch von der Lebensenergie abschneiden. Die kosmische Energie der Quelle kann dann nicht mehr ungehindert durch die verbindende Hauptschlagader durch uns hindurchfließen. Dies schwächt uns und führt zu einer Trennung der Verbindung zu uns selbst, zu unserem Hund, zu anderen Menschen und auch zur Natur sowie zur Quelle. Unsere größte Sehnsucht jedoch ist es, diese Verbindung wieder fühlen zu können und als Seele ganz im Körper anzukommen. Er ist der Tempel oder der Lebensbus unserer Seele und kann nur dann in vollem Umfang wirksam sein, wenn wir ihn ganz bewohnen. In gewisser Weise sind wir die "Handpuppen" des Schöpfers, durch die er auf Erden wirkt. Damit die durch das Trauma entstandene Blockade wieder aus unserer Hauptschlagader gespült werden kann, wird das Gesetz der Resonanz uns auf sie, nämlich unsere verdrängten Gefühle, aufmerksam machen, indem wir die entsprechenden "Arschengel" anziehen. Kümmern wir uns um die Auflösung dieser Blockaden, fühlen wir wieder die Verbindung zur Quelle und zu unserem Seelenauftrag. Das Potenzial, das wir dafür mitgebracht haben und das in jedem von uns schlummert, erkennen wir an unseren Interessen, an dem, was wir gerne tun, und vor allem daran, was uns tief berührt. Viele von uns bringen z. B. ein Wissen, Ideen oder neue Heilmethoden hierher, welche es noch nie gegeben hat, die aber dringend gebraucht werden und durch uns diese Welt bereichern möchten. Die meisten aber haben ihr Potenzial vergessen oder halten es für selbstverständlich und können es daher oft nicht als wunderbaren Schatz erkennen.

> Der Fisch entdeckte das Wasser als letzter.
>
> Albert Einstein

Daher kommt jetzt etwas Rückenwind für dich: Das, womit ich heute wirksam bin, gab es zu meiner Zeit der Berufswahl noch gar nicht, sondern es hat sich im Laufe der Zeit wie ein Puzzle aus all meinen Anlagen und Interessen auf magische Weise zusammengefügt, während ich meinem Weg intuitiv weiter gefolgt bin. Daher empfehle ich dir, nach innen zu lauschen, die jeweiligen Impulse ernst zu nehmen und den ganz eigenen Weg zu gehen, auch wenn andere ihn nicht nachvollziehen können. Halten wir auch eisigem Gegenwind stand, weil wir intuitiv fühlen, dass wir der richtigen Spur folgen, wachsen wir daran und werden wir stärker, auch wenn uns manchmal andere oder die eigenen Selbstzweifel zum Umkehren oder Aufgeben überreden wollen. In solchen Situationen beruhige ich mich selbst und auch meine Klienten immer mit den Worten: "Nicht du bist der Geisterfahrer!"

> Wege entstehen dadurch, dass wir sie gehen.
>
> Franz Kafka

Du wirst auf diesem Weg von allen Seiten Unterstützung bekommen, die du jetzt noch nicht kennst und mit der du auch nicht rechnen wirst.

Hilfreiche Unterstützer, die es mir ermöglicht haben, meiner Mission treu bleiben zu können, waren für mich immer die Tiere und viele liebe Menschen. Auch waren von Geburt an spirituelle Begleiter bei mir, aber sie haben sich mir erst viel später gezeigt. Wer könnte dich bis hierher unterstützt haben? Vielleicht magst du das einmal rückblickend erinnern, denn allein diese Erkenntnis kann schon für ein wenig mehr Entspannung sorgen.

Unseren Körper betrachte ich, wie schon erwähnt, als einen Tempel, den wir als Seele betreten. Dieses sensationelle Gebäude, welches die Natur für uns erschaffen hat, funktioniert nicht nur eigenständig und erneuert sich ununterbrochen selbst, sondern gibt uns die einmalige Möglichkeit, Sinneserfahrungen zu machen, die uns als Seele ohne Körper nicht möglich wären. Wir können durch unseren Körper fühlen, riechen, schmecken, sehen, hören, uns bewegen und uns mithilfe unserer Stimme ausdrücken - und so vieles mehr. Durch ihn kommen wir in den Genuss, das weiche Fell unseres Hundes zu streicheln, seinen warmen Körper zu spüren, in seine Augen zu sehen und uns mit ihm auszutauschen. Ist das nicht ein großes Geschenk? Es gibt also gute Gründe, dieses Geschenk dankbar anzunehmen und gut auf unseren Körper zu achten, indem wir ihn mit natürlicher Nahrung, reinem Wasser, genügend Schlaf usw. bestmöglich versorgen. Jedoch fehlt vielen Menschen der Bezug zu ihrem Körper, weshalb sie ihn nicht als Tempel betrachten und nicht wissen können, was er braucht. Den Kontakt zu ihm haben sie schon früh verloren, weil die überwältigenden Gefühle in ihrem damals noch kindlichen Körper nicht aushaltbar waren, weshalb sie ‘auschecken’ mussten und nicht wieder zurückgefunden haben. In der Folge haben sie sich meist nicht wieder entspannen können und verblieben in dem verunsicherten Zustand. Um mögliche erneute Bedrohungen abwenden zu können, haben diese Kinder seinerzeit ein besonders fein eingestelltes Radar entwickelt, das wahrscheinlich niemals Pause macht. Kam z. B. die alkoholisierte Mutter aus der Kneipe nach Hause, konnten sie schon früh ihrem Gang und der Art, wie sie die Haustür aufschloss, entnehmen, in welcher Stimmungslage sie sich befand. Im weiteren Verlauf prägte sich diese Wahrnehmung noch weiter aus und schlug bereits Alarm, wenn die Mutter die Kneipe verließ und sich auf den Heimweg machte. Die Bugwelle ihrer Energie traf schon vor ihr zu Hause ein.

Nicht selten können die Betroffenen durch das unfreiwillige Training ihres Radars irgendwann röntgenblickartig Menschen, Tiere und Situationen im Bruchteil einer Sekunde erfassen und einschätzen, selbst wenn diese nicht in ihrer Nähe sind. Ein solch feines Radar nimmt entsprechend der Gefahrenlage viele Informationen auf, die jedoch angstbesetzt sind, was zur Folge hat, dass die Betroffenen ständig wachsam sein *müssen*. Sie können daher ihre besonders feine Wahrnehmung nicht bewusst ein- und ausschalten, sondern sind ständig übererregt.

Wenn die Betroffenen es dann im Erwachsenenalter schaffen, sich in ihrem Körper wieder sicher zu fühlen, so dass ihre Seele ihn ganz bewohnen und durch ihn agieren kann, können sie sich nicht nur endlich nach all den Jahren wieder entspannen und wieder einen Bezug zu ihrem Körper herstellen, sondern auch ihre Wahrnehmungsfähigkeit frei von Angst vollumfänglich für sich und andere einsetzen.

Menschen, die keine Trennung von der Verbindung zu ihrer Seele erfahren mussten, haben vielleicht aufgrund verschiedener Ablenkungen ihren Zugang vergessen und können ihre Wahrnehmungsfähigkeit durch Bewusstseinstraining wieder reaktivieren.

Ich persönlich betrachte Spiritualität nicht als eine irdische Religion und brauche auch keine Vermittler zwischen der Schöpfung und mir. Viel eher glaube ich an ein auf höherer Ebene allumfassendes Bewusstsein, zu dem jeder einen direkten Zugang haben kann, sowie an eine Verbundenheit zu allem, was ist. Ich vertraue zutiefst in eine Schöpferkraft, die sich in der feinstofflichen Existenz vieler (Puzzle-)Teile widerspiegelt.

Durch eine gute Verwurzelung mit Mutter Erde und die Verbindung mit der Quelle können wir als feinstoffliche Seelen in menschlichen Körpern Erfahrungen zwischen diesen beiden Ebenen sammeln.

Es gibt neben der Ansicht, dass ein Trauma dazu geführt hat, noch weitere Theorien, warum so viele Menschen von ihrer Verbindung zur Quelle abgetrennt sind. Eine dieser Theorien sieht die Ursache in der Belastung unserer Zirbeldrüse. Die Zirbeldrüse ist laut dem Philosophen René Descartes der Sitz der Seele und wird dem sechsten unserer Energiezentren, dem Stirnchakra, das auch als Drittes Auge bezeichnet wird, zugeordnet. Demnach soll dort das Zentrum unseres Bewusstseins liegen. Die Zirbeldrüse wäre somit eine Schnittstelle zwischen der physischen und der feinstofflichen Welt. Einige Wissenschaftler und Naturheilkundler geben zu bedenken, dass der weit verbreitete Einsatz von Substanzen wie Glyphosat (Herbizid - in der Nahrung), Aluminium (z. B. in einigen Deos), Flourid (z. B. in Zahnpasta, Trinkwasser) sowie die Ausbreitung elektromagnetischer Felder (z. B. 5G/WLAN) sich schädlich auf die Zirbeldrüse auswirken könnten.

Ist die Zirbeldrüse geschädigt und nicht voll funktionsfähig, sind wir nicht nur geschwächt und erkranken leichter, sondern können auch den Zugang zur feinstofflichen Welt verlieren.

Hinzu kommt, dass unser Verstand sowie unsere Psyche in ihrer Wahrnehmung von Neurotransmittern wie Serotonin und

Melatonin abhängig sind. Was aber, wenn die Produktion dieser Stoffe durch äußere Einflüsse, wie z. B. Stress und körperliche Erkrankungen, gehemmt wird? Sind wir dann noch fähig, die Realität mit den uns normalerweise zur Verfügung stehenden Sinnen in vollem Umfang zu erfassen? Welche Folgen hätte es, wenn uns dies nicht mehr möglich wäre und wir sogar getrennt von unserer Verbindung in die geistige Welt wären?

Diese Fragen ließen sich fortführen, aber ich möchte in diesem Zusammenhang noch einmal auf Traumata und Spiritualität zurückkommen. Ein Trauma ist, wie wir wissen, eine von vielen Ursachen für die Abtrennung von der Quelle. Ist der Aufenthalt im Körper aufgrund traumatischer Erfahrungen zu schmerzvoll, haben wir nur eingeschränkt Kontakt zum ihm. Dass wir in einem solchen Zustand auch die Realität nur noch eingeschränkt wahrnehmen können, ist sehr wahrscheinlich.

Viele Menschen begeben sich dann auf eine spirituelle Suche, was grundsätzlich auch gut und wichtig ist. Sie kennen sich mit Astralreisen aus, channeln und sprechen mit ihren Geistführern und arbeiten mit Energien. Zunehmend halten sie sich lieber in der geistigen Welt auf, weil sie sich dort eher zu Hause und vor allem sicherer fühlen als in ihrem irdischen Körper. Was ihnen dadurch jedoch häufig fehlt, ist die Verwurzelung mit Mutter Erde.

Sich im eigenen Körper wieder sicherer zu fühlen und auch die Verbindung zur Quelle wieder wahrnehmen zu können, wird durch die Arbeit mit Traumata möglich. Im traditionellen Schamanismus nennt man diesen Prozess *Seelenrückholung* (Soulhunting*)*, auch wenn er anders durchgeführt wird. Abgespaltene Seelenanteile, die nicht verkörpert wurden, werden durch spezielle Techniken wieder integriert.

Ich finde es sehr wichtig, die Weisheiten indigener Völker als Erfahrungswerte in unsere heutige Zeit mit einfließen bzw. uns von ihnen an das alte Wissen erinnern zu lassen. Sie waren und sind im Gegensatz zu den meisten Menschen immer noch gut mit Mutter Natur verbunden. Ihre Weisheiten haben sie über Generationen bewahrt und an ihre Nachkommen weitergegeben. Schamanen gehen davon aus, dass alles, was sich im Schatten verbirgt, keine eigene Kraft hat, sondern sich vielmehr von unserer Angst ernährt. Sich diesen Ängsten zu stellen, benötigt nach ihren Erfahrungen eine bewusste Kontrolle des Kampf- und Fluchtmodus, wie z. B. durch die Regulierung der Atmung, mit der das autonome Nervensystem angesprochen wird. Du siehst, die Ansätze liegen gar nicht so weit voneinander entfernt.

Wenn du jetzt einmal auf deinen Hund schaust, dann frage dich doch einmal, inwieweit er dazu beiträgt, dass du mehr und mehr im Körper ankommen kannst? Aus meiner Sicht sind unsere Tiere eine Brücke zu unserer wahren Natur. Sie sind unsere "Zen-Meister", verkörpern ganz natürlich das unendliche Bewusstsein und leben uns jeden Tag vor, wie auch wir wieder dorthin finden können.

Meine eigenen Erfahrungen

Spiritualität war nicht immer Teil meines Lebens, zumindest nicht bewusst. Ich fühlte mich zwar immer schon mit Tieren verbunden und hatte das Glück, in meiner Kindheit und Jugend intensiven Kontakt zur Natur aufbauen zu können, weil wir auf dem Land wohnten. Aber war das schon Spiritualität?

Oder sollte mein Gefühl, auf dem falschen Planeten gelandet zu sein, möglicherweise ein Hinweis darauf sein, dass meine Seele für eine Zeit inkarniert ist, die erst noch kommen sollte? War die Tatsache, dass mir der Schutz der Tiere immer schon wichtiger als alles andere war, ein geschickter Schachzug des Schöpfers, damit ich trotz aller Widrigkeiten durchhalten würde?

Wie du mittlerweile weißt, habe ich, nachdem ich von der Schulmedizin als austherapiert galt, auf meiner Suche nach Ursachen für meine langjährigen Schmerzen viele alternative Heilmethoden kennen- und schätzen gelernt. Leider aber konnten sie mir nicht helfen - oder zum Glück? Hätte ich nicht weiterhin einen Grund gehabt, noch intensiver zu forschen, hätte ich möglicherweise meine Suche beendet und wäre nie in die tieferen Ebenen der menschlichen Psyche und auch andere Bereiche vorgedrungen, die mich noch erwarten sollten und über die ich schlussendlich Heilung finden konnte. Während dieser Suche begegneten mir auch geistiges Heilen, Reiki und andere Methoden der Energieheilung, jedoch konnte ich sie anfangs noch nicht einordnen und hielt sie für Hokuspokus, daher habe ich mich zunächst nicht weiter für diese "Szene" interessiert.

Besucher aus fremden Welten

Dann aber geschah kurz nach dem Millennium etwas sehr Außergewöhnliches, das mich innerhalb einer Nacht in eine andere Sphäre katapultierte und mein Leben für immer verändern sollte. Ich erzähle dir von diesem Erlebnis, weil ich weiß, dass viele Menschen ähnliche Erfahrungen gemacht haben und wie ich seinerzeit davon überrascht wurden, aber vielleicht bis heute nicht wissen, wie sie damit umgehen oder mit wem sie darüber sprechen sollen, weil sie sich schämen oder Angst haben, ungläubig angeschaut zu werden. Ich möchte dir mit meinen Erfahrungen zeigen, dass es eine Welt gibt, die jenseits dessen liegt, was wir mit unseren physischen Sinnesorganen wahrnehmen können. Diese Welt ist immer da, nur auf einer anderen Frequenz, und wenn wir sie einmal betreten haben, verändert dies unser Leben grundlegend. Je mehr wir die Blockaden aus unserer Hauptschlagader lösen, umso verbundener sind wir wieder mit der Quelle und umso leichter finden wir den Zugang zu dieser Frequenz und auch in diese Welt, weil sich auch unsere Frequenz verändert und höher schwingt.

Für mich war das, was ich erlebt habe, zunächst beängstigend und auch verstörend, weil ich vorher noch nie von so etwas gehört und daher nicht damit gerechnet hatte. Und ich bin ganz ehrlich: Hätte ich so etwas von jemand anderem gehört, hätte ich ihm nicht geglaubt. Ich war daher zunächst ziemlich hilflos und wollte das Erlebte wieder verdrängen, aber das war nicht möglich. Schlussendlich hat dann aber ausgerechnet dieser "Weckruf" dazu beigetragen, dass ich auf meinen Weg zurückgefunden und zwei Jahre später meine Praxis eröffnet habe.

Ich war eines Abends zu Bett gegangen und hatte mich in meine Decke gekuschelt und das Licht ausgeknipst, um einzuschlafen. Die Schlafzimmertür stand wie immer offen.

Plötzlich sah ich mit geschlossenen Augen zwei Gestalten. Eine von ihnen stand an meinem Fußende und die andere im Türrahmen. Mir stockte der Atem. Mein Herz schlug mir bis zum Hals und mein Körper war starr vor Schreck. Ich brannte innerlich vor Angst.

Nach einer gefühlten Ewigkeit konnte ich die Besucher fragen: "Was wollt ihr?"

Und sie antworteten: "Wir brauchen deine Hilfe!"

Ich fragte überrascht: "Meine Hilfe? Wofür?"

Sie antworteten: "Tschernobyl."

Ich verstand nicht, konnte aber die Dringlichkeit ihres Anliegens spüren, zumal die Gestalt, die anfangs am Fußende gestanden hatte, sich langsam nach links um die Ecke des Bettes bewegte, um näher an mich heranzutreten. Ich stoppte sie augenblicklich.

Weil mir die beiden wirklich große Angst machten und ich mit ihrer Antwort nichts anfangen konnte, bat ich sie, sofort das

Zimmer zu verlassen und es nie wieder zu betreten. Zu meinem Erstaunen folgten sie unverzüglich meiner Aufforderung und verschwanden.

Sofort schaltete ich das Licht ein und versuchte mühevoll, mich wieder zu sammeln. Meine Gedanken und mein Herz rasten vor Aufregung. Ich war völlig verwirrt. Wie konnte ich sie so deutlich sehen, wo doch meine Augen geschlossen waren? Wie konnte ich sie hören und mit ihnen sprechen, obwohl wir unsere Lippen nicht bewegt hatten? Ich hatte zwar ihre Gesichter nicht erkennen können, aber ich *wusste* sicher, dass wir auf einer Ebene kommuniziert hatten, die jenseits vom Körper existieren musste.

Ich traute mich zunächst nicht, jemandem von dieser Nacht zu erzählen.

Dann aber sollte ich den nächtlichen Besuchern zu meiner Überraschung erneut begegnen.

Meine Reise nach Hause

Ich hatte bei meiner Freundin und Kollegin[15] eine Rückführung in vergangene Leben gebucht mit der Hoffnung, vielleicht dort die Ursache für meine Schmerzen zu finden, denn auch Erlebnisse vergangener Leben können sich heute noch auf uns und unser jetziges Leben auswirken.

Ursprünglich war nur eine Stunde vorgesehen, aber diese Reise dauerte ganze drei Stunden und konnte unmöglich vorher unterbrochen werden. Glücklicherweise hatte meine Kollegin nach mir keine weiteren Klienten. Die gesamte Reise kann ich hier unmöglich in vollem Umfang wiedergeben, weil sie genügend Inhalt

[15] Leonie Feindt | www.kanra.de

für ein eigenes Buch bieten würde. Daher kommt hier wirklich nur eine Mini-Zusammenfassung:

Diese Reise führte mich in eine Zeit, die mir nicht bekannt vorkam. Ich sah viele bewegende Szenen wie einen Film vor mir, und an einer entscheidenden Stelle, an der ich Unterstützung benötigte, begegnete ich erneut meinen nächtlichen Besuchern. Sie kamen in Scharen auf mich zu und ich empfand diesmal keine Angst, weil sie mir Sicherheit vermitteln konnten. Wortlos wurde ich von ihnen durch ein riesiges Portal an einen ganz besonderen Ort geführt, an dem uns viele weitere bereits erwarteten. Hier herrschte nicht nur absolute Stille, sondern vor allem ein tiefer Frieden, und die Grundenergie dieses Ortes war eine alles durchdringende Liebe. Als ich meinen Blick schweifen ließ, fiel mir eine Frau auf, vor der eine Gruppe anderer Wesen stand, deren Aussehen mir in meinem jetzigen Leben nicht aus Filmen bekannt sein konnte, weil ich entsprechende Filme nie gesehen hatte.

Während ich beobachten konnte, wie die Frau offenbar Heilzeremonien mit jedem einzelnen durchführte, erfuhr ich, dass die Hilfesuchenden hierhergekommen waren, um von ihren Misshandlungen und den daraus resultierenden Traumata geheilt zu werden. Anschließend werden sie liebevoll von der dort lebenden Gemeinschaft gesund gepflegt, bis sie wieder zu Kräften kommen. Sie dürfen bleiben, so lange sie wollen.

Das alles hat mich tief berührt und kam mir sehr vertraut vor. Es war so, als würde sich etwas in mir erinnern ...

Die vielen Eindrücke musste ich erst einmal sacken lassen, und ich bin nach den drei Stunden “Anderswelt” gleichermaßen aufgewühlt wie erfüllt und voller Demut wieder in die Gegenwart zurückgereist.

Die Bilder, die ich sehen, und die Atmosphäre, die ich dort wahrnehmen durfte, haben mich zwar auf einer tiefen Ebene erreicht, aber ich konnte nichts damit anfangen. Warum haben die Besucher aus jener Nacht mir all das zeigen wollen?

Es dauerte einige Jahre und viele weitere Reisen an diesen Ort, um das wirklich erfassen zu können. Dabei konnte ich auch herausfinden, warum mir die Wesen damals in meinem Schlafzimmer erschienen waren. Sie hatten gesagt: "Wir brauchen deine Hilfe." Ihr Erscheinen war eine Initiation gewesen, nur wusste ich damals noch nicht, was das ist. Sie wollten mich daran erinnern, dass es für mich als Seelenwesen hier auf der Erde etwas zu erledigen gibt, was ich aber bis zu jener Nacht vergessen hatte. Ihr Hinweis auf Tschernobyl sollte lediglich das Ausmaß deutlich machen, für das ich gerufen wurde.

Irgendwann ergaben die zahlreichen Hinweise einen Sinn, und im Laufe meiner Heilreise kamen schließlich die Erinnerungen an meinen Seelenauftrag zu mir zurück, der mir an diesem besonderen Ort gezeigt worden war. Dabei erfuhr ich außerdem, dass ich in diesem Leben den Auftrag habe, auf unserer Erde ein solches Zentrum für Heilung zu erschaffen. Mit der Heilmethode, die ich dort anwende, soll auch hier auf der Erde Menschen und Tieren geholfen werden, traumatische Erlebnisse energetisch zu lösen.

Heute reise ich an diesen Ort, um auszuruhen, Kraft zu tanken und mich wieder zu verbinden, damit ich Themen für mich selbst klären oder Botschaften für meine Klienten empfangen kann.

Der Zugang zur Spiritualität hat mir sehr dabei geholfen zu erkennen, dass ich von Beginn an jederzeit Beschützer und Helfer an meiner Seite hatte. Sie begleiten jeden von uns - auch dich!

In einem Retreat für holotropes Atmen[16] wurden wir zurückgeführt zu unserer Geburt und ich fand mich in einer Situation wieder, in der ich als Baby in meinem Bett lag und weinte. Als ich hochschaute, erblickte ich die mir mittlerweile bekannten Wesen, die um mein Bett standen und mich beruhigten. Sie waren damals schon bei mir.

Zuletzt fragte ich sie, warum sie mein Leid nicht verhindert haben. Ihre Antwort war einfach und gleichzeitig schlüssig. Sie sagten: "Wir waren da. Du warst nie allein. Es liegt jedoch nicht in unserer Macht, in deinen Seelenplan einzugreifen, den du gewählt hast."

Wenn dies alles noch zu abstrakt für dich klingt, du aber dennoch mehr darüber erfahren möchtest, dann findest du in der Buchliste am Ende dieses Buches Empfehlungen dazu.

Wenn du dich auf die Reise in die andere Welt begeben möchtest, dann denke dabei immer an eine gute Erdung, indem du am besten barfuß in die Natur gehst und dir immer wieder vorstellst, wie die Kraft aus Mutter Erde über deine Füße durch dich pulsiert. Das Ziel sollte immer sein, dass wir mit allen unseren Anteilen JETZT hier auf unserer Erde in unserem Körper sind und eine gute Verbindung zur geistigen Welt, aber auch zu Mutter Erde haben. Es kann nämlich sehr schön sein, hier zu sein.

Dazu möchte ich dir zum Abschluss noch von einem wunderschönen Erlebnis berichten. Ich lief vor einigen Jahren im Sommer barfuß durch den Wald. Es war ein heißer Tag und der kühle Waldboden tat mir gut. Die Vögel zwitscherten, die Baumkronen raschelten und meine Hunde folgten schnüffelnd den

[16] Holotropes Atmen ist eine von Stanislav Grof entwickelte Atemtechnik zur Bewusstseinserweiterung, bei der Heilungsenergie mobilisiert wird.

vielen Duftwolken, um in ihnen zu versinken. Unvermittelt blieb ich stehen, um meine Verbindung zur Erde zu fühlen und wahrzunehmen, wie sie sich in meinem Körper anfühlt. Mit einem Mal vibrierte die Erde unter mir und versetzte meinen Körper in eine Schwingung, wie es ein sehr tiefer Gongschlag tun würde. War dies ihr Pulsschlag gewesen? Ich war unglaublich berührt und überwältigt von diesem Erlebnis.

Erlebnisse wie die geschilderten hat man nicht jeden Tag, und dennoch prägen sie sich mit ihrer Energie tief ein, weil sie uns zeigen möchten, dass wir viel mehr sind als irdische Wesen. Es mag Menschen geben, die, wie ich damals, so etwas heute noch für "Hokuspokus" halten. Und das ist vollkommen in Ordnung, denn jeder darf denken und tun, was er möchte, solange er die Grenzen anderer achtet und wahrt.

An dieser Stelle zitiere ich gerne meine liebe Freundin und Mitstreiterin Karen Sailer[17], die angelehnt an die Worte von Mutter Teresa sagt:

> Geh weiter und lass sie sagen, dass du verrückt bist.
> Dann bist du frei zu tun, was du willst.
> Sei ehrlich, sei offen, sei freundlich,
> egal, was die anderen damit tun.
> Letztendlich ist alles eine Sache zwischen dir und Gott.
> Es war ohnehin nie eine Sache zwischen dir
> und den anderen.

---

17 www.karensailer.com

NACHWORT

Dieses Buch ist als Herzensprojekt aus meiner eigenen Heilreise und meinem Seelenauftrag entstanden. Es möchte daher nicht nur theoretisches Wissen vermitteln und einen heilsamen Weg für seine Leser und ihre Hunde aufzeigen, sondern es ihnen auch ermöglichen, sich mit ihren eigenen Erlebnissen darin zu spiegeln. Vielleicht darf dann dadurch das, was möglicherweise auch sie in ihrem Tränenmeer versenken mussten, ganz langsam an die Oberfläche kommen, liebevoll angeschaut, aufgearbeitet und geheilt werden.

Außerdem möchte das Buch Betroffenen zeigen, dass sie nicht allein sind mit ihrem Schmerz, dass es auch für sie einen Weg geben kann und dass es sich lohnt, nach ihm zu suchen. Häufig leiden sie still über viele Jahrzehnte und werden leicht als z. B. übersensibel oder wenig belastbar eingeschätzt, weil sogar sie selbst oft nicht wissen, was wirklich in ihnen vorgeht. In der Hoffnung auf Hilfe halten diese Menschen tapfer durch und bringen immer wieder den Mut und die Energie auf, um nach dem nächsten Strohhalm zu greifen, der nach einer Lösung aussieht. In vielen von ihnen kommt irgendwann das Gefühl auf, sie säßen abgeschnitten von dem Leben da draußen in einem Verlies und könnten die Tür nie wieder öffnen. Dieses Buch möchte einen hellen Lichtstrahl durch das Schlüsselloch dieser Tür senden, weil ich von vielen weiß, wie erlösend es sein kann, wenn sie erfahren, dass es auch noch andere gibt, die das Verlies von innen selbst gut kennen. Endlich ist da jemand, der nachvollziehen kann, wie sie sich fühlen. Das allein jedoch hilft meist noch nicht, die seit Jahrzehnten verschlossene Tür zu öffnen und in die lang ersehnte Freiheit zu treten. Erzählt ihnen dieser Jemand aber, dass er beim Rütteln an der Tür festgestellt hat, dass sie zwar ziemlich geknarzt und geklemmt hat, aber nur angelehnt war, und dass er sie allein oder mit der Unterstützung anderer öffnen konnte und schließlich hindurchgegangen ist, dann kann dies vielleicht das lange schlummernde Samenkorn ihrer Hoffnung doch noch aufkeimen lassen.

Wenn sie erkennen, dass es möglich sein kann, eine turbulente Lebensreise als Erfahrungsreise zu betrachten, auf der sie ihre tiefen Wunden transformieren, dann können sie darüber ihre individuellen Fähigkeiten entfalten, die es ihnen ermöglichen, ihren Seelenauftrag auszuführen.

Wenn das jetzt für dich noch unerreichbar erscheinen mag, dann möchte ich dich liebevoll daran erinnern, dass du bereits viel mehr geschafft hast und diesen Wegabschnitt, der jetzt vielleicht noch vor dir liegt, nicht mehr alleine gehen musst.

Und noch etwas möchte ich dir gerne mitgeben: Humor kann dir bei deiner Heilung sehr hilfreich sein. Bitte bewahre ihn dir daher bzw. finde ihn wieder, indem du ihn täglich bewusst fütterst. Dein Hund wird dir sicherlich schon genügend Gründe liefern, herzhaft lachen zu können. Genieß es, denn es löst Spannungen in wenigen Minuten auf. Humor ist wie der Glücksdrache Fuchur aus der *Unendlichen Geschichte* von Michael Ende, der dich immer wieder zuverlässig und mit hoher Geschwindigkeit aus dem manchmal unerträglichen Nichts heraus in Sicherheit bringt. Dein Humor hilft dir, die Dinge mit etwas mehr Leichtigkeit und dein Leben vielleicht eines Tages sogar als Geschenk zu betrachten.

Unser Leben ist wie eine Blume.
Sie wurde uns aus Liebe geschenkt.
Wie sich die Blüte unseres Lebens entfaltet,
liegt in unseren Händen.

Birgit Rusche-Hecker
2002

Dieser Satz kam vor ungefähr zwanzig Jahren zu mir, als ich an einem schönen Sommertag am Rhein saß und ein Bild für meinen ersten Flyer zeichnete. Damals hatte ich gerade meine Praxis eröffnet und die geistige Welt um Unterstützung und Führung für mein Wirken gebeten. Prompt sendeten sie mir diese Worte und haben mich damit sehr berührt, denn sie bringen es wie immer liebevoll und prägnant auf den Punkt:

Wir werden von einer höheren Instanz bedingungslos geliebt und erhalten das gleichermaßen zarte wie kostbare Geschenk, am Leben zu sein. Außerdem dürfen wir wählen, wie wir diese Lebendigkeit auskosten möchten. Der Blick auf die Chancen lässt uns dies erkennen!

Auch wenn ich ewig weiterschreiben könnte, komme ich nun allmählich zum Ende, weil ich möchte, dass dieses Buch hinaus in die Welt geht, damit es viele Menschenherzen sanft berühren, in ihnen Hoffnung säen und ihre wundervollen Hunde entlasten kann, die sich so viel Mühe geben, ihre Menschen wachzuküssen.

Ich danke an dieser Stelle allen Tieren von ganzem Herzen, dass sie uns immer wieder Brücken zu unserer wahren Natur aufzeigen. Von ihnen habe ich eine solch tiefe Liebe empfangen und unglaublich viel lernen dürfen.

Meiner Tochter Jana, meinem geliebten Engel, und all meinen Seelengefährten auf zwei Beinen, die über so viele Jahre schon mein

Leben bereichern, danke ich für ihre Liebe, Unterstützung, Loyalität, Wahrhaftigkeit, unseren gemeinsamen Weg, den herrlichen Spaß, den wir miteinander haben, und dass sie mein Leben so sehr bereichern. Einige von ihnen waren fleißige Testleser des ersten Entwurfes und ich danke ihnen sehr für ihre tollen Rückmeldungen, mit denen sie die Inhalte haben weiter gedeihen lassen.

Meine Lektorin, Isabelle Wolf, war wie eine liebevolle Hebamme für dieses Buch, denn sie konnte sich nicht nur mit dem Thema identifizieren, sondern hat mir auch tolle Anregungen gegeben. Dafür bin ich ihr sehr dankbar und es hat mir viel Freude bereitet, mit ihr dieses Projekt in Teamarbeit abzurunden und zu vollenden, so dass mein Verlag, dem ich ebenfalls für die gute Zusammenarbeit danken möchte, auch dieses vierte Buch in die Welt tragen kann.

In einem Gespräch mit meiner Tochter über den Buchinhalt sagte sie: "Es wäre schön, wenn Menschen all dieses Leid gar nicht erst erfahren und die Scherben wieder zusammensetzen müssten. Dies wird dann möglich, wenn wir mit dem Wissen, das wir heute haben, eine Welt erschaffen, in der wir unseren Kindern und jedem Lebewesen das Gefühl geben, dass sie erwünscht, geliebt und wertvoll sind. Jeder Mensch und jedes Tier haben eine von Gott gegebene Daseinsberechtigung. Alles, was wir mitgebracht haben, ist wertvoll für die Gemeinschaft."

Ich kann ihrer Haltung nur zustimmen und werde mich dafür weiter mit all meiner Energie auf meinen Seelenauftrag fokussieren, nämlich HEARTLAND als Oase in Form eines Heilzentrums für traumatisierte Menschen und Tiere auf diese Erde zu holen. Jeden Tag nähre ich diese Vision, indem ich mir vorstelle, wie ich über den wunderschönen Innenhof gehe, in dem bunte Blumen ihren betörenden Duft verströmen, und von glücklichen Hunden und Katzen begleitet werde, die endlich ihr freies und sicheres Leben genießen dürfen. Ich schaue in erleichterte und strahlende Gesichter von Menschen, die lachend und gelöst beieinandersitzen und denen ich ansehen kann, wie sie in dem Heilungsfeld dieses geschützten Ortes wieder zu sich finden. Das erfüllt mein Herz, und bis es so weit ist, werde ich dieses Zentrum für hilfesuchende Menschen und Tiere online weiter ausbauen, in dem Wissen, dass wenn der richtige Zeitpunkt gekommen ist, die entsprechenden Sponsoren von Herzen dazu beitragen werden, dass das Zentrum an dem Ort auf der Erde landen wird, den es dafür ausgewählt hat.

Dir danke ich von ganzem Herzen, dass du bis hierhin gelesen hast. Das bedeutet mir wirklich sehr viel, denn du mobilisierst so viel Kraft und Mut, um auf deinem Weg weiterzugehen. Dadurch kümmerst du dich nicht nur um deine eigene Heilung und das Wohlergehen deines Hundes, sondern auch um die Heilung der gesamten Menschheit, um die unserer Nachkommen und aller fühlenden Wesen.

Vielleicht möchtest du, bevor du das Buch gleich zuklappst und in deinen Alltag zurückgehst, nach den nun folgenden Fragen einmal für einen Moment deine Augen schließen, das Gelesene der letzten Tage auf dich wirken lassen und schauen, ob sich die Antworten von selbst einfinden möchten:

Was nimmst du aus dem Buch für dich mit?

Welcher Satz bzw. welche Erkenntnis haben sich besonders tief eingeprägt?

Hat sich möglicherweise schon etwas in deinem Leben verändert, das dir noch gar nicht aufgefallen ist?

Ist die Beziehung zu deinem Hund vielleicht noch enger geworden, und kannst du dich selbst und ihn etwas besser verstehen?

Wem würdest du dieses Buch schenken oder empfehlen wollen – und warum?

Was würdest du der Welt gerne schenken und an welchen Platz in unserem großen Menschenpuzzle würdest du gerne gehen, wenn du könntest, wie du wolltest?

Deine Seele hat sich seinerzeit bewusst für diese Inkarnation entschieden, um jetzt hier mit uns allen als großes Menschenpuzzle zum Wohle des großen Ganzen wirksam zu sein, und es macht einen großen Unterschied, dass du da bist.

Dafür brauchst du dich nicht einmal anzustrengen, denn du weißt ja: **Du musst nichts tun, um hier sein zu dürfen!**

Kümmere dich nur liebevoll um dein Herz, damit es sich wieder öffnen kann und damit all das, was durch dich in diese Welt möchte, frei fließen kann. Dein Hund unterstützt dich dabei, die hohen Staumauern einzureißen, denn er ist schon bei eurer ersten Begegnung einfach durch sie hindurchspaziert und hat mittlerweile einen Highway in dein Herz errichtet.

Damit verabschiede ich mich nun von euch und sende dir nicht nur liebevollen Rückenwind für deinen Weg, sondern auch einen Kuss auf dein liebendes Herz und die Stirn deines Hundes!

Alles Liebe
Birgit

Buchempfehlungen

Entwicklungstrauma heilen - Laurence Heller und Aline LaPierre

Die Polyvagaltheorie - Stephen W. Porges

Sprache ohne Worte - Peter Levine

Der Selbstheilungsnerv - Stanley Rosenberg

Verkörperter Schrecken - Bessel van der Kolk

Das Kind in dir muss Heimat finden - Stefanie Stahl

Traumasensible Paartherapie - Katharina Klees

Mutige Seelen – planen wir unsere Lebensaufgabe schon vor der Geburt? - Robert Schwartz

Der Sinn von allem, was einst war: Das holographische Modell der Regressionstherapie - Erika Schäfer

Kriegsenkel - Sabine Bode

Über Birgit Rusche-Hecker

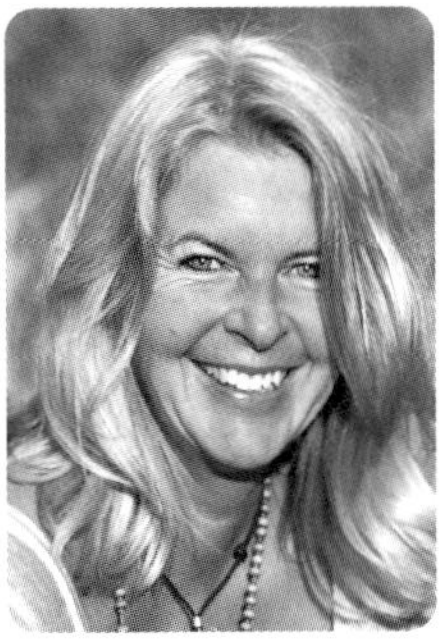

Birgit Rusche-Hecker ist Heilpraktikerin für Psychotherapie, systemische Familientherapeutin und Traumatherapeutin. Seit 2003 ist sie in eigener Praxis tätig. Der Schwerpunkt ihrer Arbeit sind die Mensch-Tier-Beziehungen, die sie bereits seit ihrer Kindheit intensiv beobachtet, erforscht und mit ihren eigenen Hunden täglich selbst erleben darf. Mit ihren mentalen, hellfühligen und therapeutischen Fähigkeiten hat sie in über 6.000 Tierkontakten weltweit die jeweiligen Mensch-Tier-Teams begleiten dürfen und gibt ihr Wissen in Seminaren und Fortbildungen weiter, um weltweit ein besseres Verständnis für uns selbst, unsere Tiere und unsere Umwelt zu wecken.

www.Seelenhunde.de
www.my-Heartland.de

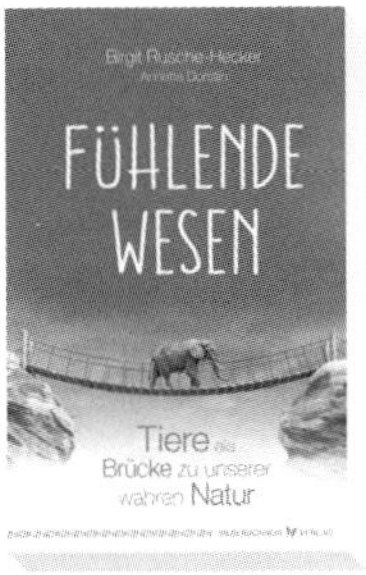

232 Seiten, broschiert
ISBN 978-3-89845-590-9
€ [D] 18,95

Birgit Rusche-Hecker und Annette Dorstijn

Fühlende Wesen

Tiere als Brücke zu unserer wahren Natur

Mit diesem Buch erkennen wir unser Bewusstsein für uns selbst und die Welt um uns herum. Wir erfahren, wie es gelingen kann, unsere Verbundenheit mit uns selbst und anderen fühlenden Wesen wiederherzustellen und zu spüren, welch wichtige, hilfreiche Begleiter unsere Mitgeschöpfe, die Tiere, auf diesem Weg sind.
Eine Inspiration für Menschen, die sich auf den Kern ihres Seins rückbesinnen und ihren Teil zum persönlichen sowie zum Wohl der Tiere beitragen möchten.
Mit gratis MP3-Download.

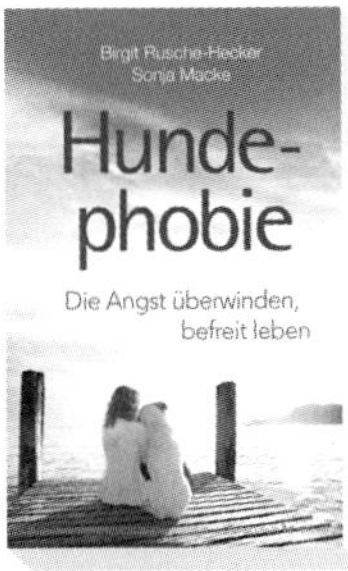

192 Seiten, durchg. farbig, broschiert
ISBN 978-3-89845-597-8
€ [D] 17,00

Birgit Rusche-Hecker & Sonja Macke

Hundephobie

Die Angst überwinden, befreit leben

Aus dem Blickwinkel einer Therapeutin und einer Klientin mit völlig unterschiedlichen Hundeerfahrungen beleuchtet dieses Buch das Thema Hundephobie, weshalb die doppelte Fülle an Informationen für Menschen mit Angst vor Hunden zu deutlich mehr Verständnis und Klarheit führt. Betroffene lernen durch dieses Buch, ihre Angst besser zu verstehen – und wie sie sie überwinden können.
Die Leser erhalten Tipps, was sie tun können und welche Hilfen es gibt, damit auch sie befreit und ohne Angst vor Hunden ihr Leben genießen können.

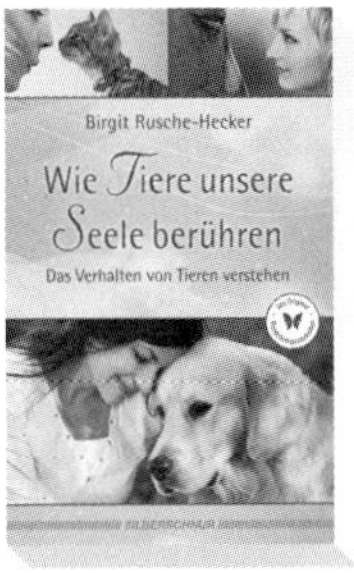

160 Seiten, broschiert
ISBN 978-3-89845-359-2
€ [D] 12,90

Birgit Rusche-Hecker

Wie Tiere unsere Seele berühren

Das Verhalten von Tieren verstehen

Die Tierkommunikatorin Birgit Rusche-Hecker arbeitet energetisch und therapeutisch mit Menschen und Tieren. Für dieses Buch hat sie zahlreiche Fälle aus ihrer Praxis gesammelt. Indem sie auch die Tiere selbst zu Wort kommen lässt, beantwortet sie Fragen wie: Wie – und vor allem was – nehmen Tiere wahr? Wie gehen sie damit um, und wie können wir Menschen unsere Tiere entlasten?
Sie geht auch auf ernstere Probleme ein und zeigt in bemerkenswerten Dialogen, wie selbst kranken oder traumatisierten Tieren geholfen werden kann, wenn wir lernen, ihre Botschaften zu verstehen.

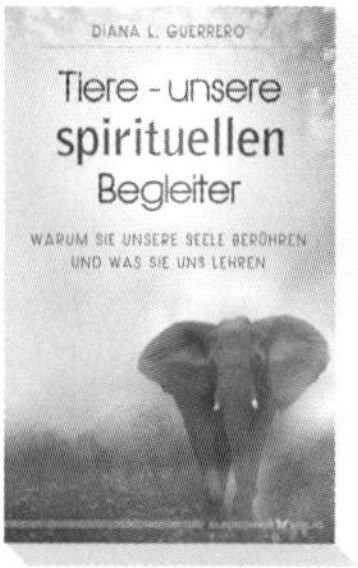

224 Seiten, broschiert
ISBN 978-3-89845-415-5
€ [D] 14,95

Diana L. Guerrero

Tiere – Unsere spirituellen Begleiter

Warum sie unsere Seele berühren und was sie uns lehren

Tiere haben eine ganz besondere Beziehung zu den Menschen. Sie öffnen unser Herz und zeigen uns den Weg zu innerer Stärke und vertrauensvoller Liebe. Mit Tieren zusammen zu sein heißt, etwas über sich selbst zu lernen.
In diesem Buch erfahren wir, wie wir eine klare Kommunikation mit Tieren herstellen, und entdecken, dass Tiere uns helfen, Zugang zu unserer spirituellen Natur zu erhalten und unser persönliches Wachstum zu beschleunigen. So lernen wir, in Harmonie mit der ganzen Schöpfung zu leben und uns mit den Tieren und dem Vollkommenen verbunden zu fühlen.

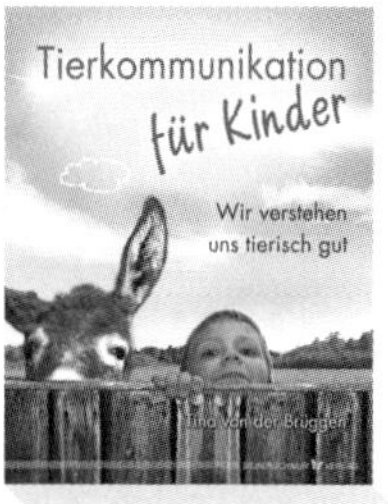

144 Seiten, illustriert, 2-fbg.,
broschiert
ISBN 978-3-89845-391-2
€ [D] 14,95

Tina von der Brüggen

Tierkommunikation für Kinder

Wir verstehen uns tierisch gut

In Kindern schlummert die Fähigkeit, telepathisch mit Tieren zu kommunizieren, man muss sie nur wecken. Die erfahrene Tierkommunikatorin Tina von der Brüggen lädt Sie in diesem wunderschön illustrierten Buch ein, gemeinsam mit Ihrem Kind zu lernen, mit Tieren zu sprechen.
In dieser leicht verständlichen, spielerischen Einführung in die Kunst der Tierkommunikation lernt Ihr Kind, die Bedürfnisse der Tiere besser zu verstehen und dadurch Liebe und Respekt für sie zu entwickeln. Spannende Imaginationsreisen und praktische Übungen helfen Ihrem Kind, einfach kinderleicht mit Tieren zu kommunizieren.

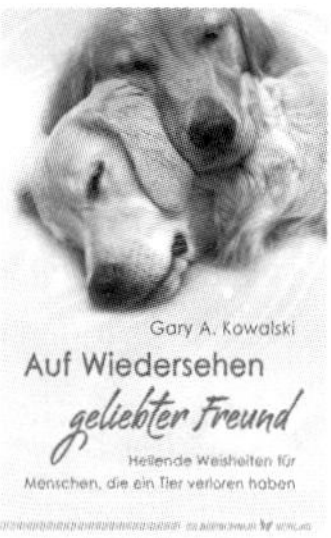

192 Seiten, broschiert
ISBN 978-3-89845-371-4
€ [D] 16,00

Gary A. Kowalski

Auf Wiedersehen, geliebter Freund

Heilende Weisheiten für Menschen, die ein Tier verloren haben

Der Verlust eines Haustiers kann eine sehr schmerzvolle Erfahrung sein. Gary Kowalski nimmt uns mit auf eine heilsame Reise voller Wärme und Güte, auf der wir erkennen, wie wir den Tod unseres Gefährten besser überwinden.
Die praktischen Ratschläge zur Trauerarbeit sowie die Hinweise und Anregungen, wie wir das Andenken an unsere vierbeinigen Gefährten würdig wahren können, helfen, die Trauer zuzulassen und den Schmerz zu bewältigen.
Dieses Buch ist ein wunderbarer Trost für alle, die den Tod eines geliebten Haustiers betrauern.

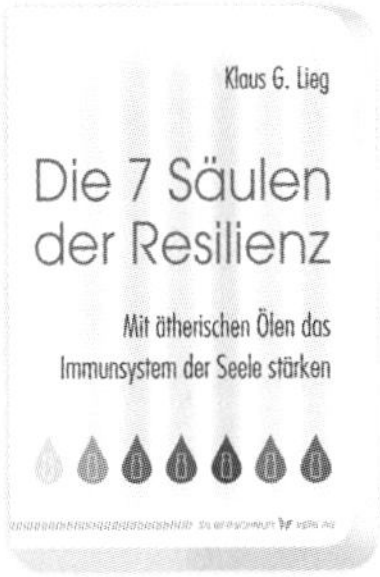

96 Seiten, 2-fbg., abgerundete Ecken, broschiert
ISBN 978-3-89845-665-4
€ [D] 12,00

Klaus G. Lieg

Die 7 Säulen der Resilienz

Mit ätherischen Ölen das Immunsystem der Seele stärken

Resilienz ist in aller Munde und Bücher oder Seminare zur Stärkung der psychischen Widerstandskraft boomen. Dabei geht es einfacher, zeitsparender und sanfter – mit der Kraft der ätherischen Öle. Der erfahrene systemische Psychologe und Emotionsregulationstherapeut Klaus G. Lieg stellt in seinem neuen Buch die 7 Säulen der Resilienz in Verbindung mit der Aromatherapie vor – eine Methode, die es uns ermöglicht, eine größere Belastbarkeit und innere Stärke zu entwickeln. Mithilfe der innovativen Kombination aus bewährten psychologischen Übungen und ätherischen Ölen gelingt es, Krisen zu bewältigen, flexibel auf wechselnde Anforderungen zu reagieren und stressreiche, frustrierende oder belastende Situationen souverän zu meistern.

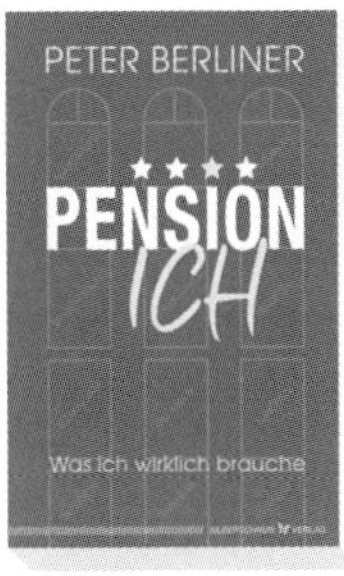

192 Seiten, 2-farbig, broschiert
ISBN 978-3-96933-001-2
€ [D] 18,00

Peter Berliner

Pension ich

Was ich wirklich brauche

Welche Eigenschaften sind maßgeblich verantwortlich für unser unverwechselbares Profil? Sie sind die essenziellen Begleiter auf unserer Lebensreise.
Stellen Sie sich diese Begleiter wie Zimmer einer Pension vor, der Pension ICH. Sie selbst sind diese Pension. Ausgestattet mit elf Zimmern, die für Ihre Verhaltensweisen und Grundsätze stehen. Sie werden in diesen Räumen Zusammenhänge, Widersprüche und Chancen entdecken. Jeden Tag aufs Neue.
Buchen Sie jetzt und stoßen Sie die Tür weit auf zu einem neuen Leben!

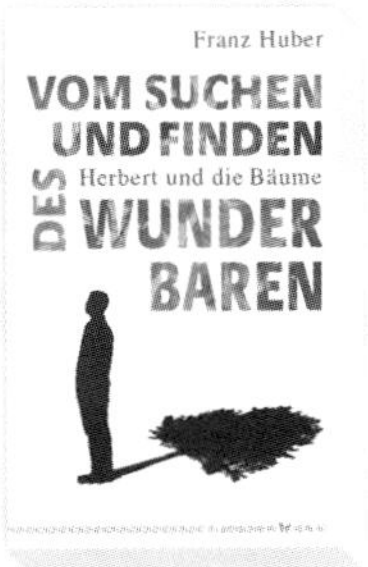

384 Seiten, broschiert
ISBN 978-3-96933-046-3
€ [D] 20,00

Franz Huber

Vom Suchen und Finden des Wunderbaren

Herbert und die Bäume

Welche Sehnsucht bringt uns dazu, jeden Morgen aufzustehen und neue Herausforderungen zu suchen?
Herbert und der Autor beantworten diese Frage. Herbert spürt eine besondere Verbundenheit mit Bäumen, die ihm Kraft, Erfahrung und Weisheit weitergeben. Begleiten Sie die beiden von einem Erlebnis zum nächsten, und Ihr Blick für die kleinen, aber wertvollen Dinge des Lebens wird sich öffnen.
Die Sehnsucht nach etwas Außerordentlichem findet hier ihre Erfüllung im Erleben des Wunderbaren.

Maria G. Baier-D'Orazio

Anders sein, anders denken, anders handeln

Um du selbst zu sein, um frei zu werden, damit sich etwas ändert. Ein inspirierendes Arbeitsbuch

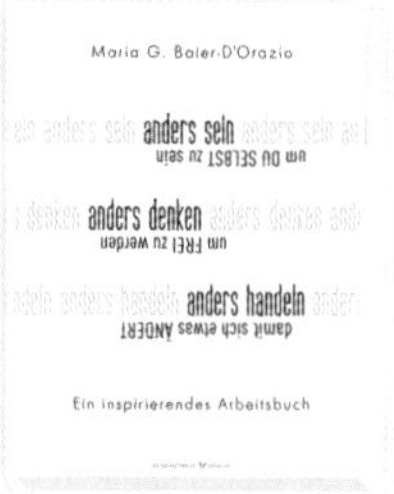

256 Seiten, farbig, mit vielen Fotos und Grafiken, Flexocover
ISBN 978-3-96933-009-8
€ [D] 28,00

Ein völlig neuer Weg der Innenschau.
Im ersten Teil des Buches führen Fotos dich in einer Reflexion über dein gesamtes Leben. Dein Denken wird auf die Probe gestellt. Du spürst, wer du wirklich bist und entdeckst neue Wege. Im zweiten Teil erlauben dir Zeichnungen deine Sichtweisen und Probleme konkret zu bearbeiten. Im Buch selbst kannst du diese Zeichnungen neu gestalten. So findest du Lösungen und es wird sich etwas in deinem Leben verändern.
Eine Entdeckungsreise zu dir selbst!

Ingrid Theresia Bleier

Mit deinen 7 Sinnen zum gesunden Menschsein

Wie wir wieder lernen, uns selbst zu vertrauen

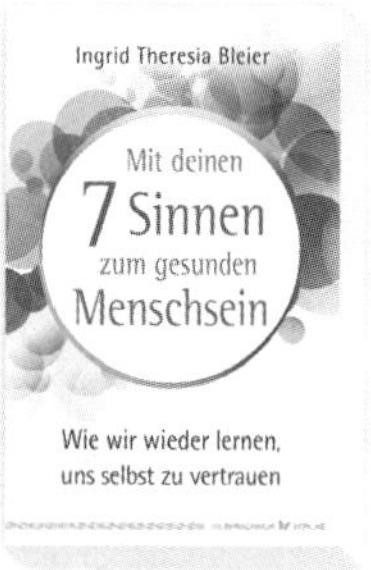

168 Seiten, broschiert
ISBN 978-3-96933-006-7
€ [D] 16,00

Wie lebe ich gesund und wie orientiere ich mich in turbulenten Zeiten? Das ist die Frage nach gesundem Menschsein und Menschbleiben. Das Wissen um die eigenen 7 Sinne zeigt uns einen einfachen Weg, wie wir zu Achtsamkeit, Balance und Klarheit finden. Der Mensch ist mehr als sein Körper – unser Sinnessystem ist der Zugang zu bewusster Wahrnehmung, Intuition und Selbstbestimmtheit.
Das Buch ist ein Leitfaden für jeden, der sich auf seine 7 Sinne verlassen und einen inneren Kompass entwickeln möchte. Es öffnet neue Türen, um jede Herausforderung perfekt zu meistern und zugleich körperlich und seelisch gesund zu bleiben.

Ilona Friederici – Deine Mutmacherin

So geht's mir gut!

Aus Krisen lernen

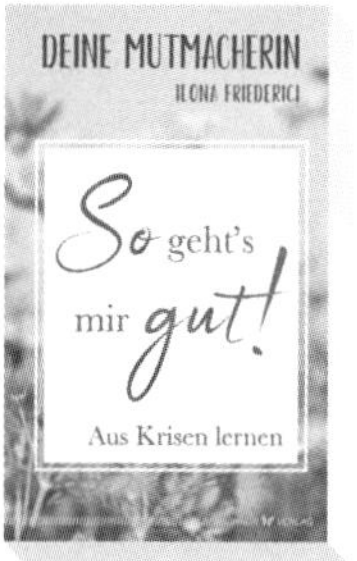

256 Seiten, broschiert
ISBN 978-3-96933-015-9
€ [D] 15,00

Ein Buch das zeigt, wie gerade in schwierigen Zeiten Wertvolles entstehen kann und dass Krisen auch zu einem Geschenk werden können.
"So geht's mir gut" erzählt von einem Mädchen und einer jungen Frau. Die eine lebt im Himmel und die andere auf der Erde. Sie erleben diese aktuelle Zeit ganz unterschiedlich – oder auch wieder nicht.
Du lernst durch die irdische und "himmlische" Sicht, wie das Leben wirklich funktioniert ... Und so war es niemals leichter aus jeder Krise einen Ausweg zu finden, wenn man nur den Blickwinkel ändert.